U0247097

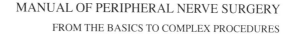

MANUAL OF PERIPHERAL NERVE SURGERY

FROM THE BASICS TO COMPLEX PROCEDURES

周围神经外科手册
——从基础知识到复杂手术

主　编　［阿根廷］Mariano Socolovsky
　　　　［塞尔］Lukas Rasulic
　　　　［加］Rajiv Midha
　　　　［阿联酋］Debora Garozzo
主　审　雷　霆
主　译　韩　林

山东科学技术出版社

图书在版编目（CIP）数据

周围神经外科手册：从基础知识到复杂手术 /
（阿根廷）马里亚诺・索克洛夫斯基等主编；韩林主
译. — 济南：山东科学技术出版社, 2020.6
ISBN 978-7-5723-0309-8

Ⅰ. ①周… Ⅱ. ①马… ②韩… Ⅲ. ①周围神经系统
疾病—神经外科学 Ⅳ. ①R651.3

中国版本图书馆CIP数据核字(2020)第070698号

版权登记号：图字 15-2019-155

Illustrators:
Luis Domitrovic, León, Castilla, Spain
Martin Montalbetti, Buenos Aires, Argentina

周围神经外科手册——从基础知识到复杂手术
ZHOUWEI SHENJING WAIKE SHOUCE——CONG JICHU ZHISHI DAO FUZA SHOUSHU

责任编辑：韩　琳　崔丽君
装帧设计：李晨溪
部分图片提供：dreamstime

主管单位：山东出版传媒股份有限公司
出 版 者：山东科学技术出版社
　　　　　地址：济南市市中区英雄山路 189 号
　　　　　邮编：250002　电话：（0531）82098088
　　　　　网址：www.lkj.com.cn
　　　　　电子邮件：sdkj@sdcbcm.com
发 行 者：山东科学技术出版社
　　　　　地址：济南市市中区英雄山路 189 号
　　　　　邮编：250002　电话：（0531）82098071
印 刷 者：济南新先锋彩印有限公司
　　　　　地址：济南市工业北路188-6号
　　　　　邮编：250101　电话：（0531）88615699

规格：16开（185mm×260mm）
印张：19.75　字数：300 千　印数：1~2000
版次：2020 年 6 月第 1 版　　2020 年 6 月第 1 次印刷
定价：198.00元

主 编

Mariano Socolovsky, MD

Head

Peripheral Nerve and Brachial Plexus Unit

Department of Neurosurgery

University of Buenos Aires School of Medicine

Buenos Aires, Argentina

Chairman, WFNS Peripheral Nerve Surgery Committee

Lukas Rasulic, MD, PhD

Professor and Head

Department of Peripheral Nerve Surgery, Functional Neurosurgery and Pain

    Management Surgery, Clinic for Neurosurgery, Clinical Center of Serbia

School of Medicine University of Belgrade

Belgrade, Serbia

Vice Chairman, WFNS Peripheral Nerve Surgery Committee

Rajiv Midha, MD, MSc, FRCSC, FAANS, FCAHS

Professor and Head

Department of Clinical Neurosciences

University of Calgary

Calgary, Alberta, Canada

Peripheral Nerve Section Associate Editor, *Neurosurgery and World Neurosurgery*

Vice Chairman, WFNS Peripheral Nerve Surgery Committee

Debora Garozzo, MD

Head

Brachial Plexus and Peripheral Nerve Surgery Unit

Neurospinal Hospital

Dubai, UAE

Vice Chairman, WFNS Peripheral Nerve Surgery Committee

编　者

Carlos Alberto Rodríguez Aceves, MD
Neurosurgeon and Peripheral Nerve
Surgeon
Neurosurgery Division
Neurological Center, The American British
　Cowdray Medical Center
Mexico City, Mexico

Bassam M. J. Addas, FRCSC
Associate Professor
Neurological Surgery
Department of Surgery
King Abdul-Aziz University Hospital
Jeddah, Saudi Arabia

Zarina Ali, MD, MS
Assistant Professor
Department of Neurosurgery
Perelman School of Medicine
University of Pennsylvania
Philadelphia, Pennsylvania, USA

Gregor Antoniadis, MD, PhD
Director
Peripheral Nerve Surgery Unit
Department of Neurosurgery
University of Ulm
Guenzburg, Germany

Daniel Alves Neiva Barbosa
Research Internist
Division of Neurosurgery
Hospital Universitário Gaffrée e Guinle
　(HUGG)
Federal University of the State of Rio de
　Janeiro (UNIRIO)
Rio de Janeiro, Brazil

Daniela Binaghi, MD
Chief of Peripheral Nerve Section
Radiology Department
Favaloro University
Favaloro Foundation
Buenos Aires, Argentina

Gonzalo Javier Hugo Bonilla, MD
Staff Surgeon, Peripheral Nerve and
　Brachial Plexus Unit
Department of Neurosurgery
University of Buenos Aires School of
　Medicine
Buenos Aires, Argentina

Christine Brand, MD
Peripheral Nerve Surgery Unit
Department of Neurosurgery
University of Ulm
Ulm, Germany

David Robla Costales, MD
Department of Plastic and Reconstructive
　Surgery
Hospital Universitario Central de Asturias
Oviedo, Spain

Javier Robla Costales, MD
Department of Neurosurgery
Complejo Asistencial Universitario de
　León
León, Spain

Luis Domitrovic, MD
Department of Radiology
Complejo Asistencial Universitario de
　León
León, Spain

Javier Fernández Fernández, MD
Department of Neurosurgery
Complejo Asistencial Universitario de
  León
León, Spain

Stefano Ferraresi, MD
Head
Department of Neurosurgery
Ospedale S.Maria della Misericordia
Rovigo, Italy

Leandro Pretto Flores, MD, PhD
Chairman
Department of Neurosurgery
Hospital das Forças Armadas
Brasília–Distrito Federal, Brazil

Debora Garozzo, MD
Head
Brachial Plexus and Peripheral Nerve
  Surgery Unit
Neurospinal Hospital
Dubai, UAE
Vice Chairman, WFNS Peripheral Nerve
  Surgery Committee

**José Fernando Guedes-Corrêa, MD,
PhD**
Full Professor of Neurosurgery
Head of the Division of Neurosurgery
Hospital Universitário Gaffrée e Guinle
  (HUGG)
Federal University of the State of Rio de
  Janeiro (UNIRIO)
Rio de Janeiro, Brazil

Christian Heinen, MD
Senior Consultant

Department of Neurosurgery
Evangelisches Krankenhaus Oldenburg
Carl-von-Ossietzky-University Oldenburg
Oldenburg, Germany

Gregory Heuer, MD, PhD
Assistant Professor
Department of Neurosurgery
Perelman School of Medicine
The Children's Hospital of Philadelphia
Philadelphia, Pennsylvania, USA

Jennifer Hong, MD
Resident
Department of Neurosurgery
Dartmouth-Hitchcock Medical Center
One Medical Center Drive
Lebanon, New Hampshire, USA

Viviane Khoury, MD
Assistant Professor
Department of Radiology
Director of Musculoskeletal Ultrasound
Perelman School of Medicine
University of Pennsylvania
Philadelphia, Pennsylvania, USA

Ralph W. König, MD, PhD
Deputy Medical Director
Department of Neurosurgery
University of Ulm
Guenzburg, Germany

Thomas Kretschmer, MD, PhD, IFAANS
Professor of Neurosurgery and Director
Department of Neurosurgery
Evangelisches Krankenhaus
Oldenburg University
Oldenburg, Germany

Martijn J. A. Malessy, MD, PhD
Professor of Nerve Surgery
Department of Neurosurgery
Leiden University Medical Center
Leiden, The Netherlands

Fernando Martínez, MD
Associate Professor
Neurosurgical Department
Hospital de Clínicas
Montevideo, Uruguay
Associate Professor
Department of Anatomy
Facultad de Medicina CLAEH
Maldonado, Uruguay

Roberto S. Martins, MD, PhD
Co-Director
Peripheral Nerve Surgery Unit
Division of Functional Neurosurgery
Institute of Psychiatry
University of São Paulo Medical School
São Paulo, Brazil

Gilda Di Masi, MD
Staff Surgeon, Peripheral Nerve and
    Brachial Plexus Unit
Department of Neurosurgery
University of Buenos Aires School of
    Medicine
Buenos Aires, Argentina

Rajiv Midha, MD, MSc, FRCSC, FAANS, FCAHS
Professor and Head
Department of Clinical Neurosciences
University of Calgary
Calgary, Alberta, Canada
Peripheral Nerve Section Associate Editor,
    Neurosurgery and World Neurosurgery

Vice Chairman, WFNS Peripheral Nerve
    Surgery Committee

Paul J. Niziolek, MD
Resident
Department of Radiology
Perelman School of Medicine
University of Pennsylvania
Philadelphia, Pennsylvania, USA

Miguel Domínguez Páez, MD
Neurosurgeon and Peripheral Nerve
    Surgeon
Neurosurgery Division
Malaga Regional University Hospital
Malaga, Spain

Maria Teresa Pedro, MD
Peripheral Nerve Surgery Unit
Department of Neurosurgery
University of Ulm
Guenzburg, Germany

Jared Pisapia, MD
Resident
Department of Neurosurgery
Perelman School of Medicine
University of Pennsylvania
Philadelphia, Pennsylvania, USA

Javier Ibáñez Plágaro, MD
Department of Neurosurgery
Complejo Asistencial Universitario de
    León
León, Spain

W. Pondaag, MD, PhD
Neurosurgeon
Department of Neurosurgery
Leiden University Medical Center

Leiden, The Netherlands

Sudheesh Ramachandran M.Ch
Clinical Fellow
Peripheral Nerve Surgery
Department of Clinical Neurosciences
Hotchkiss Brain Institute
University of Calgary
Calgary, Alberta, Canada

Lukas Rasulic, MD, PhD
Professor and Head
Department of Peripheral Nerve Surgery,
    Functional Neurosurgery and Pain
    Management Surgery
Clinic for Neurosurgery, Clinical Center of
    Serbia School of Medicine University
    of Belgrade
Belgrade, Serbia
Vice Chairman, WFNS Peripheral Nerve
    Surgery Committee

Ricardo Reisin, MD
Chairman of Neurology
Hospital Británico
Buenos Aires, Argentina

Shimon Rochkind, MD, PhD
Professor and Director
Division of Peripheral Nerve
    Reconstruction
Department of Neurosurgery
Head, Research Center for Nerve
    Reconstruction
Tel Aviv Sourasky Medical Center
Tel Aviv University
Tel Aviv, Israel

Federico Salle, MD
Neurosurgeon and Assistant Professor

Neurosurgical Department
Hospital de Clínicas
Montevideo, Uruguay

Prof. Dr. Miroslav Samardzic
Neurosurgeon and Professor
Department for Peripheral Nerve Surgery,
    Functional Neurosurgery and Pain
    Management Surgery
Clinic for Neurosurgery, Clinical Center of
    Serbia School of Medicine University
    of Belgrade
Belgrade, Serbia
Member, WFNS Peripheral Nerve Surgery
    Committee

Victoria E. Fernández Sánchez, MD
Clinical Neurophysiologist
Clinical Neurophysiology Department
Malaga Regional University Hospital
Malaga, Spain

Yuval Shapira, MD
Vice-Chairman of Neurosurgery
Division of Peripheral Nerve
    Reconstruction
Department of Neurosurgery
Tel Aviv Sourasky Medical Center
Tel Aviv University
Tel Aviv, Israel

Mario G. Siqueira, MD, PhD
Director
Peripheral Nerve Surgery Unit
Division of Functional Neurosurgery
Institute of Psychiatry
University of São Paulo Medical School
São Paulo, Brazil

Mariano Socolovsky, MD
Chief
Peripheral Nerve and Brachial Plexus Unit
Department of Neurosurgery
University of Buenos Aires School of
    Medicine
Buenos Aires, Argentina
Chairman, WFNS Peripheral Nerve
    Surgery Committee

**Francisco José Lourenço Torrão, Jr.,
MD**
Neurosurgeon
Division of Neurosurgery
Gaffree e Guinle University Hospital
Federal University of Rio de Janeiro State

Thomas J. Wilson, MD
Clinical Assistant Professor
Department of Neurosurgery
Stanford University
Stanford, California, USA

Lynda J-S Yang, MD, PhD
Professor
Department of Neurosurgery
University of Michigan
Ann Arbor, Michigan, USA

Eric L. Zager, MD, FACS, FAANS
Professor
Department of Neurosurgery
Perelman School of Medicine
University of Pennsylvania
Philadelphia, Pennsylvania, USA

Paul Zhang, MD
Professor
Department of Pathology and Laboratory
    Medicine
Perelman School of Medicine
University of Pennsylvania
Philadelphia, Pennsylvania, USA

主　审　雷　霆　华中科技大学同济医学院附属同济医院
主　译　韩　林　华中科技大学同济医学院附属同济医院
副主译　赵　恺　华中科技大学同济医学院附属同济医院
　　　　王俊文　华中科技大学同济医学院附属同济医院
　　　　许　凯　华中科技大学同济医学院附属同济医院

译　者（按姓氏笔画排序）

　　　　才　智　华中科技大学同济医学院附属同济医院
　　　　王俊文　华中科技大学同济医学院附属同济医院
　　　　许　凯　华中科技大学同济医学院附属同济医院
　　　　孙守家　山东大学齐鲁医院
　　　　李朝曦　华中科技大学同济医学院附属同济医院
　　　　吴世强　华中科技大学同济医学院附属同济医院
　　　　吴亚松　华中科技大学同济医学院附属同济医院
　　　　张　卓　华中科技大学同济医学院附属同济医院
　　　　张复驰　华中科技大学同济医学院附属同济医院
　　　　苗壮壮　华中科技大学同济医学院附属同济医院
　　　　金祥兵　南通大学附属东台人民医院
　　　　赵　恺　华中科技大学同济医学院附属同济医院
　　　　赵一清　华中科技大学同济医学院附属同济医院
　　　　胡　航　荆门市第一人民医院
　　　　贺中正　西安市中心医院
　　　　徐同江　山东第一医科大学附属省立医院
　　　　高　攀　华中科技大学同济医学院附属同济医院
　　　　郭松波　郑州大学第一附属医院
　　　　唐思成　慕尼黑大学
　　　　陶本章　中国人民解放军总医院第一医学中心
　　　　黄逸民　华中科技大学同济医学院附属同济医院
　　　　淦　超　华中科技大学同济医学院附属同济医院
　　　　彭　鹏　华中科技大学同济医学院附属同济医院

韩　扬　华中科技大学同济医学院附属同济医院
韩　林　华中科技大学同济医学院附属同济医院
雷琢玮　华中科技大学同济医学院附属同济医院
谭舟彬　华中科技大学同济医学院附属同济医院

献　辞

谨以此书献给和我风雨同舟的爱妻，Veronica；献给令我认识生命真谛的孩子们，Federico、Valentina、Francisco；献给给予我生命并一直关爱且慷慨指引我多年的父母，Eddie 和 Mariela。

Mariano Socolovsky, MD

谨以此书献给令我不断进步的家人们：妻子 Katarina，女儿 Milica，儿子 Mihailo，父亲 Grujica 和母亲 Dusanka，妹妹 Katarina。同时要感谢我的导师，Miroslav Samardzic 教授，以及我的同事们。最后要着重感谢我医治的周围神经疾病患者。

Lukas Rasulic, MD, PhD

谨以此书献给我的兄弟，Samir，虽然他生命短暂，但他教会了我如何去生活和热爱生活。

Rajiv Midha, MD, MSc, FRCSC, FAANS, FCAHS

谨以此书献给 Vita 和令我永远怀念的 Filippo，感谢他们在我来到这个世界后对我一直无私的爱及支持。他们是世上最好的父母，感谢他们给予我生命并抚养我成长。

感谢我的患者，我从他们那里学到了很多科学知识及外科手术经验，而最重要的是，关于生命的意义。

没有他们，我不可能成为现在的我。

Debora Garozzo, MD

序　言

　　我很荣幸能够有机会为这部神经外科领域的重要论著撰写序言。一部伟大的神经外科论著必须致力于解决高难度、复杂问题，必须由全身心投入该领域的专家撰写。周围神经手术由一系列具有潜在困难且复杂的神经系统手术构成。本书详细阐述了周围神经的解剖、当前的辅助诊断技术（超声及磁共振等）、最先进的神经重建及修复技术，以及卡压综合征、成人及新生儿臂丛神经损伤、面神经重建、良性及恶性周围神经肿瘤的治疗。本书的主编及参编者均为引领该领域学术前沿的专家。世界神经外科联合会（WFNS）周围神经外科手术委员会在 Socolovsky 教授（任职于2013—2017 年）的指导下发挥着杰出的行业标杆作用。本书是委员会专家们取得的一系列成果之一，除此之外，他们还努力制订教学课程、促进论文发表，并进行多项学术创新如网络课程等。这些极具意义的付出和努力将会收获更多的肯定及赞扬。世界上大部分神经外科中周围神经外科亚专科的发展都比较缓慢。这主要是缘于其自身的复杂性及困难性，同时，医疗行业通常也缺乏经费支持，在这种情况下，技术的进步往往只能被解剖知识、精细的显微操作及热情所替代。因此，在当今世界（经费投入十分重要的背景下），基于上述困难，投身于周围神经外科的医生都应被视为鼓舞人心、令人尊敬的行业典范。最后，需要强调的是，本书及书中介绍的非常实用的教学方法，将有利于该领域的知识在全球范围尤其是发展中国家传播，这也是本书编写的初衷。

　　本书对世界范围内周围神经外科知识的普及做出了巨大贡献，对于本书的出版我再次致以最诚挚、最热烈的祝贺。

Miguel A. Arraez, MD, PhD
Chairman, Department of Neurosurgery
Carlos Haya University Hospital
Associate Professor of Neurosurgery
Malaga University
Malaga, Spain
WFNS, Coordinator of Committee Activities
Chairman, WFNS Foundation

序　言

　　这是一本全新的全面介绍周围神经外科的专著。在本书中，具有丰富经验的周围神经外科专家通过相应章节全面系统地讲述了当前人类周围神经外科系统各个方面的问题，包括神经退变及再生的病理生理学知识以及 Seddon 和 Sunderland 分类。

　　通过学习解剖结构知识，读者可以非常精确地掌握上下肢各周围神经的发出及走行，包括复杂的臂丛及腰骶丛神经。书中尤其对各个神经的侧支进行了描述，这对诊断及手术治疗周围神经疾病都极具价值。同时，本书还专设章节分别详细阐述了周围神经系统的手术解剖及手术入路。

　　本书对于各个具体的周围神经的临床、神经生理学检查及评估，以及神经放射学检查都做了详细介绍。周围神经损伤不单由外伤导致，同时也可能由其他原因引起，如火器伤、电击、高温及辐射损伤，这些在书中也有相应的章节介绍。书中有一个专门的章节详细地阐述了术前、术中及术后周围神经的电生理功能评估，这对于神经内科及神经外科医生评估具体受损神经的功能非常重要。在过去的 10 年里，磁共振神经成像技术被越来越广泛地应用于周围神经系统的诊断中，其不仅可显示神经本身的结构特点，同时还可以展示神经周围组织的情况。这也是本书设立专门章节介绍这些意义非凡的检查技术的原因。同样，超声扫描技术对周围神经系统手术亦具有重要价值，其可应用于神经卡压性疾病、创伤及肿瘤等。

　　本书包含一个非常有趣且重要的章节，其介绍了已知的全身周围神经卡压综合征。本书列出的许多手术修复神经损伤病例有利于读者理解显微神经松解术及显微神经移植吻合术。新生儿臂丛神经瘫痪的诊断与治疗也在相关章节得到了详尽阐述，包括临床评估、手术指征及手术预后。同时，我非常高兴地发现，面神经瘫痪也被列为本书的重要章节，书中详细阐述了其适应证、外科技术及手术修复。周围神经肿瘤也是周围神经外科的重要内容，它不仅可导致神经功能障碍，还能引起严重的疼痛。因此，这一章对于所有工作内容涉及周围神经系统的同道非常有益。

　　祝贺本书主编 Mariano Socolovsky、Lukas Rasulic、Rajiv Midha 及 Debora Garozzo，同时也祝贺各章节作者，出版了这本卓越而实用的专著。本书将为有兴趣致力于人体周围神经系统疾病诊断与治疗的各专业外科医生提供强力学术支持。

Prof. Dr. med. Dr. h. c. mult. M. Samii
President
INI Hannover GmbH
Hannover, Germany
Honorary President, WFNS

序　言

我非常荣幸能在这里介绍这本代表本领域著名专家们学术经验的专著——《周围神经外科手册——从基础知识到复杂手术》。

据推算，近年来创伤后周围神经损伤的发病率呈持续上升趋势，其主要原因是发展中国家机动车的快速普及。这也导致了对具有相关专业背景、能处理此类患者的专业人士的需求量增加。另一方面，随着影像学技术及外科手术技术的巨大进步，同过去相比，这一分支学科也发生了革命性的转变，周围神经外科已经变成一门更加复杂及艺术化的学科。

不幸的是，全球范围内很多神经外科医生忽视和放弃了这个专业，相反，周围神经外科已成为很多其他专业医生（如整形科、骨科等）的主要业务范围之一。然而，我们认为必须强调的是，周围神经外科应该毫无疑问地被认为是神经外科不可分割的一部分。我们应当争取重拾这个专业，并将其作为重要的知识储备及必备的临床能力（尤其是年轻的神经外科医生）。

因此，我们非常乐于支持世界神经外科联合会（WFNS）周围神经外科手术委员会的工作。同时，我们衷心地感谢并高度尊重本书主编 Socolovsky、Midha、Rasulic 和 Garozzo 所做的工作，他们召集了本领域内一批非常优秀的专家学者，共同致力于更新周围神经外科相关知识及手术技术，以期为准备在其职业生涯中处理及治疗此类疾病的医生提供有效实用的参考书。本书全面阐述了创伤性损伤、卡压综合征及神经肿瘤的诊治，同时还介绍了有效、实用的手术入路等，以及神经外科医生在日常诊疗中有可能遇到的各种情况。

作为世界神经外科联合会主席，我非常感激作者们无私地贡献他们的专业经验及知识，同时我也希望该书能成为世界上每一位神经外科医生学习相关知识的源泉。

Prof. Franco Servadei, MD
Department of Neurosurgery
Humanitas University and Research Hospital
Milano, Italy
President Elect, WFNS
Past President, Italian Society of Neurosurgery
(SINCh)

序 言

　　我非常荣幸能为这本由世界上一群杰出的我的同事及挚友编撰的关于周围神经外科的专著作序。本书囊括了一系列周围神经外科疾病，如卡压综合征、损伤、肿瘤及神经病理性疼痛等，具有广阔的应用范围（从头到脚、从新生儿到成年人），以及基于具体解剖、病理、生理、治疗各个方面的广泛介绍。本书给初学者及亚专业专家提供了很多宝贵的知识要点，正如其副书名一样，本书涵盖了该领域的基础及复杂问题。

　　周围神经外科是一个具有丰富底蕴的令人兴奋的学科，它在失败和进步中崎岖前行。本书介绍了该领域当代令人振奋的结果，阐述了该领域内已知与未知的、公认与争议的内容。回顾整个学科发展历史，我们应当尊重过去、正视眼前并展望未来。

　　周围神经外科的前景是光明的。对该领域的兴趣及专业经验的不断积累、技术的不断革新将使我们到达新的高度。本书将有助于提高读者的诊疗水平，并具有指导初学者及激励有经验专家的双重目标效应，使他们为着共同的目标——推广专业知识及改善患者预后而努力。

Robert J. Spinner, MD
Chairman, Department of Neurologic Surgery
Burton M. Onofrio, MD Professor of Neurosurgery
Professor of Orthopedics and Anatomy
Mayo Clinic
Rochester, Minnesota, USA

前　言

　　本书是一群将毕生精力投入周围神经外科领域的专家学者共同努力的成果。主编们很有幸召集到多位世界著名专家参编此书。纵观全书23章，涵盖了所有的基本议题。本书从解剖学、体格检查及诊断等基础知识讲起，逐步过渡到每一个适宜手术治疗的神经疾病，包括神经创伤、卡压、肿瘤等。为了便于读者理解，以及全面而精炼地描述手术治疗策略，全书按病理学划分各章。出版该书的初衷是为需要处理神经疾病的外科医生及内科医生提供参考，但同时本书也可用于引导致力于本领域的初学者逐步深入这一充满魅力且回报丰厚的亚专科。

　　本书读者可以是神经外科、整形外科、骨科、手外科、血管外科及神经内科医生，可以是物理治疗师，也可以是其他任何对周围神经疾病诊疗有兴趣的医疗卫生从业人员。该领域意义非凡，不同于颅脑及脊髓手术，周围神经手术有可能恢复原本完全丧失的神经功能。这是由于神经轴索与生俱来的再生及生长能力，因此，随着时间的推移，轴突可以到达目标病变部位，可以是失神经支配的肌肉，也可以是无感觉的皮肤。然而，这一理论优势也是其短板：神经轴索再生的生长速度非常缓慢，约每天 1 mm，这就需要医生密切而持续地追踪随访、患者对康复训练的密切依从，以及医患双方等待最终积极治疗结果的足够耐心。

　　一直以来，鲜有外科医生全身心地致力于周围神经疾病的手术治疗。然而，近年来这一趋势有所改观，可能是由于那些发现通过神经修复、神经移植及神经减压可以取得持久明显疗效的先驱们的大量工作。而且，此类患者经历的神经功能的改善在临床上和功能上都异常重要，这也使得其越来越被整个医疗界认可。

　　世界神经外科联合会是一个专业的、非营利的学术组织，会员涵盖五大洲的130 多个国家。作为该组织的内部组成部分，周围神经外科手术委员会一直致力于这类手术的推广及鼓励更多的外科医生涉足这一令人兴奋的领域。正如前所述，本书亦是手术委员会专家们齐心协力的成果。

Mariano Socolovsky, MD

Lukas Rasulic, MD, PhD

Rajiv Midha, MD, MSc, FRCSC, FAANS, FCAHS

Debora Garozzo, MD

致　谢

感谢 Dr. Kevin P. White, MD, PhD （www.scienceright.com）帮助审阅了多个章节； Luis Domitrovic, MD （https://ladvic.myportfolio.com）为第 2、4 章绘图； Martin Montalbetti（http://martinmontalbetti-ilustracion.blogspot.com.ar）为其他章节及封面绘图。

Mariano Socolovsky, MD

Lukas Rasulic, MD, PhD

Rajiv Midha, MD, MSc, FRCSC, FAANS, FCAHS

Debora Garozzo, MD

目 录

1 上肢的神经解剖

作者　Gilda Di Masi，Gonzalo Javier Hugo Bonilla
译者　苗壮壮　许凯

摘要

深刻理解臂丛神经及其终末分支（桡神经、腋神经、正中神经、尺神经和肌皮神经）的解剖结构对于上肢神经损伤的手术入路至关重要。在本章，我们将描述这些结构的解剖和毗邻关系，并着重介绍对其手术时的关键要点。

1.1 锁骨上臂丛神经

臂丛是位于颈部下半部分偏外侧的复杂结构，从颈椎向腋窝方向走行延伸（图1.1）。除手臂上半部分内后方皮肤由肋间神经支配外，上肢的运动感觉和自主神经均源自臂丛。臂丛神经可被分为：①锁骨上部分，由 C5 至 T1 神经根，上、中、下干及其分股构成；②锁骨下部分，由神经束及其终末分支构成。通常当我们提到臂丛时，我们认为它由 C5~C8 以及 T1 神经根汇集而成[1]。然而，这种说法并不完全准确。实际上，臂丛神经是 C5~C8 和 T1 脊神经腹侧支的吻合，其背侧支则走行入椎旁肌（图1.2）。存在 2 种解剖变异："前缀型"，臂丛接受 C4 的神经纤维，极少或无 T1 神经纤维汇入；"后缀型"，臂丛接受 T2 的神经纤维，而极少或不接纳来自 C5 的神经纤维[2]。每根脊神经都由前根和后根组成，前根支配运动及自主神经功能，后根支配感觉。后根进入脊神经节。在脊神经节远端，前根和后根汇合为脊神经穿出椎间孔。几乎同时，该神经又分为两支：腹侧支和背侧支。背侧支支配椎旁肌和背部皮肤，而腹侧支则参与构成臂丛[3]。前根、后根以及脊神经的轴内部分仅被蛛网膜鞘覆盖。当它穿出椎间孔时，该鞘则延续为神经外膜。在这个层面，神经鞘和横突之间存在粘连。

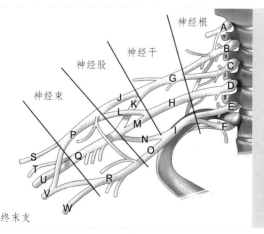

图1.1　臂丛及其终末分支示意图，图示神经根、干、股、束和终末支。A：C4神经根，B：C5神经根，C：C6神经根，D：C7神经根，E：C8神经根，F：T1神经根，G：上干，H：中干，I：下干，J：上干的前股，K：上干的后股，L：中干的前股，M：中干的后股，N：下干的前股，O：下干的后股，P：外侧束，Q：后束，R：内侧束，S：肌皮神经，T：腋神经，U：桡神经，V：正中神经，W：尺神经

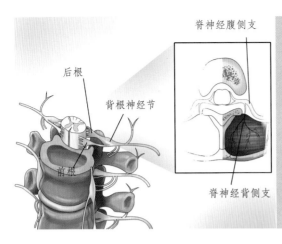

图1.2 每个脊神经都由脊髓发出的前根和后根组成。后根进入脊神经节。在脊神经节远端，前根和后根汇合为脊神经穿出椎间孔。几乎同时，脊神经分为两支：腹侧支和背侧支。背侧支支配椎旁肌和背部皮肤，而腹侧支则构成臂丛

这些粘连附着可以锚定神经结构，保护神经根免受牵拉损伤。它们在 C5~C7 水平较为坚强，在 C8 和 T1 水平较弱，因此 C8 和 T1 神经根更易发生根性撕脱伤[3~5]。

在继续描述臂丛如何形成之前，很有必要介绍一下其与交感神经系统的关系。在构成臂丛的脊神经腹侧支发出之初，其接受来自颈中和颈下交感神经节以及第一胸交感神经节的灰质交通支，经三叉神经支配面部的交感神经纤维，穿过 T1 和 T2 脊神经。因此，T1 和（或）T2 脊神经的近端病变可导致霍纳综合征（Horner 综合征），表现为无汗、瞳孔缩小、眼睑下垂和眼球内陷[3,4]。

构成臂丛最近端的结构是神经干。上干由 C5 和 C6 吻合而成，C7 延续为中干，C8 和 T1 组成下干。在脊柱和锁骨之间，3 支神经干走行于前斜角肌和中斜角肌之间（图 1.3）。其从斜角肌间隙穿出后，横穿颈后三角的下份[6]。

锁骨上臂丛神经的侧支

臂丛神经最近端的侧支起源于 C5~C7

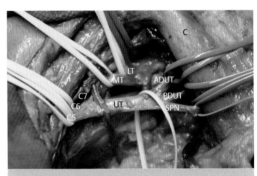

图1.3 锁骨上臂丛神经。ADUT：上干的前股；C：锁骨；LT：下干；MT：中干；PDUT：上干的后股；SPN：肩胛上神经；UT：上干。

脊神经（膈神经、胸长神经和肩胛背神经）和上干（肩胛上神经）。它们主要支配上肢近端的肌肉。除了膈神经，其主要功能在于稳定和活动肩部。实际中，膈神经也并不被认为是臂丛的侧支，尽管它由 C5 分支汇入。下面将更详细地描述这些神经及其特性。

- 膈神经：膈神经接受 C3~C5 的分支，为单纯运动支配神经，支配同侧半膈肌。它沿着前斜角肌的表面由内向外走行（颈后三角内唯一如此走行的神经）。C5 近端病变（根性撕脱伤）

可导致同侧膈肌麻痹[7]。

- 胸长神经：胸长神经接受 C5~C7 的分支，穿行于前斜角肌和中斜角肌之间,臂丛神经之后。它支配前锯肌，可稳定肩胛骨，控制其旋转和前移运动。其损伤可导致"翼状肩胛"。

- 肩胛背神经：肩胛背神经是 C5 的一个分支，向背侧穿中斜角肌后，在肩胛提肌下方走行，并最终到达和支配菱形肌和肩胛提肌。其功能是维持肩胛骨靠近中线。肩胛间区的损伤可导致肌肉萎缩，表现为休息时轻度翼状肩胛。若该神经在臂丛神经损伤时受到影响，则表明 C5 神经根近端病变。

- 肩胛上神经：该神经是唯一发自臂丛神经干的分支，发自 C5 和 C6 构成的神经干。它起源于紧邻锁骨近端的上干上部（见图 1.3）。而后向后走向肩胛上切迹。在切迹内，与肩胛上动脉和静脉伴行，血管位于肩胛上韧带的上方，而神经位于下方。它支配冈上肌和冈下肌，前者固定肱骨头并参与初始 30° 肩外展，而后者则是外旋肌[8]。

1.2 锁骨下臂丛神经

在颈后三角内，每根神经干都分为前后两股[9]。它们穿过锁骨中部下方，进入腋窝。这些神经股将重新汇合形成神经束（即锁骨下臂丛）。这些神经束的命名取决于其和腋动脉的关系，分为外侧束、内侧束和后束。上干和中干的前股形成外侧束，接受来自 C5~C7 的神经纤维。下干的前股延续为内侧束，接受来自 C8 和 T1 的

神经纤维。3 支神经干的后股汇合形成后束，接受来自 C5~C8 和 T1 的神经纤维。在胸小肌外侧缘的投影处，3 支神经束分开并形成臂丛神经的 5 个终末分支。外侧束发出正中神经的外侧分支（主要为感觉纤维）和肌皮神经。内侧束发出正中神经的内侧分支（主要为运动纤维）和尺神经（图 1.4）。腋神经和桡神经则来自后束。

有可能简化臂丛神经解剖学习的办法就是将每个结构与其特定的功能相关联。因此，后股汇聚形成后束后，进一步构成桡神经和腋神经，主司上肢的伸展功能。

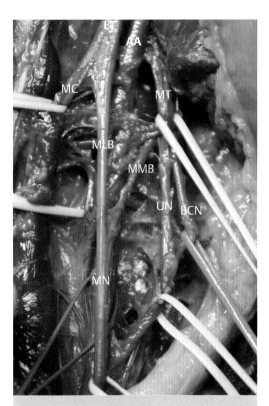

图 1.4　锁骨下臂丛神经。AA：腋动脉；BCN：前臂皮神经（前臂内侧皮神经）；LT：外侧束；MC：肌皮神经；MLB：正中神经外侧分支；MMB：正中神经内侧分支；MT：内侧束；MN：正中神经；UN：尺神经。

相反，前股形成外侧束和内侧束，进一步构成负责上肢屈曲功能的肌皮神经、正中神经和尺神经。

锁骨下臂丛神经的侧支

除了上述终末分支外，锁骨下臂丛也发出其他侧支[10]，如下所列。

- 臂内侧皮神经：该分支源于内侧束，其轴突起源于 C8 和 T1。其发出之后，向前下走行于腋动脉的内侧。在手臂中，它最初位于尺神经的内侧，而后走行至尺神经前方，在贵要静脉的前方下行。穿过贵要静脉旁的筋膜，分布于手臂内侧面下 1/3 的皮肤。

- 前臂内侧皮神经：该神经也是内侧束的分支，支配前臂内侧区域前后面的皮肤。在腋窝内，它与肋间臂神经吻合，为远端腋窝区域和近端手臂内侧提供感觉神经支配。

- 胸内侧神经：是内侧束的一个侧支，穿过胸小肌和胸大肌，并支配 2 个肌肉群。

- 肩胛下神经上、下支：为后束的分支。前者支配肩胛下肌，而后者支配大圆肌及肩胛下肌的远端部分。

- 胸背神经：也是后束的一个分支，支配背阔肌[11]。

- 胸外侧神经：外侧束的一个侧支，穿过锁胸筋膜，支配胸大肌。

1.3 臂丛的终末分支

1.3.1 桡神经

桡神经轴突起源于 C5~C8 神经根，肉眼观发自后束，位于腋动脉第三区段后方，

肩胛下肌、大圆肌和背阔肌的前方。在臂部，它向下后外侧斜行，穿行于大圆肌和背阔肌下方的肱三头肌间隙[4]，与肱深动脉伴行，该间隙为位于肱骨背侧桡神经沟和肱三头肌长头、外侧头腹侧间的肌肉骨骼管道。在其起始部附近，桡神经向肱三头肌发出多个分支，分别支配其长头、内侧头和外侧头，同时还发出一感觉支——臂后皮神经，顾名思义，负责手臂近端后部区域的感觉。而后，桡神经卫星样伴行于肱三头肌长头和内侧头之间的手臂深动脉（图 1.5）。自此，其沿桡神经沟或称螺旋沟绕肱骨中段后面行向外下，并发出额外的肌支支配肱三头肌外侧头、内侧头及

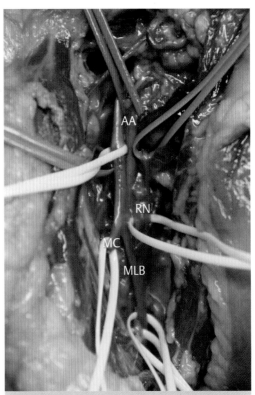

图1.5　桡神经。AA：腋动脉；MC：肌皮神经；MLB：正中神经外侧分支；RN：桡神经。

肘肌。其感觉侧支的解剖也值得注意。臂下外侧皮神经和前臂后皮神经为远端上臂的后部和内侧区域、肘部及前臂近端提供感觉神经支配。在肘关节水平，桡神经与桡返动脉伴行于肱二头肌内侧和肱桡肌外侧之间。距此 2~3 cm 处，其发出一运动支支配肱桡肌。当其越过肘部皱褶后，即分成两大终末分支，浅支［或称前支（感觉）］和深支［或称后支（运动）］（图 1.6）。

深支或骨间后神经向后穿过旋后肌的 2 层肌肉（浅层和深层）[12]。这些层次构成 Frohse 腱弓，神经结构经此到达前臂后部，进而支配后部的肌肉[13]。

浅支或前支继续沿肱桡肌背侧走行（图 1.7），与桡动脉伴行，穿过手后部筋膜后，支配手后表面感觉。

1.3.2 正中神经

正中神经起源于 C5~C8 及 T1 神经根。大体观，其由内侧束的内部纤维和外侧束的外部纤维联合组成，在腋动脉上方形成"M"形结构[14]。应该注意的是，神经束如何分配构成正中神经存在一定的解剖变异（图 1.8）。其从发出开始，就与肱动脉伴行（图 1.9），且在臂部没有分支。在手臂远端，其同肱动脉及关节支一起降至肘

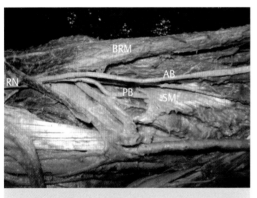

图 1.6 桡神经的终末分支。AB：前支，BRM：肱桡肌，PB：后支，RN：桡神经，SM：旋后肌

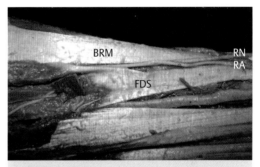

图 1.7 桡神经（浅支）。BRM：肱桡肌，RA：桡动脉，RN：桡神经，FDS：指浅屈肌

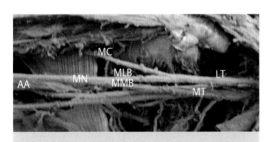

图 1.8 正中神经"M"形结构。AA：腋动脉，LT：外侧束，MC：肌皮神经，MLB：正中神经外侧分支，MMB：正中神经内侧分支，MN：正中神经，MT：内侧束

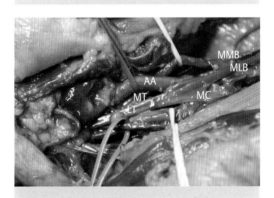

图 1.9 正中神经构成。AA：腋动脉，LT：外侧束，MC：肌皮神经，MLB：正中神经外侧分支，MMB：正中神经内侧分支，MT：内侧束

窝，并由内侧发出肌支支配旋前圆肌、指浅屈肌、桡侧腕屈肌和掌长肌。越过肘部皱褶后，它自旋前圆肌的肱头（浅面）和尺头（深面）之间由内而外跨过尺动脉。几乎在其一跨过旋前圆肌头端，就发出一较长的分支，即骨间前神经，位于正中神经主干的后方（深部）（图 1.10），在旋前方肌和骨间筋膜上方同骨间前动脉伴行。约在骨间前神经发出点远端 4 cm 处，正中神经发出其第一分支到拇长屈肌，随后分别发出分支到第一和第二指深屈肌。

在 10%~25% 的人群，正中神经和尺神经之间存在一些交通吻合，即所谓的 Martin-Gruber 吻合。另一吻合是 Riche-Cannieu 吻合，位于正中神经的鱼际肌支和手掌的尺神经深支之间。

正中神经继续穿行前臂区域至距离腕部约 5 cm 处，移行于指浅屈肌的浅面及外侧面。该区域感觉分支之一是手掌皮肤支，支配手掌近端感觉。在其进入腕管之前的远端前臂区域，正中神经已经移行至掌长肌肌腱内侧和桡侧腕屈肌肌腱外侧之间。腕管是一骨纤维结构，其内穿行多种

结构，包括正中神经、指浅屈肌和指深屈肌肌腱、拇长屈肌，以及在 10% 的人群，有一动脉分支穿行，即所谓的永久正中动脉[15]。在腕管的远端，正中神经发出其终末分支：回返支（图 1.11，1.12）（支配拇对掌肌、拇短展肌和拇短屈肌浅部），到第一和第二蚓状肌的分支，到第一、二、三手指以及第四手指内侧面的皮肤分支。

1.3.3 尺神经

尺神经轴突起源于 C8~T1 神经根，大体观，其同臂内皮神经和臂皮副神经一

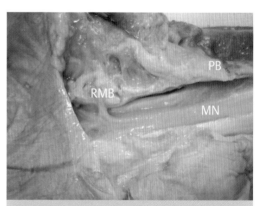

图1.11 正中神经大鱼际支。MN：正中神经，PB：掌短肌，RMB：回返运动支

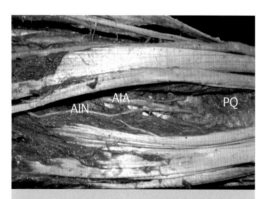

图1.10 骨间前神经。AIA：骨间前动脉，AIN：骨间前神经，PQ：旋前方肌

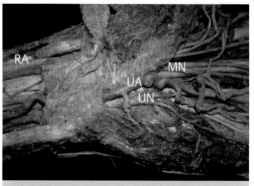

图1.12 腕部的正中神经和尺神经。MN：正中神经，RA：桡动脉，UA：尺动脉，UN：尺神经

起发自内侧束（图 1.13），位于肱动脉内侧[4]。在距上髁约 8 cm 处，尺神经穿过内侧肌间隔，止于手臂后部。该区域由肱三头肌内侧头的肌纤维和臂筋膜弓形成，亦称为 Struthers 弓（图 1.14），它是一个潜在的神经卡压部位。到达肘部后，尺神经被尺骨韧带包绕，经内上髁和鹰嘴之间，进入由尺侧腕屈肌的尺骨头和肱骨头形成的腱弓，即肘管。尺神经在距内上髁 4~6 cm 处穿出旋前屈肌筋膜，并向尺侧腕屈肌发出 2 个运动分支，向第四和第五指深屈肌发出更多分支。然后，它继续在指深屈肌的上方和尺侧腕屈肌的下方向前臂内侧走行（图 1.15）。

在远端，它位于尺侧腕屈肌的外侧，始终与尺动脉伴行（图 1.16）。它发出一感觉分支，即尺神经的掌支，然后进入腕尺管（Guyon 管）[16]。该管道前部为腕掌韧带，内侧为豌豆骨，后方为尺侧腕屈肌延长段及深屈肌支持带[17]。尺神经一出该管远端，某些情况下甚至在管内，即分为两终末分支：浅支和深支（图 1.17）。

浅支在小鱼际隆起前下降，最终形成手指分支支配第四、五手指及第三指的尺侧，而深支则走行于小鱼际肌下方并发出肌肉分支，最后支配手掌骨间肌、第三和第四蚓状肌、拇收肌（见图 1.12）。

1.3.4 肌皮神经

肌皮神经的轴突主要起源于 C5、C6

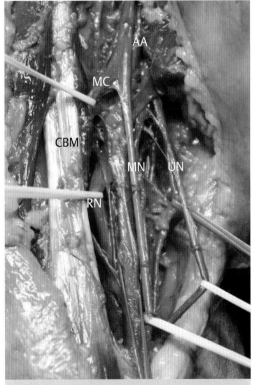

图1.13　尺神经。AA：肱动脉，CBM：喙肱肌，MC：肌皮神经，MN：正中神经，RN：桡神经，UN：尺神经

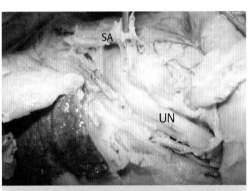

图1.14　Struthers弓。SA：Struthers弓，UN：内上髁和鹰嘴之间的尺神经

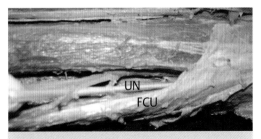

图1.15　前臂近端的尺神经。FCU：尺侧腕屈肌，UN：尺神经

神经根，仅有少部分来自C7[4]。大体观，其在胸小肌下缘附近与正中神经的外侧支一同起源于外侧束。

它在腋动脉外侧走行，向喙肱肌发出分支，穿过喙肱肌后在肱二头肌和肱肌之间斜行，并向这2块肌肉发出数量不等的运动分支（图1.18，1.19）。

然后肌皮神经继续延续为外侧皮神经，向浅表斜行并独具感觉功能，终止于肘部皱褶及前臂外侧面皮肤[18]。

1.3.5 腋神经

腋神经的轴突起源于C5和C6神经根，大体观，其与桡神经伴行，发自臂丛后束[4]，位于桡神经的外侧和腋动脉的后方，越过肩胛下肌至其下缘，与腋动脉的分支旋肱后动脉相遇。之后进入

四边孔[19]，四边孔的四边分别为肩胛下肌（前部）、小圆肌（后部）、肱骨外科颈和肱三头肌的长头（外侧），以及大圆肌（下方）（图1.20）。

在该间隙远端3 cm处，它分成2个分支。前支与环绕肱骨外科颈的旋后血管

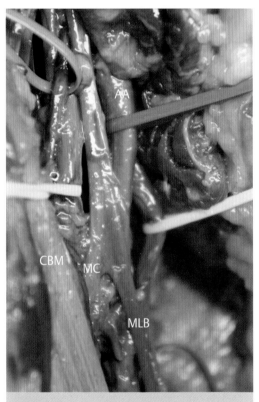

图1.18　肌皮神经。AA：腋动脉，CBM：喙肱肌，MC：肌皮神经，MLB：正中神经外侧分支

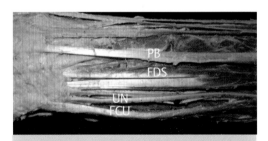

图1.16　前臂远端的尺神经。FCU：尺侧腕屈肌，FDS：指浅屈肌，PB：掌短肌，UN：尺神经

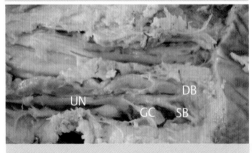

图1.17　腕尺管（Guyon管）。DB：深支，GC：腕尺管，SB：浅支，UN：尺神经

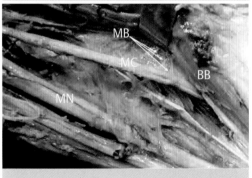

图1.19　肌皮神经。BB：肱二头肌，MB：运动分支，MC：肌皮神经，MN：正中神经

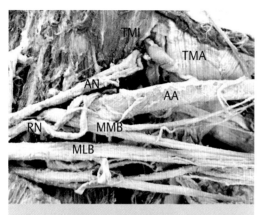

图1.20 腋神经。AA：腋动脉，AN：腋神经，MLB：正中神经外侧分支，MMB：正中神经内侧分支，RN：桡神经，TMA：大圆肌，TMI：小圆肌

伴行，向三角肌的前部和内侧部发出分支，同时，向上肢带股皮肤发出感觉分支。后支支配小圆肌和三角肌后部[20]。

参考文献

[1] Sunderland S, ed. Nervios Perifericos y sus Lesiones. Barcelona: Salvat; 1985

[2] Thompson GE, Rorie DK. Functional anatomy of the brachial plexus sheaths. Anesthesiology. 1983; 59(2):117–122

[3] Russel SM, ed. Examination of Peripheral Nerve Injury: An Anatomical Approach. 2nd ed. New York, NY: Thieme; 2008

[4] Siqueira MG, Martins RS, eds. Anatomia Cirúrgica das Vias de Accesoaos Nervos Periféricos. 1st ed. Rio de Janeiro: DiLivros; 2006

[5] Museti Lara A, Dolz C, Rodriguez Baeza A. Anatomy of the brachial plexus. In: Gilbert A, ed. Brachial plexus injuries. London: Martin Dunitz; 2001

[6] Pro A, ed. Anatomía Humana de Latarjet-Ruiz Liard. Buenos Aires:Editorial Médica Panamericana; 2004

[7] Alnot JY, Narakas A, eds. Les Paralysies du Plexus Brachial. Monographies du Groupe d'étude de la main. Paris: Expansion scientifique francaise; 1989

[8] Franco CD, Rahman A, Voronov G, Kerns JM, Beck RJ, Buckenmaier CC,III. Gross anatomy of the brachial plexus sheath in human cadavers.Reg Anesth Pain Med. 2008; 33(1):64–69

[9] Bollini CA. Revision anatómica del plexo braquial. Revista Argentina de Anestesiología. 2004; 62:386–398

[10] Moore K, Dalley AF, eds. Anatomía con Orientación Clínica. 5th ed.Madrid: Editorial Médica Panamericana; 2007

[11] Netter FH, ed. Atlas de Anatomía Humana. 2nd ed. Barcelona:Masson; 1999

[12] Testut L, Jacob O, eds. Anatomía Humana Tomo 1. 8th ed. Barcelona:Salvat; 1981

[13] Testut L, Jacob O, eds. Tratado de Anatomia Topográfica con Aplicaciones Medicoquirúrgicas Tomo 2. Barcelona: Salvat; 1982

[14] Blunt MJ. The vascular anatomy of the median nerve in the forearm and hand. J Anat. 1959; 93(1):15–22

[15] Williams P, Warwick R, eds. Anatomía de Gray, Tomo 11. 36th ed. Barcelona, Salvat; 1985

[16] Netter FH, ed. Sistema Nervioso. Anatomía y Fisiología. Tomo 1. 1.Colección Ciba de ilustraciones médicas. Barcelona: Salvat; 1990

[17] Reyes JT, Nuñez CT. Nomenclatura Anatómica Internacional. Mexico:Editorial Médica Panamericana; 1998

[18] Rouvière H, Delmas A, eds. Anatomía Humana. Descriptiva, Topográfica y Funcional. 10th ed. Barcelona: Masson; 1999

[19] Bouchet A, Cuilleret J, eds. Anatomía descriptiva, topográfica yfuncional. Buenos Aires: Editorial Médica Panamericana; 1987

[20] Kahle W, ed. Atlas de Anatomía, tomo 3: Sistema Nervioso y Organosde los Sentidos. Barcelona: Omega; 1995

2 下肢神经的解剖与手术入路

作者 Fernando Martínez，Federico Salle
译者 韩扬 许凯

摘要

下肢的神经支配来自腰丛（L1~L4）和骶丛（L5~S3）。腰丛通过其分支支配腹壁、腹股沟区，以及大腿前、外侧和内侧区域的感觉，同时支配屈髋和伸膝运动。骶丛的运动神经支配大腿的后部、小腿的后部和前部，以及足背和足底的肌肉。本章将详细介绍腰丛和骶丛的侧支及终末支，介绍其运动支配和感觉分布，以及这些神经结构的手术入路。

2.1 简介

下肢的神经支配遵循一个基本模式：两大神经丛（腰丛和骶丛）发出大量神经经过3个解剖区域（腹股沟、臀肌、闭孔）进入下肢，支配下肢的肌肉、皮肤、骨骼和血管结构[1~8]。

在本章中，我们将回顾下肢的神经解剖结构，并着重关注其解剖结构特点如何导致临床病症，以及其对手术治疗入路的影响。

2.2 腰丛

腰丛由来自L1~L4脊神经根的前支及一部分来自T12的神经纤维汇合而成（图2.1）。上述神经根的前支从它们相应的神经孔发出，走行在由2束肌肉构成的腰大肌中。前束附着于腰椎椎体，后束

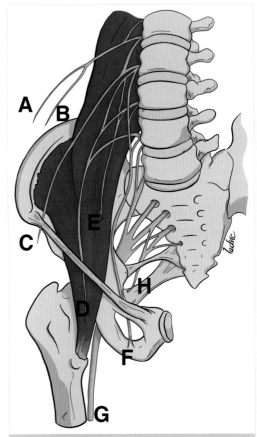

图2.1 腰丛和骶丛的示意图。A：髂腹股沟神经，B：髂腹下神经，C：股外侧皮神经，D：股神经，E：生殖股神经，F：闭孔神经，G：坐骨神经，H：阴部神经

附着于相应椎体的横突部，2束肌肉之间由此形成V形间隙[3]。

在肌肉内，L1~L4神经根交换神经纤维后形成腰丛：L1主要供应髂腹股沟、髂腹下和生殖股神经，L2和L3发出支配大腿的股外侧皮神经，L2~L4构成闭孔神

经和股神经。概念上，Russell 将腰丛的终末支分成 2 组，每组 3 条神经：①腹股沟组，由髂腹股沟神经、髂腹下神经和生殖股神经组成；②股组，由股外侧皮神经、股神经和闭孔神经组成。从解剖学的角度来看，前 4 条神经被认为是腰丛的侧支，而后 2 条则是终末分支。

2.2.1 腹股沟组

腹股沟组内的 3 条神经起源于腰大肌内并穿过前腹壁到达腹股沟区。这些神经可被创伤直接累及，可因牵拉或扭曲而受损，甚至可能因手术操作中缝合操作的缝线受损，如累及前下腹壁的手术（如阑尾切除术、剖宫产等）或侧腹壁的手术（腰椎切开术），导致其分布区域（即腹股沟区和外生殖器）的感觉障碍或疼痛综合征[9-12]。

髂腹下神经

髂腹下神经起源于 L1，同时也接受来自 T12 的吻合支。自腰大肌下方发出后，它向外侧穿过腰方肌，最终走行于腹横肌和内斜肌之间。在髂前上棘处，它分为 2 个分支。外支走向浅表并支配臀外侧区。内支继续下行，穿过腹股沟管支配腹股沟区。所有支配下肢感觉的神经分布如图2.2 所示。

髂腹股沟神经

髂腹股沟神经起源于 L1 神经根的一个分支，其走行类似于髂腹下神经，略微更靠尾侧。它走行在腹斜肌水平并支配该

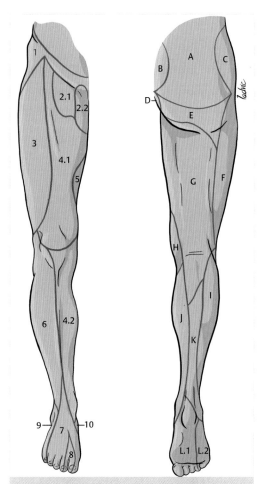

图2.2 下肢神经的感觉分布。左边是下肢的前视图，右边是后视图。1、A：髂腹股沟神经，2.1：髂腹下神经，2.2：生殖股神经，3、F：股外侧皮神经，4.1：股神经（肌皮分支），4.2、J：股神经（内隐神经），5、H：闭孔神经，6：腓神经，7：肌皮神经，8：胫前神经，9、K：外隐神经，10：跟骨神经，E：臀神经和骶神经，G：坐骨神经，I：腓皮神经，L1、L2：内、外足底神经

处的组织结构，例如精索和提睾肌。它与髂腹下神经一起，支配腹股沟和外生殖器区域的感觉。

生殖股神经

生殖股神经由 L1 和 L2 发出的神经纤

维构成。它在腰部的走行比前述 2 条神经要深。在到达腹股沟韧带之前，它分为 2 个分支：生殖支和股支[9]。股支走行在腹股沟韧带下方，股总动脉的外侧，支配股三角区域。生殖支进入腹股沟管并终止于外生殖器的皮肤和提睾肌（男性）。

手术入路

这 3 支神经本身并无统一的入路显露，除非它们受到术后纤维化的影响或继发于该区域不同手术所致的医源性损害。理想情况下，通过细致的临床检查可确定疼痛的来源，指导手术切口位置和范围的设计。

2.2.2 股组

股组由 2 支混合（运动和感觉）神经和 1 支感觉神经组成。

股外侧皮神经

股外侧皮神经（LFCN）是一感觉神经，起源于 L2 和 L3 神经根的分支。其发出后，就相对于髂肌外侧向下走行。当其到达腹股沟韧带时，可出现明显的解剖变异[5,13,14]。其通常从韧带最外侧下方穿行于髂前上棘内下方 2.5 cm 处穿过浅筋膜[14]。其进入大腿前部后，分为 2 个分支，支配臀部至膝关节间的大腿前外侧区域[2]。

在具有特定临床相关意义的解剖变异中，我们应注意到以下情况：神经在腹股沟韧带纤维之间走行；在髂前上棘外侧进入大腿；大腿上没有主神经干，有 2 个或多个在上游已经分开的分支；1 支穿过缝匠肌来到浅表[14,15]。

在其从腹股沟区走行至大腿的过程中，LFCN 可被腱膜纤维牵拉或遭受直接损伤。医源性损伤可源自特定的手术体位（俯卧）和操作（如从髂前上棘取骨）[16]。累及 LFCN 的压迫性神经病变常与大腿前外侧部疼痛相关。

临床探索

由于这些神经基本为感觉神经，检查需评估整个皮肤感觉分布区域的感觉功能。

手术入路

同刚刚回顾的解剖学特征一致，可以通过平行于腹股沟韧带的切口来显露 LFCN，切口位于髂前上棘下方 2 cm、内侧 2 cm 处（图 2.3~2.5）。

闭孔神经

闭孔神经起源于 L2~L4。其发出后，沿腰大肌的内侧缘向内侧走行到腹膜后，

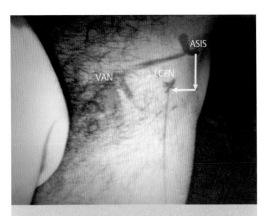

图2.3 左侧腹股沟区域的浅表解剖标注。ASIS：髂前上棘，LCFN：股外侧皮神经，VAN：股静脉、动脉和神经

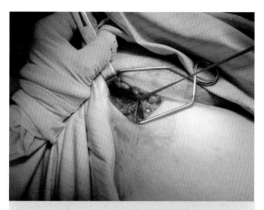

图2.4 股外侧皮神经的手术入路，注意用红色硅胶带牵拉的神经及其2个分支

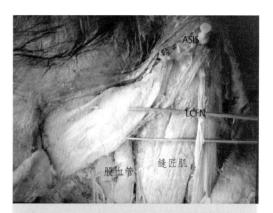

图2.5 左侧腹股沟区域（福尔马林标本），位于股动脉外侧的是股神经的分支。ASIS：髂前上棘，LCFN：股外侧皮神经

最终进入下骨盆[17,18]。在骨盆中，它沿侧壁走行至耻骨下管，并沿此进入闭孔区域（图2.6）。在出骨盆前分为前后两支。

前支走行于长收肌深面、短收肌浅面。由此，发出一感觉支并延伸至皮下支配膝关节内侧皮肤。闭孔神经的前支支配大收肌、股薄肌和短收肌。后支在短收肌和大收肌之间下行并支配这2块肌肉[10,17]。总体来说，闭孔神经支配内收肌（长收肌和大收肌，分别与股神经和坐骨神经共同支配）、股薄肌、耻骨肌和闭孔外肌[18]。

在13%~40%的个体具有来自L3和L4的副闭孔神经，其走行与前支类似，支配耻骨肌和髋关节[10,19]。

临床探索

顾名思义，髋内收肌使大腿内收，在正常行走时，是髋部的关键屈肌，由此开始每一步，牵拉后腿向前摆动成为引导腿。股薄肌有助于屈膝，并可用作自体游离肌肉移植的供体。闭孔外肌参与髋关节的外旋[3]。闭孔神经的感觉功能覆盖的区域

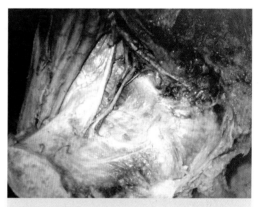

图2.6 闭孔神经和血管的骨盆内形态。在这个尸体标本中，注意闭孔血管和神经及其与闭孔和闭孔内肌的关系

见图2.2所示。

手术入路

闭孔神经极少合并任何卡压综合征，因此很少需要显露它。当需要显露时，应根据所涉及的神经部位及其解剖走行来确定最终手术入路。

股神经

股神经是源自L2~L4的混合神经[3,18]。

它在腰大肌内侧（支配它）下行，然后穿过髂窝区域，分别在右侧与盲肠、左侧与乙状结肠相邻。在穿过腹股沟韧带进入大腿前，它可位于髂骨与腰大肌的夹角内。在腹股沟韧带水平，神经、血管的分布由内到外依次是股静脉、股动脉和股神经。在大腿中，股神经位于股三角区内，即缝匠肌内侧、耻骨肌前方外侧。在该区域，股神经迅速分为4个终末分支，呈2个平面组合：深部平面的隐神经和股四头肌神经，以及浅表平面的外侧和内侧肌皮神经。以上是经典解剖结构描述，股神经也可在到达大腿时已经分为2个分支（浅支和深支）或分为4个终末分支。这4个终末分支描述如下。

- 股四头肌神经：可以是单支神经或数个分支，支配4块肌肉，即股内侧肌、股外侧肌、股中间肌和股直肌。
- 隐神经：是一支从腹股沟区域到足内侧，贯穿整个下肢的感觉神经，在大腿部不发出任何分支。该神经随股动脉走行至膝关节，穿过浅筋膜并向小腿内侧下行，直至足内侧缘。
- 内侧肌皮神经：是一支混合神经，支配耻骨肌和长收肌。它的皮支支配生殖股神经和闭孔神经支配区之间的皮肤。
- 外侧肌皮神经：也是一支混合神经，在发出支配大腿前外侧区域皮肤的3个穿支之前支配缝匠肌。

临床探索

股神经的运动功能可以概括为控制屈髋（通过腰大肌、髂肌、耻骨肌和股直肌）和伸膝（通过股四头肌）[20]。其支配的感觉功能区如图 2.2 所示。

手术入路

可以通过位于股动脉搏动点外侧的线性、垂直切口来显露股神经。

2.3 骶丛

骶丛由 S1~S3 神经根的前支和腰骶干形成（见图 2.1）。后者由 L5 的前支和 L4 的吻合支组成。这些分支走行在骶前孔前方并在骨盆内汇合成单支末干——坐骨神经。骶丛和坐骨神经都起自骨盆深部，骶骨和骶髂关节前方、直肠后方。因此，骶神经丛和坐骨神经的起始部创伤性损伤很少，且几乎均与骶骨骨折相关。

骶丛发出多个侧支，主要支配下肢近端的肌肉。其发出肌支支配闭孔内肌、臀大肌、梨状肌、腓肠肌、股四头肌和臀小肌。还发出一侧支穿过臀部和大腿后部，为这些区域提供感觉支配。

2.3.1 坐骨神经

坐骨神经是我们体内最粗、最长的神经。尽管它在传统上被认为是单支神经，但实际上是2支神经共用神经鞘。这可以通过组织切片来解释，切片显示坐骨神经的分支（腓骨肌支和胫骨肌支）在其起始部已随足的屈肌和伸肌运动功能分离[4,21]。

坐骨神经在骨盆中形成后立即折向后，穿过坐骨大切迹，深在梨状肌深面，进入臀部。在此处，坐骨神经可被腱膜或变异的梨状肌卡压，产生所谓的"梨状肌综合征"，但这一说法极具争议（图2.7，2.8）。

在臀部，神经在坐骨神经管内下行，紧邻股骨颈。因此，它可在髋骨骨折中损伤，尤其在骨折片向后移位时，也可在髋关节置换手术时受损。

在大腿，坐骨神经在股二头肌（外侧）、半膜肌和半腱肌（内侧）间下行并支配三者。这一区域坐骨神经发出的侧支主要来自神经的内侧缘（半腱肌、半膜肌和大收肌的神经）（图2.9）。外侧缘只发出支配股二头肌的神经[7]。

在腘窝的顶点附近，坐骨神经分为2个终末支：腓总神经和胫神经。但这一分叉点有时可在大腿较高的位置出现，甚至在臀部。

临床探索

坐骨神经发出支配大腿后部肌肉的侧支，所以在检查运动功能时，应让患者屈膝。若坐骨神经在臀部受损，则由其侧支和终末分支支配的肌肉会瘫痪。然而，若病变位于大腿水平，则可以保留部分侧支功能。

手术入路

坐骨神经的近端部分可以通过经典的长切口显露，从臀区开始，向外侧延伸，下沿至臀皱褶。由于具有更好的功能和美学效果，笔者倾向于单用或联合运用经臀

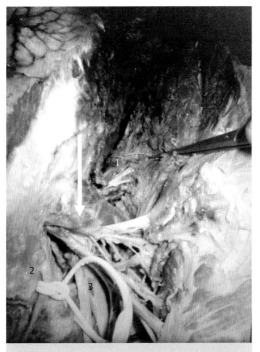

图2.7　解剖标本，臀区视图。牵开臀大肌，显露梨状肌（箭头）、臀上神经和血管（1）。位于梨状肌下方的是阴部神经（2）和坐骨神经（3），紧邻臀下血管和神经

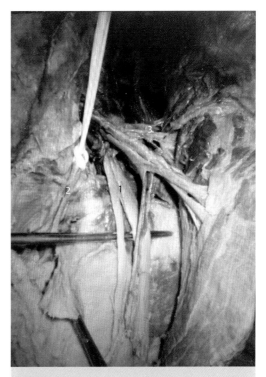

图2.8　与图2.7相同的标本，切除了梨状肌。1：坐骨神经，2：阴部神经，3：臀上血管和神经

肌入路或臀下入路[22]。

通过大腿后部中线的直切口即可暴露坐骨神经的中 1/3。打开筋膜后，可以很容易地在大腿后部肌肉之间找到坐骨神经。

下 1/3 的显露也可通过类似的切口，若需要显露该段神经及其末支，则应延长切口至膝关节的屈曲皱褶处[23]。

2.3.2 坐骨神经的终末分支

胫神经

胫神经起源于腘窝的上部，位于腓神经内侧和腘窝血管后方。它沿腘窝的主轴走行进入小腿的后方筋膜室，而后深入腓肠肌的内侧和外侧头及比目鱼肌腱环（即肌肉的上部纤维边缘）。在该水平，发出

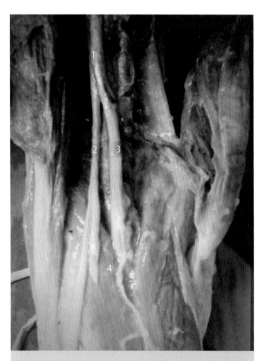

图2.9 腘窝区域。1：坐骨神经，2：腓总神经，3：胫神经，4：腓肠肌

支配这些肌肉的运动支，然后稍倾斜下行并终止于内踝后方。在小腿，它发出支配比目鱼肌的下支和终末支胫后神经。这支神经进入位于内踝后方的骨纤维管道——踝管。胫后神经与胫后血管、胫后肌腱、趾屈肌和姆长屈肌肌腱均位于踝管中。踝管的最远端存在纤维分隔，将血管和神经分别"引导"至足底区域。胫后神经以分为足底内侧和外侧神经终止。它还发出一跟支。足底内侧神经粗大并支配姆趾肌肉[8]。它亦向外侧发出一分支，支配足底中间筋膜室内的肌肉。足底外侧神经主要支配足底外侧筋膜室内的肌肉。

临床探索

通过其支配的肌肉，胫后神经可控制足和足趾整体的跖屈，以及足的内翻。

手术入路

胫神经没有特定的神经卡压，因此当它遭受创伤时才需显露处理，切口取决于损伤自身的位置。

腓总神经

腓总神经沿股二头肌的内侧、腘窝血管和胫神经的外侧下行。在远端穿过外侧腓肠肌的上缘并继续向前沿腓骨颈走行。在此处，它相对浅表，仅被腓骨肌群（特别是腓长肌）肌腱的止点覆盖，神经在该骨肌通道（腓管）内容易受卡压[16,24,25]。在该水平，腓总神经发出其终末分支：腓浅神经和腓深神经。它还

发出关节支至近端胫腓关节，关节的滑膜囊肿可使腓神经关节支受累[25]。

腓浅神经

腓浅神经沿腓骨外侧垂直走行在腓长肌和腓短肌之间并支配二者。之后逐渐向表浅走行，在到达小腿的下 1/3 后穿过浅筋膜，分成 2 个感觉支，支配小腿的外侧面和足的背面。

腓深神经

与腓浅神经一样，腓深神经起源于腓管。其自该处下行进入小腿前筋膜室。其随胫前动脉一同走行于骨间韧带上方。在小腿的前筋膜室内，腓深神经支配该区域的肌肉（胫前肌、趾长伸肌和踇长伸肌），并在肌肉移行为肌腱处走向表浅。在小腿下 1/3，它走行于胫骨前肌和踇长伸肌之间，并向胫距关节发出关节支，走行于伸肌上支持带下方。最后以内侧分支和外侧分支终止。前者被认为是腓深神经的延续，沿第一骨间隙的轴线走行，紧邻足背动脉和肌肉。

临床探索

腓神经支配足背伸和外翻。累及腓神经的病变会造成典型的足下垂步态，通常被称为"跨阈步态"。

手术入路

腓神经可卡压于腓管内。针对这类患者，可在腓骨头远端做 S 形切口显露腓神经[23,24]。

参考文献

[1] Scheithauer B, Woodruff J, Erlandson R, eds. Atlas of Tumor Pathology:Tumors of the Peripheral Nervous System. 1st ed. Washington, DC: Armed Forces Institute of Pathology; 1999

[2] Seddon HJ. Three types of nerve injury. Brain. 1943; 66(4):237–288

[3] Sunderland S. A classification of peripheral nerve injuries producing loss of function. Brain. 1951; 74(4):491–516

[4] Ochoa J, Danta G, Fowler TJ, Gilliatt RW. Nature of the nerve lesioncaused by a pneumatic tourniquet. Nature. 1971; 233(5317):265–266

[5] Ochoa J, Fowler TJ, Gilliatt RW. Anatomical changes in peripheral nerves compressed by a pneumatic tourniquet. J Anat. 1972; 113(Pt 3):433–455

[6] Kline DG. Physiological and clinical factors contributing to the timing of nerve repair. Clin Neurosurg. 1977; 24:425–455

[7] Sunderland S. Nerve and Nerve Injuries. Baltimore, MD: Williams & Wilkins; 1968

[8] Eames RA, Lange LS. Clinical and pathological study of ischaemic neuropathy. J Neurol Neurosurg Psychiatry. 1967; 30(3):215–226

[9] Williams IR, Jefferson D, Gilliatt RW. Acute nerve compression duringlimb ischaemia–an experimental study. J Neurol Sci. 1980; 46(2):199–207

[10] Lundborg G. Nerve Regeneration. Nerve Injury and Repair. London:Churchill Livingstone; 1988:149–195

[11] Lundborg G. Ischemic nerve injury. Experimental studies on intraneural microvascular pathophysiology and nerve function in a limb

subjected to temporary circulatory arrest. Scand J Plast Reconstr Surg Suppl. 1970; 6:3–113

[12] Aguayo A, Nair CP, Midgley R. Experimental progressive compression neuropathy in the rabbit. Histologic and electrophysiologic studies. Arch Neurol. 1971; 24(4):358–364

[13] Addas BM. An uncommon cause of brachial plexus injury. Neurosciences (Riyadh). 2012; 17(1):64–65

[14] Roganović Z, Misović S, Kronja G, Savić M. Peripheral nerve lesions associated with missile-induced pseudoaneurysms. J Neurosurg. 2007; 107(4):765–775

[15] Spinner M. Injuries to the Major Branches of Peripheral Nerves of the Forearm. 2nd ed. Philadelphia, PA: WB Saunders; 1978

[16] Villarejo FJ, Pascual AM. Injection injury of the sciatic nerve （370 cases). Childs Nerv Syst. 1993; 9(4):229–232

[17] Kline DG, Kim D, Midha R, Harsh C, Tiel R. Management and results of sciatic nerve injuries: a 24-year experience. J Neurosurg. 1998; 89(1): 13–23

[18] DiVincenti FC, Moncrief JA, Pruitt BA, Jr. Electrical injuries: a review of 65 cases. J Trauma. 1969; 9(6):497–507

[19] Grube BJ, Heimbach DM, Engrav LH, Copass MK. Neurologic consequences of electrical burns. J Trauma. 1990; 30(3):254–258

[20] Salzberg CA, Salisbury RE, Gelberman RH. Thermal Injury of Peripheral Nerve. Operative Nerve Repair and Reconstruction. Philadelphia, PA: J.B. Lippincott Company; 1991:671–678

[21] Powell S, Cooke J, Parsons C. Radiation-induced brachial plexus injury: follow-up of two different fractionation schedules. Radiother Oncol. 1990; 18(3):213–220

[22] Bowen BC, Verma A, Brandon AH, Fiedler JA. Radiation-induced brachial plexopathy: MR and clinical findings. AJNR Am J Neuroradiol. 1996; 17(10):1932–1936

[23] Clodius L, Uhlschmid G, Hess K. Irradiation plexitis of the brachial plexus. Clin Plast Surg. 1984; 11(1):161–165

[24] Lu L, Gong X, Liu Z, Wang D, Zhang Z. Diagnosis and operative treatment of radiation-induced brachial plexopathy. Chin J Traumatol. 2002; 5(6):329–332

[25] Addas BM, Midha R. Nerve transfers for severe nerve injury. Neurosurg Clin N Am. 2009; 20(1):27–38, vi

3 神经损伤：解剖、病理生理及分类

作者　Bassam M. J. Addas
译者　吴世强　许凯

摘要

　　了解周围神经的正常解剖和损伤后病理生理学对于处理周围神经疾病的临床医生来说至关重要。这些知识可以帮助患者达到最佳的功能恢复效果。引起周围神经损伤的原因很多，但均有一个共同的基本病理生理过程。牵拉损伤和断裂伤是 2 种最为常见的创伤机制，但其治疗方法截然不同。卡压性神经疾病是临床实践上最为常见的非创伤性神经损伤。本章中也简要介绍了一些罕见的周围神经损伤形式。总之，本章主要介绍建立在现有成熟的病理
生理学知识基础上，对累及周围神经的不同病理过程的处理方法。

3.1 周围神经的解剖

　　周围神经的基本解剖如图 3.1 所示。简而言之，轴突是周围神经系统的基本单元，由施万细胞产生的髓鞘包围。轴突聚拢成神经束，而后神经束再组成神经干。轴突周围有神经内膜，神经束周围有神经束膜，神经干周围有神经外膜。神经外膜（纤维血管间质）位于周围神经干的最外层，其主要由 I 型和Ⅲ型胶原纤维组成。

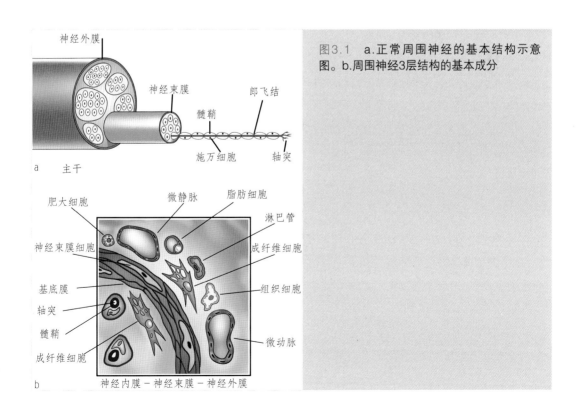

图3.1　a.正常周围神经的基本结构示意图。b.周围神经3层结构的基本成分

神经外膜使神经干具有柔韧性，可允许其较原长度伸长 15%~20%。每支神经的神经外膜厚度各不相同，并且通常在神经接合处较厚。通常在外膜层我们可以看到主要的神经血管、淋巴管、肥大细胞和成纤维细胞。神经束膜是由多层扁平的神经束膜细胞形成的特殊细胞层，起着渗透屏障和保护神经内膜的作用。神经内膜位于最内层，包绕轴突、施万细胞、巨噬细胞及毛细血管。神经内膜上毛细血管的紧密连接形成了所谓的"血-神经屏障"。施万细胞只存在于神经内膜，是轴突再生最重要的组成部分[1]。

神经可以受到多种不同机制的创伤，但牵拉伤和断裂伤为 2 种最为常见的创伤机制。其他不同的、不常见的和罕见的损伤形式也会导致明显的神经功能障碍、疼痛和残疾（表 3.1）。

我们必须了解每种损伤机制的不同病理生理过程，这样才能够针对不同神经损伤及时给予最佳治疗方案。

3.2 牵拉伤

在周围神经损伤中，牵拉伤是一种较为常见的损伤形式。创伤和产伤导致的神经丛损伤是 2 种最为典型的牵拉伤。根据牵拉伤的不同损伤程度，损伤的神经内相应发生一系列病理变化。目前公认的神经损伤严重程度分级标准主要有 Seddon 分级和 Sunderland 分级。Seddon[2] 最先提出了 3 种明确定义的神经损伤，包括神经麻痹（传导阻滞）、轴索断裂（连续性神经瘤型损伤）及神经断伤（神经断裂）。而后 Sunderland[3] 在此基础上融入了解剖及功能上损伤的程度，提出了一种五级评定标准（表 3.2）。

不同神经损伤的严重程度各不相同。同一神经节段可以出现不同的损伤等级，并且在同一神经走行途中也可以出现不同的损伤等级。上述分级基于损伤对神经的影响程度，而与损伤机制无关，因此损伤可能由拉伸、热或缺血等机制引起。

Sunderland I 级（神经麻痹）：病理特征是神经的传导阻滞，预后良好。在

表 3.1　神经损伤的机制

- 牵拉伤（拉伸、断裂、撕脱）
- 断裂伤（锐利的和钝的）
- 卡压伤
- 压力性损伤
- 缺血性损伤 / 筋膜室性
- 注射性损伤
- 放射性损伤
- 电损伤
- 热损伤

表 3.2　周围神经损伤的分级

Sunderland 分级	Seddon 分级	病理特征	临床预后
I	神经麻痹	传导阻滞,髓鞘丧失	完全愈合
II		轴突丧失	预后较好
III	轴索断裂	轴突和神经内膜丧失	不确定
IV		轴突、神经内膜及神经束膜丧失	很差或无法恢复
V	神经断伤	神经干断裂	无法恢复

损伤早期，受累的肌肉出现无力甚至瘫痪，且会合并明显的感觉障碍，尤其是触觉和本体感觉，但痛觉通常存在。自主神经功能一般不受影响。临床上患者极少出现肌肉萎缩，这是很重要的一条临床线索。神经麻痹的确切持续时间具有争议，可能为1~4个月，在大部分病例，平均2个月。

Sunderland II级：病理特征是轴突丧失，神经内膜管依然存在。临床上表现为运动、感觉及自主神经功能完全丧失。但由于神经内膜结构完整，再生的轴突可以通过其生长修复并发挥功能。恢复的时间主要取决于损伤的程度，越靠近端的损伤，恢复时间越长。再生轴突的生长速度为1~3 mm/d。止血带损伤被认为同时存在Sunderland I级和II级损伤[4,5]。

Sunderland III级：病理特征是轴突及神经内膜均受损，但神经束膜仍然完整或轻微受损。这一等级的损伤意味着神经束膜的管状结构虽然存在但内部结构全部混乱。神经束膜内的创伤可导致出血、水肿、缺血，最终导致纤维化。纤维化是轴突再生的主要障碍。纤维化瘢痕最终会导致再生轴突生长路径改变，无法按原来轨迹生长并发挥功能。相对于单纯运动神经束，这种情况在合并运动和感觉轴突的混合神经束更为明显。这就可以解释为何在手臂同一位置水平的正中神经（混合神经）III级损伤和桡神经（主要是运动支）III级损伤的预后不同。在近端神经损伤中，神经元逆行性变性较II级损伤更为明显，使得III级

损伤恢复艰难。而且，再生轴突生长极易错向，影响神经恢复的程度和质量。

Sunderland IV级（神经束断裂）：常因神经受到更严重创伤，导致神经束结构完全断裂或严重损害（图3.2），神经基本无法恢复或仅有极少的无功能恢复。

Sunderland V级（神经断伤）：是一种神经干完全断裂的损伤。这种损伤在神经干的牵拉伤中并不常见，通常由断裂伤引起。

I级和II级损伤通常无须外科处理，可自行恢复。它们也可并存于其他神经的III级和IV级损伤（连续性神经瘤型损伤）之中。在神经松解后，通常表现出正向神经动作电位（nerve action potential，NAP）。而在III级和IV级损伤患者中，受损伤的神经段通常被孤立；若没有神经动作电位或神经刺激存在，通常需直接切除神经瘤，并进行直接的神经修复或移植（图3.3）。

3.3 断裂伤

据统计，大概30%的刀或尖锐物体造成的肢体切割伤中合并损伤部位神经

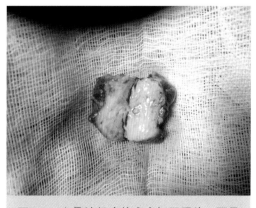

图3.2　坐骨神经瘤的术中切开照片，可见其内部结构完全丧失，形成致密纤维瘢痕

的断裂[6,7]。这一百分比主要取决于受伤部位。腕关节掌侧切割伤多数情况下会造成正中神经或尺神经的损伤。身体不同部位的锐器损伤并不一定造成受伤处神经断裂，但可能依损伤程度出现暂时性神经功能丧失。在清洁的切割伤中，神经的近端和远端均会有轻微的挫伤、淤伤或出血。两断端都会形成神经瘤，挛缩并与其下组织粘连。两断端可通过薄的纤维组织或部分残存的神经束膜保持连接（图 3.4）。由于肢体的运动，随着时间的推移，神经挛缩会加重，通常止于远端的下一分支处。由于正中神经和尺神经在上肢都缺乏分支，所以2支神经在手臂的损伤一般都会出现明显的神经挛缩。两断端通常保持在同一平面上，但有可能因周围组织的牵拉而改变位置（图 3.5）。在一些钝性物体（如螺旋桨片、大型机械、链锯）造成的钝

性损伤中，通常神经残端不规则，且两残端附近神经干会有一定范围的挫伤及出血，从而使得正常神经干难以辨认（图 3.6）。充分探查锐器伤造成功能完全丧失的神经，是提供良好预后的前提。对于钝性裂伤、受污染的伤口或软组织丢失的大型伤口，一般建议延迟4~6周后修复，因为这样可以让挫伤、水肿、淤伤的神经断端慢慢愈合，从而有利于我们区分神经的正常与异常区域，进而通过端端吻合或更为普遍的神经移植重建修复神经。

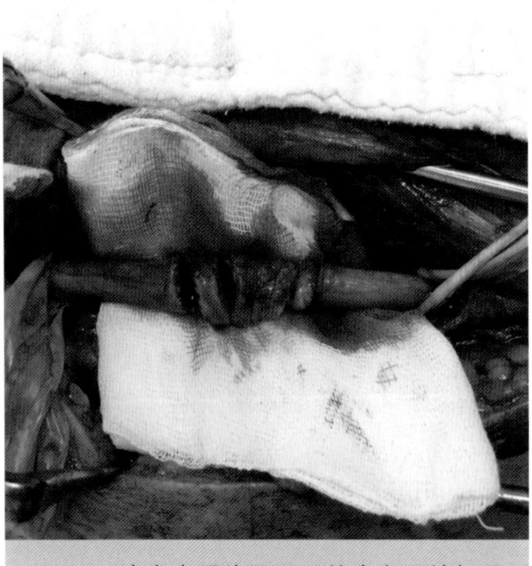

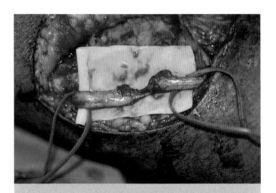

图3.4　腓总神经近乎全断裂性损伤后1个月的术中情况，可见神经断端变化极小

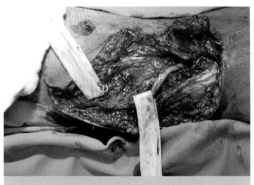

图3.5　腘窝枪伤后的腓总神经，近端（P）末端进入萎缩的纤维瘢痕，与远端（D）不在同一平面

图3.3　该术中照片显示了从中心开始切开非传导型神经瘤，然后逐步向近端和远端切开，直至到达正常的束状结构以供修复

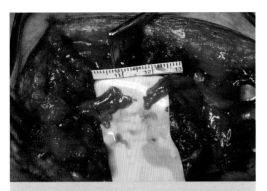

图3.6　由链锯造成的前臂尺神经钝性裂伤，可见神经断端严重撕裂、挫伤、出血和水肿，很难进行有意义的修复

3.4 压迫／压力性损伤

腕管和肘管综合征是临床上常见的外科疾病。神经在其正常走行过程中遭受异常受压时会引起功能障碍，功能缺失的程度主要取决于受压的程度及持续时间。缺血和机械性变形是最常见的损伤机制[8~10]。神经长期遭受严重的缺血会导致轴突丢失和沃勒变性，Lundborg 研究发现，若神经缺血持续超过 8 h，就会发生不可逆性损伤[11]。神经的慢性卡压会产生一系列特征性的变化，如副结髓鞘形成、轴突变薄和节段性脱髓鞘改变等[12]。临床上未予以及时处理的严重神经压迫最终会导致沃勒变性。一般来说，神经卡压综合征患者在临床上首先出现疼痛，当压迫时间逐渐延长时，才会出现明显的肌肉无力。压力性神经损伤患者的临床预后各不相同，由于麻醉体位引起的压力性损伤可自行恢复，无须外科干预[13]，同样，由于止血带引起的压力性损伤多数也可自行恢复。但由于抗凝治疗导致的血肿引起的压迫性

神经损伤的处理非常棘手，手术与否应根据患者的具体情况而定。未及时解除压迫和修复假性动脉瘤导致的神经压迫和产生的新的神经功能障碍，可能会永久残留[14]。

骨筋膜室综合征是最严重的压力性损伤，不仅引起神经的缺血性坏死，还可累及肌肉、肌腱及软组织，最常见于儿童髁上骨折导致肱动脉损伤时。若不能及时恢复肱动脉的血流，前臂掌侧的神经及肌肉会发生缺血。且如果不立即进行筋膜切开，已经肿胀的肌肉及周围的神经等组织将发生坏死。坏死常累及长段神经，使得修复几无可能[15]。

3.5 注射性损伤

尽管周围神经的注射性损伤在很大程度上可以避免并且可以预防，但临床上仍非常常见，尤其在发展中国家[16]。极端年龄组通常是受害者。由于臀肌是最常用的注射部位，故坐骨神经损伤在临床上最为常见。决定损伤程度的 2 个最重要因素分别是注射的部位（神经外膜外或内）及注射药物的性质。针头的刺伤被错误地归咎为造成损害的原因。病理变化因注射药物的不同而不同，因为某些药物含有剧毒化学成分，如青霉素、庆大霉素及地西泮等。但如果大剂量注射毒性较低的药物也会造成严重的损伤。注射进入神经外膜内，会发生急性水肿，随后发生炎症变化，最终坏死。而后逐渐形成瘢痕，从而造成轴突阻滞和神经功能障碍。由于血 – 神经屏障也被破坏，这将加重损伤并导致水肿进

一步加剧。若注射在神经外膜外面，一般对神经结构的损伤较小，但可能引起炎症反应，导致瘢痕形成，使其与覆盖的臀肌粘连。注射药物从注射部位泄漏到神经附近可能是一些患者发生延迟症状的原因。大部分患者保守治疗后症状可得到改善[17]。胫神经部分的损伤相对于腓总神经部分的损伤恢复较快。但如果6个月后仍没有明显改善，则建议手术探查。通常，坐骨神经结构基本正常，周围组织一般也不会发生太大变化。神经周围一般不会形成中/重度粘连。在某些病例，神经有可能与臀肌后表面粘连。根据作者的临床经验，一般很少需要一期或二期修复。

3.6 其他罕见的周围神经损伤

3.6.1 电损伤

电损伤通常与可导致死亡的高压电击伤有关，因而其伴随的周围神经损伤很容易被忽视，从而使得这类神经损伤患者相对少见，因此临床上也没有统一或明确的治疗策略。电流一般通过热效应对组织产生损伤。一般电流越大、接触时间越长，产生的热量就越多，因此造成的损害也就越大。不同组织的耐受程度从小到大排序依次是神经、血管、肌肉、皮肤、肌腱、脂肪和骨骼，可见神经是最为脆弱的[18,19]。以手持高压电线导致触电的男性患儿为例，通常电流首先灼伤他的手，然后从前臂或躯干流出，正中神经及尺神经是最常见的受损神经（图3.7）。损伤神经的主要病理变化是凝固性坏死，随后形成纤维性瘢痕。必要时，在保守治疗一段时间后仍未恢复的患者，建议行受伤区域手术探查，预后主要取决于受损伤神经的长度。若受伤区域有包括肌肉在内的大面积软组织丢失，那么行肌肉或肌腱移植可能更为合适。

3.6.2 热损伤

火焰或热金属炙烤亦可造成神经损伤。损伤的程度主要取决于温度的高低及接触时间。由于水肿的形成会对神经造成压迫，需及时行筋膜切开术[20]。神经的压迫亦可出现在后期周围纤维组织形成时。热神经损伤主要见于环形烧伤的患者，

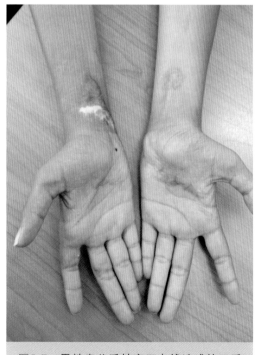

图3.7 男性患儿手持高压电线造成的双手掌灼伤，并且电流从前臂远端掌侧流过，造成正中神经和尺神经部分损伤

因为患者烧伤区域的环形纤维化可导致弹力止血带样效应。

3.6.3 放射性损伤

随着放射治疗技术的改进，此类神经损伤越来越少见。放射性损伤一般呈剂量依赖性，相关研究显示，超过 70% 的接受超过 6 000 rad 放射治疗的患者最终会出现放射性神经损伤[21]。在接受乳腺癌放射治疗的患者中，通常会出现上部臂丛神经的损伤[22,23]。症状可能在治疗后几个月甚至几年才会出现。损伤神经的病理变化包括广泛的神经内膜纤维化及轴突变性。血管损伤也很常见。如果出现转移性臂丛神经病变和放射性臂丛神经病变问题，则需要手术治疗。药物保守治疗患者的疼痛无明显缓解时，顽固疼痛也是另一手术指征。手术切除神经周围的瘢痕对神经进行松解有可能对某些患者有益[24]。神经移植亦可在一些特定病例中选用[25]。

参考文献

[1] Scheithauer B, Woodruff J, Erlandson R, eds. Atlas of Tumor Pathology: Tumors of the Peripheral Nervous System. 1st ed. Washington, DC: Armed Forces Institute of Pathology; 1999

[2] Seddon HJ. Three types of nerve injury. Brain. 1943; 66(4):237–288

[3] Sunderland S. A classification of peripheral nerve injuries producing loss of function. Brain. 1951; 74(4):491–516

[4] Ochoa J, Danta G, Fowler TJ, Gilliatt RW. Nature of the nerve lesion caused by a pneumatic tourniquet. Nature. 1971; 233(5317):265–266

[5] Ochoa J, Fowler TJ, Gilliatt RW. Anatomical changes in peripheral nerves compressed by a pneumatic tourniquet. J Anat. 1972; 113(Pt 3):433–455

[6] Kline DG. Physiological and clinical factors contributing to the timing of nerve repair. Clin Neurosurg. 1977; 24:425–455

[7] Sunderland S. Nerve and Nerve Injuries. Baltimore, MD: Williams & Wilkins; 1968

[8] Eames RA, Lange LS. Clinical and pathological study of ischaemic neuropathy. J Neurol Neurosurg Psychiatry. 1967; 30(3):215–226

[9] Williams IR, Jefferson D, Gilliatt RW. Acute nerve compression during limb ischaemia–an experimental study. J Neurol Sci. 1980; 46(2):199–207

[10] Lundborg G. Nerve Regeneration. Nerve Injury and Repair. London:Churchill Livingstone; 1988:149–195

[11] Lundborg G. Ischemic nerve injury. Experimental studies on intraneural microvascular pathophysiology and nerve function in a limb subjected to temporary circulatory arrest. Scand J Plast Reconstr Surg Suppl. 1970; 6:3–113

[12] Aguayo A, Nair CP, Midgley R. Experimental progressive compression neuropathy in the rabbit. Histologic and electrophysiologic studies. Arch Neurol. 1971; 24(4):358–364

[13] Addas BM. An uncommon cause of brachial plexus injury. Neurosciences (Riyadh). 2012; 17(1):64–65

[14] Roganović Z, Mišović S, Kronja G, Savić M. Peripheral nerve lesions associated with missile-induced pseudoaneurysms. J Neurosurg. 2007; 107(4):765–775

[15] Spinner M. Injuries to the Major Branches of Peripheral Nerves of the Forearm. 2nd ed. Philadelphia, PA: WB Saunders; 1978

[16] Villarejo FJ, Pascual AM. Injection injury of the sciatic nerve (370 cases). Childs Nerv Syst. 1993; 9(4):229–232

[17] Kline DG, Kim D, Midha R, Harsh C, Tiel R. Management and results of sciatic nerve injuries: a 24-year experience. J Neurosurg. 1998; 89(1):13–23

[18] DiVincenti FC, Moncrief JA, Pruitt BA, Jr. Electrical injuries: a review of 65 cases. J Trauma. 1969; 9(6):497–507

[19] Grube BJ, Heimbach DM, Engrav LH, Copass MK. Neurologic consequences of electrical burns. J Trauma. 1990; 30(3):254–258

[20] Salzberg CA, Salisbury RE, Gelberman RH. Thermal Injury of Peripheral Nerve. Operative Nerve Repair and Reconstruction. Philadelphia, PA: J.B. Lippincott Company; 1991:671–678

[21] Powell S, Cooke J, Parsons C. Radiation-induced brachial plexus injury: follow-up of two different fractionation schedules. Radiother Oncol. 1990; 18(3):213–220

[22] Bowen BC, Verma A, Brandon AH, Fiedler JA. Radiation-induced brachial plexopathy: MR and clinical findings. AJNR Am J Neuroradiol. 1996;17(10):1932–1936

[23] Clodius L, Uhlschmid G, Hess K. Irradiation plexitis of the brachial plexus. Clin Plast Surg. 1984; 11(1):161–165

[24] Lu L, Gong X, Liu Z, Wang D, Zhang Z. Diagnosis and operative treatment of radiation-induced brachial plexopathy. Chin J Traumatol. 2002; 5(6):329–332

[25] Addas BM, Midha R. Nerve transfers for severe nerve injury. Neurosurg Clin N Am. 2009; 20(1):27–38, vi

4 上肢周围神经损伤的临床特点

作者　Javier Robla Costales, Luis Domitrovic, David Robla Costales,
　　　Javier Fernández Fernández，Javier Ibáñez Plágaro

译者　吴亚松　许凯

摘要

对周围神经损伤患者进行精准的体格检查可为确定损伤的程度和受影响的神经提供足够的信息。上肢的周围神经起源于臂丛，包括肌皮神经、正中神经、尺神经和桡神经。本章简要总结了准确完成上肢周围神经体检所需的信息和关键点。

4.1 简介

对周围神经损伤患者进行准确的体格检查，通常可以提供足够的信息以判定神经损伤的程度，并确定哪些神经受到了影响。同时，对于在随访过程中监测神经功能的改善情况也非常重要。

本章简要总结了准确检查上肢周围神经所需要的信息和关键点。上肢周围神经的解剖仅在需要解释某些特定问题时提及，上肢周围神经解剖学的全面回顾详见第 1 章。

上肢所有的周围神经均起源于臂丛。除外侧支，有 4 条神经：肌皮神经、正中神经、尺神经和桡神经。

4.2 肌皮神经

臂丛内、外侧束向终末支移行时形成"M"形结构，字母"M"的外侧腿即为肌皮神经（图 4.1）。

肌皮神经支配的第一块肌肉是喙肱肌。它协助前三角肌屈肩（将手臂向前举到身体前面），还能在屈肘时稳定肱骨。喙肱肌不易分辨也不易触及，因此临床上并不对其进行检查。

肌皮神经穿过喙肱肌到达深部后，支配肱肌和肱二头肌（图 4.2）。

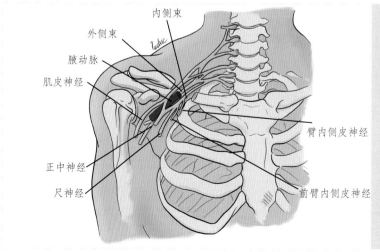

图 4.1　臂丛及周围神经的解剖

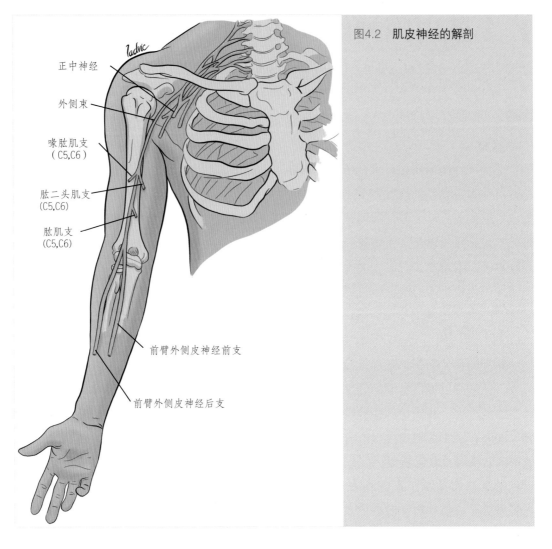

图4.2　肌皮神经的解剖

正中神经

外侧束

喙肱肌支
（C5,C6）

肱二头肌支
(C5,C6)

肱肌支
(C5,C6)

前臂外侧皮神经前支

前臂外侧皮神经后支

肱二头肌在肱肌和肱桡肌（受桡神经支配）的协助下屈曲肘部。在肘部屈曲时，肱二头肌也是前臂强有力的旋后肌。为了检查肱二头肌和肱肌，让患者抗阻力屈曲完全后旋的前臂。患者在前臂完全后旋的情况下进行这项检查时，肱桡肌（桡神经）的协同作用最小（图 4.3）。

肱肌也接受部分桡神经的支配（除主要受肌皮神经支配之外），但是这种支配在肌皮神经麻痹时通常不足以屈曲手臂。

肌皮神经发出分支支配肱二头肌和肱

肌后远端移行易名为前臂外侧皮神经。该感觉神经的支配分布区域，正如其名，包括前臂的外侧部分（图 4.4）。

单独的肌皮神经麻痹非常少见，但可以在肩外伤或脱臼时发生。这些患者表现为前臂前外侧表面麻木，并伴有肘关节屈曲无力。这些表现在临床上需要与肱二头肌肌腱断裂及 C6 神经根病变的表现相鉴别。肱二头肌肌腱断裂后，肱二头肌仍然可以收缩，可以感觉到其在手臂上滚动。C6 神经根病变不仅表现为

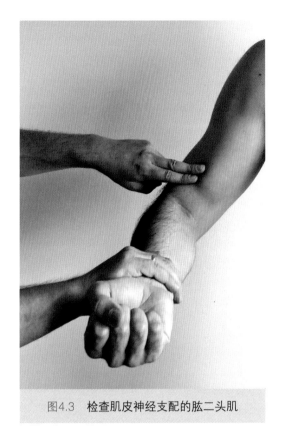

图4.3　检查肌皮神经支配的肱二头肌

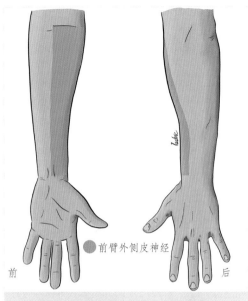

图4.4　前臂外侧皮神经支配分布区域

神经根疼痛，还可表现为包括肱桡肌和背阔肌在内的其他非肌皮神经支配的 C6 肌群无力。此外，C6 神经根病变通常还导致拇指和食指的麻木，而前臂外侧皮神经的感觉支配终止于腕部。肘前窝静脉穿刺时有可能出现前臂外侧皮神经的局灶性损伤。

4.3 正中神经

正中神经起源于臂丛的外侧束和内侧束，外侧束主要提供来自 C6 和 C7 的感觉轴突，而内侧束主要提供来自 C8 和 T1 的运动轴突（见图4.1）。

正中神经向手臂移行时，始终位于肱动脉的外侧和浅表位置。大约在上臂的中部，正中神经跨过肱动脉上方，在其经过前臂近端肱二头肌腱膜（纤维束）时，正中神经位于肱动脉的内侧。正中神经沿前臂中央向下移行至指浅屈肌和指深屈肌之间（图 4.5）。

正中神经在前臂下行 1/3~1/2 处发出一重要分支：骨间前神经（AIN）。发出后，AIN 向前臂深处走行，终止于前臂远端旋前方肌的深面。正中神经沿前臂继续下行，至手腕上方约 5 cm 处浅出。在进入手部之前，正中神经发出一根纯感觉分支——手掌皮肤支，走行于腕管表面并在大鱼际隆起处分叉。

正中神经穿过手腕中心的腕管。穿过腕管后，正中神经在它的桡侧发出一个分支：大鱼际运动支（或大鱼际运动返支）。而后，在手掌深部，正中神经分成 2 个部分：桡侧部分和尺侧部分。桡侧部分分为拇指的指总神经和食指桡

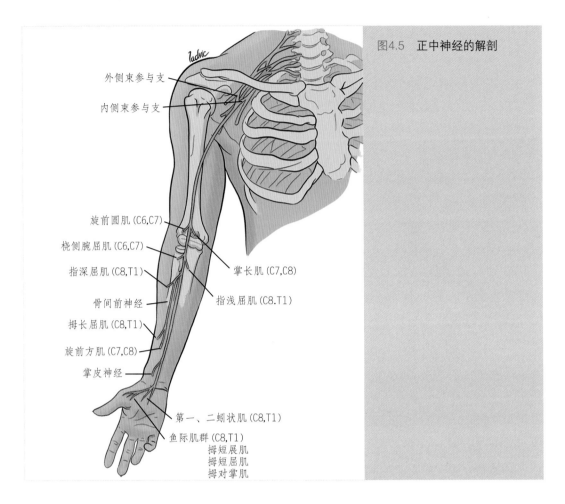

图4.5 正中神经的解剖

外侧束参与支
内侧束参与支
旋前圆肌(C6,C7)
桡侧腕屈肌(C6,C7)
指深屈肌(C8,T1)
骨间前神经
拇长屈肌(C8,T1)
旋前方肌(C7,C8)
掌皮神经
掌长肌(C7,C8)
指浅屈肌(C8,T1)
第一、二蚓状肌(C8,T1)
鱼际肌群(C8,T1)
拇短展肌
拇短屈肌
拇对掌肌

侧的固有神经。拇指的指总神经随后分成2支指固有神经。正中神经尺侧部分分为第二和第三指间隙的指总神经，而后亦分成指固有神经。

4.3.1 运动神经支配

正中神经不支配上臂的任何肌肉。但它支配前臂和手部的大量肌肉，这些肌肉可以控制前臂的旋前、手腕的屈曲、手指的屈曲（尤其是前三指）以及拇指的对掌和外展。为了方便记忆，这些肌肉可以分成4组：前臂近端肌群、骨间前肌群、鱼际运动肌群和末梢肌群。

前臂近端肌群

这组肌群由4块肌肉组成：旋前圆肌、桡侧腕屈肌、指浅屈肌和掌长肌。

旋前圆肌是前臂的主要旋前肌，是正中神经支配的第一块肌肉。正中神经在经过旋前圆肌两端前，于上臂最下部分发出分支支配旋前圆肌。检查这块肌肉时，患者肘部应伸展且前臂完全内旋。然后，患者在检查者的指导下抗阻力旋后(图4.6a)。

桡侧腕屈肌是腕关节最重要的屈肌。腕关节屈曲通过桡侧腕屈肌（正中神经）和尺侧腕屈肌（尺神经）的收缩来完成。桡侧腕屈肌功能的丧失会严重限制腕关节的屈曲，但并不影响尺侧的屈曲。可以通过让患者将手腕向前臂前侧弯曲来检查桡侧腕屈肌功能（图 4.6b）。在腕关节屈曲过程中，可在腕关节近端观察和触诊桡侧腕屈肌肌腱。

掌长肌可以使手掌皮肤起皱。这一肌肉不易检查其肌肉强度，实际中，大约 15% 的人群这一肌肉阙如。

指浅屈肌可以在近端指间关节处弯曲除拇指外的所有手指。在评估近端指间关节屈曲时，应分别检查每个手指。将检查者的手指放在被检查者的手指和其他手指之间，从而隔离出该手指的屈曲动作（图 4.6c）。这个位置可使被检查者的手指在掌指关节处轻度屈曲，并稳定其余手指于伸展位。这一位置可以区分出指浅屈肌。

骨间前肌群

骨间前神经支配 3 块前臂肌肉：指深屈肌（至第二和第三指）、拇长屈肌和旋前方肌。尽管骨间前神经发出感觉支支配远端桡尺关节、桡腕关节、腕骨间关节和腕掌关节，但它不发出皮肤支配神经。

正中神经和尺神经支配指深屈肌。正中神经控制第二指和部分第三指的远端指间关节屈曲；尺神经控制第三（部分）、第四和第五指的肌肉活动。第三指远端指间关节的屈曲依正中神经和尺神经支配的不同而具不同的优势。因此，要单独评估指深屈肌的正中神经支配，必须将注意力集中在食指上。要做到这一点，需保持掌指关节和近端指间关节不动，然后让患者抗阻力弯曲远端指骨（图 4.7a）。

拇长屈肌在指间关节处弯曲拇指远端指骨。通过将拇指固定（指间关节除外），让患者对抗阻力弯曲远端指骨以评估拇长屈肌（图 4.7b）。评估骨间前神经支配的指深屈肌和拇长屈肌功能的一个快速方法是让患者通过使拇指和食指指尖触碰完成"OK 征"（图 4.7d）。当这些肌肉无力时，拇指和食指的远端指骨不能弯曲；因此，以每个远端指骨的掌侧表面接触，代替指尖接触。

受骨间前神经支配的第三块肌肉是旋前方肌。这是一块明显弱于旋前圆肌的前臂旋前肌。事实上，当旋前圆肌较强时，旋前方肌的无力往往并不明显。然而，肘部完全屈曲前臂时可以消除旋前圆肌的力学优势；这时，保持于这个位置，同正常手臂对比，可以检查旋前方肌的无力（图 4.7c）。

鱼际运动肌群

正中神经的鱼际运动支支配 3 块肌肉：拇短展肌、拇短屈肌和拇对掌肌。

拇指外展有 2 种类型：掌面外展离开手掌平面（由拇短展肌完成）和向桡侧外展离开前臂轴线（由拇长展肌完成）。因此，即便拇短展肌完全麻痹，拇指仍可向桡侧外展。检查拇短展肌时，固定患者手掌，让其拇指对抗阻力离开掌平面运动（图 4.8a）。

拇短屈肌有深、浅两头。浅头由正中神经支配，深头由尺神经支配。该肌肉在掌指关节处弯曲拇指。检查拇短屈肌时，保持患者拇指指间关节固定，让其在掌指

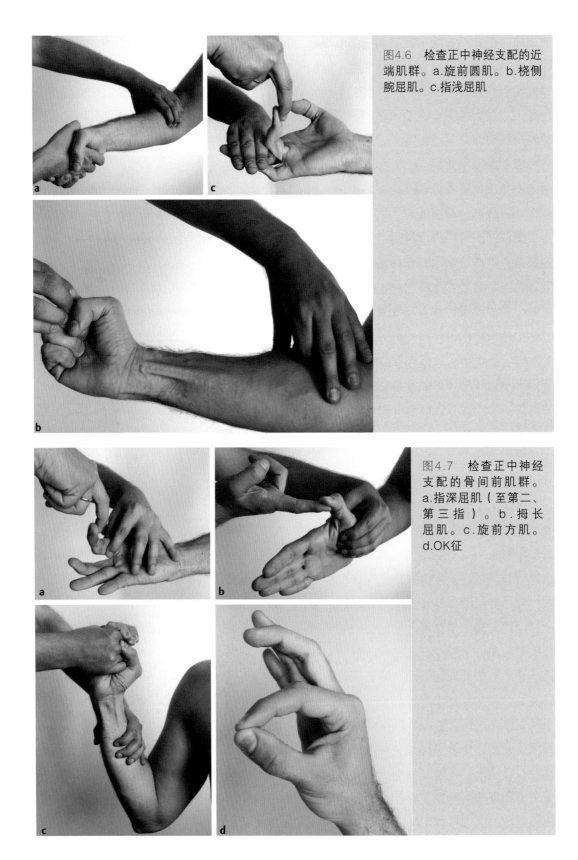

图4.6 检查正中神经支配的近端肌群。a.旋前圆肌。b.桡侧腕屈肌。c.指浅屈肌

图4.7 检查正中神经支配的骨间前肌群。a.指深屈肌（至第二、第三指）。b.拇长屈肌。c.旋前方肌。d.OK征

关节处弯曲（图4.8b）。注意确保弯曲时远端指间关节固定，否则有可能受到拇长屈肌的影响。同样，用另一只手固定第一掌骨，以减少拇对掌肌的影响。由于拇短屈肌受双神经支配，在正中神经麻痹时拇指仍可出现一定的屈曲。

检查拇对掌肌时，让患者用力保持拇指指尖和第五指指尖的接触，检查者尝试将患者第一掌骨从第五指上拉开（图4.8c）。尽管正中神经独立控制拇指对掌，当正中神经麻痹时，拇指内收（拇收肌，尺神经）和拇指屈曲（拇短屈肌深头，尺神经）的共同作用可模拟出拇指对掌。

研究拇指运动功能的关键是将其与正常手进行比较。因为即使正中神经功能完全丧失，拇指也可通过受桡神经和尺神经支配肌肉的真性活动或通过邻近肌肉的替代活动而部分活动。

末梢肌群

末梢肌群由第一和第二蚓状肌组成，分别由正中神经桡侧和尺侧终末支支配。检查第一蚓状肌时，保持患者食指掌指关节过伸状态，让患者抗阻力伸展手指近端指间关节（图4.9）。

4.3.2 感觉神经支配

正中神经收集手掌桡侧2/3和第一、第二、第三及第四指桡侧半掌侧皮肤的感觉信息（图4.10）。指尖背部的感觉也由正中神经传递，包括拇指远端指骨尺侧半的背侧。可通过检查大鱼际隆起上的感觉，来评估手掌皮肤支；通过检查第二指和第三指远端部分的感觉，评估穿过腕管的正

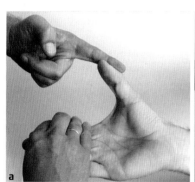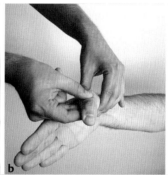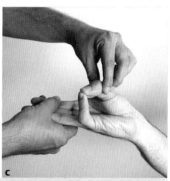

图4.8　检查正中神经支配的鱼际运动肌群。a.拇短展肌。b.拇短屈肌。c.拇对掌肌

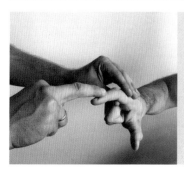

图4.9　检查正中神经支配的末梢肌群：第一蚓状肌和第二蚓状肌

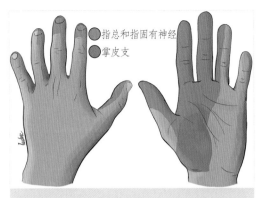

指总和指固有神经

掌皮支

图4.10 正中神经感觉支配分布图

中神经的感觉纤维分支。

4.3.3 Martin-Gruber 吻合和 Riche-Cannieu 吻合

在手部和前臂，尺神经与正中神经或其骨间前分支可能发生一些吻合。但可能存在很多变异，手部运动神经可通过 2 种潜在的吻合途径发生或小或大的变化：Martin-Gruber 吻合和 Riche-Cannieu 吻合。

在多达 15% 的肢体中，存在 Martin-Gruber 吻合，涉及正中神经支配的鱼际肌（拇对掌肌、拇短展肌和拇短屈肌）。在这一变异中，支配这 3 块肌肉的神经纤维沿骨间前分支下延，并移行至尺神经。在手掌内，这些纤维最终转回至大鱼际运动支，支配各自相应的肌肉。手掌中尺深分支和大鱼际运动支之间的远端交通称为 Riche-Cannieu 吻合。

因此，对于存在 Martin-Gruber 吻合的患者，发生手腕或前臂远端的低位正中神经损伤时，大鱼际运动功能有可能保留。同理，对于这些患者，手腕附近

尺神经的损伤可能导致比通常预期更严重的手部内在功能障碍。

重要的是要记住，当正中神经或尺神经损伤后出现明显异常的功能障碍模式时，应考虑到这些潜在的吻合。

4.3.4 临床表现

上臂

上臂正中神经的严重损伤影响该神经分布的所有区域，出现感觉的缺失和所有受支配肌肉功能的缺失。

旋前圆肌（由正中神经支配的第一块肌肉）的神经支配分支常在肘部以上发出。旋前功能的丧失提示肘部或肘部以上正中神经损伤。桡侧腕屈肌受累也提示肘部或肘部以上正中神经损伤。

在检查完全性正中神经麻痹时，须注意以下陷阱。肱桡肌（由桡神经支配）在重力作用帮助下，可以使前臂由全旋后状态变成旋前状态。接下来，可以观察到拇指通过拇短屈肌（其深肌头）和拇收肌（均由尺神经支配）的间接作用对掌活动。

前臂

旋前圆肌综合征和浅弓综合征

正中神经在通过旋前圆肌的两头之间时可能会被压迫或夹挤。唯一不受此综合征影响的正中神经支配的肌肉是旋前圆肌本身。这是由于支配这块肌肉的神经分支在正中神经通过它下方的近端发出。正中神经支配的手部感觉功能通常正常，而运动功能由于疼痛可能难以

查明。尽管如此，在弯曲第二和第三指时偶尔可发现它的无力。

指浅屈肌两个头之间的纤维弓也可能在正中神经经过其下方时压迫正中神经。这个纤维弓称为浅弓。除了强力弯曲第二至第五指近端指间关节（由指浅屈肌收缩完成）可诱发加重症状外，这个卡压的临床表现与旋前圆肌综合征非常相似。

骨间前神经麻痹

单纯的骨间前神经麻痹可继发于创伤、骨折、Parsonage-Turner 综合征、异常的肌肉和（或）肌腱或者无任何已知原因。患者通常主诉用拇、食指夹持东西时无力或笨拙，通常不伴疼痛，因为这根神经没有皮肤感觉支，所以无麻木感发生。指深屈肌（累及第二和第三指）、拇长屈肌和旋前方肌无力，这将导致患者无法用伤手进行夹持动作（患者"OK"征阳性）。前臂旋前无力也经常出现，但由于旋前圆肌仍有功能，因此很难证实。为了证实单纯的骨间前神经麻痹，所有由正中神经支配的其他肌肉，以及感觉功能，都必须正常。变异和不完全的综合征非常常见。因此，许多其他的病因也可混淆这种情况。

骨间前神经综合征是一种单纯的运动神经麻痹。无法进行夹持动作可警醒医生这一诊断，因为这几乎是特征性的疾病表现。

手腕：腕管综合征

腕部正中神经损伤时，由于感觉通过掌皮支传递，而掌皮支并不穿过腕管（见图 4.5），故大鱼际隆起上的客观感觉检查正常。然而，鱼际肌群（拇短展肌、拇短屈肌和拇对掌肌）将受到影响。极少数情况下，鱼际运动支也选择性地受到影响。

4.4 尺神经

如前所述，内侧束和外侧束向其末端分支移行时形成"M"形结构，位于腋动脉的前方。字母"M"的外侧腿为肌皮神经，内侧腿为尺神经。尺神经是臂丛内侧束的延伸（见图 4.1）。

在到达前臂前，尺神经不向任何肌肉发出分支（图 4.11）。在肘关节下方，其第一个分支到达尺侧腕屈肌。然后，尺神经深入尺侧腕屈肌的近端两头，在那里它发出一根主要分支到指深屈肌（指深屈肌的尺侧部分）。在前臂的下半部分，尺神经发出 2 根感觉支——尺背侧皮神经和尺掌皮神经，它们在手腕皱褶近端 5~10 cm 处发出。在某些情况下，背尺皮神经可能从桡浅感觉神经发出。

尺神经通过 Guyon 管进入手部。在 Guyon 管的远端，尺神经分为深运动支和浅感觉支。尺神经深运动支发出一小分支支配小鱼际肌。深（运动）支支配尺神经支配的所有手部肌肉。浅支分裂成至第四和第五指的指神经。

这一混合神经支配前臂和手部的肌肉，并提供第四和第五指，以及手部掌面（尺侧）和背侧（尺侧）的感觉。

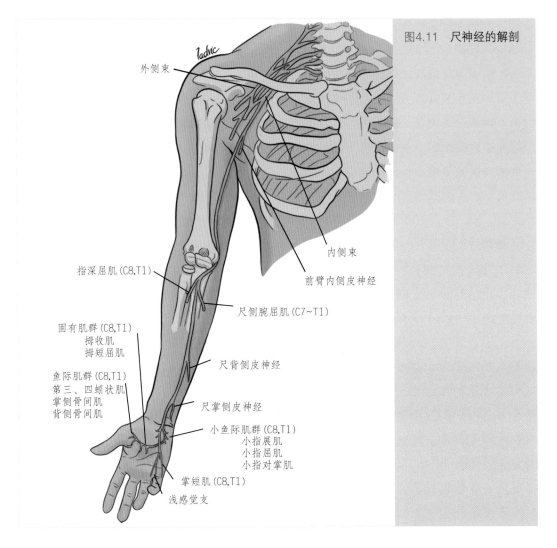

图4.11 尺神经的解剖

外侧束

内侧束

前臂内侧皮神经

指深屈肌(C8,T1)

尺侧腕屈肌(C7~T1)

固有肌群(C8,T1)
拇收肌
拇短屈肌

尺背侧皮神经

鱼际肌群(C8,T1)
第三、四蚓状肌
掌侧骨间肌
背侧骨间肌

尺掌侧皮神经

小鱼际肌群(C8,T1)
小指展肌
小指屈肌
小指对掌肌

掌短肌(C8,T1)

浅感觉支

4.4.1 运动神经支配

尺神经不支配上臂的肌肉。尺神经支配的肌肉可分为：前臂肌群（尺侧腕屈肌、指深屈肌），小鱼际肌群（掌短肌、小指展肌、小指屈肌、小指对掌肌），掌内肌群（第三和第四蚓状肌、掌侧和背侧骨间肌）和大鱼际肌群（拇收肌、拇短屈肌）

前臂肌群

尺侧腕屈肌的检查可分为2步。第一步，当患者外展第五指时，在腕关节近端观察并触诊尺侧腕屈肌肌腱。尺侧腕屈肌的收缩可稳定豌豆骨，因此小指展肌可以外展第五指（图4.12a）。然后，让患者在对抗尺侧阻力下弯曲手腕，这是该肌肉的主要动作（图4.12b）。

第四和第五指的指深屈肌（FDP）的检查同正中神经支配半的检查，重点在第五指。固定近端指间关节，患者同时弯曲远端指间关节（图4.12c）。虽然正中神经的骨间前支偶尔可控制环指远端指间关节的屈曲，尺神经却始终控制第五指的这一运动。

小鱼际肌群

掌短肌覆盖于 Guyon 管的上方。当它收缩时，可使小鱼际皮肤皱起。为了检查这块肌肉，让患者用力外展第五指并"收缩"小鱼际隆起，应出现皮肤皱起（皱纹）（图 4.13a）。

小指展肌的检查方法是让患者抗阻力外展其第五指（图 4.13b）。

固定第五指的指间关节，让患者抗阻力弯曲掌指关节，以评估小指屈肌（图 4.13c）。我们不能完全分离出这块肌肉的功能，因为第五指掌指关节的弯曲也可以由第四蚓状肌和骨间肌完成。

小指对掌肌的检查方法是，患者将拇指和第五指远端指垫捏合在一起，检查者尝试将患者的第五掌骨远端拉离拇指（图 4.13d）。

掌内肌群

掌内肌群可分为 3 组：蚓状肌、掌侧骨间肌和背侧骨间肌。蚓状肌协助弯曲掌指关节，当掌指关节被固定在过伸位时，蚓状肌协助伸展近端指间关节。背侧骨间肌外展或伸展手指。反之，掌侧骨间肌则内收或合拢手指。

尺神经深支支配第三和第四蚓状肌（至第四和第五指），以及所有的掌侧和背侧骨间肌。

为了检查第三和第四蚓状肌，将这 2 个手指的掌指关节固定于过伸位，然后检查近端指间关节的抗阻力伸展（图 4.14a）。

检查掌侧骨间肌和背侧骨间肌的简单方法是，抗阻力下外展食指（第一背侧骨间肌）（图 4.14b）和内收食指（第二掌侧骨间肌）（图 4.14c）。

大鱼际肌群

尺神经支配大鱼际隆起内的 2 块肌肉：拇收肌和拇短屈肌深头。

拇收肌的检查方法是，让患者笔直地内收拇指，检测者尝试将患者的拇指与手掌外侧缘分开（图 4.15a）。

拇短屈肌深头受尺神经支配。然而，如前所述，其浅头受正中神经支配。由于它具有双重神经支配，这块肌肉的检查意义有限。然而，在尺神经受损时，同另一正常手相比，可出现一定程度的无力。为了检查这块肌肉，让患者弯曲拇指的掌指关节，同时应保持指间关节于伸展位，以尽量减少拇长屈肌的代偿作用（图 4.15b）。

4.4.2 感觉神经支配

尺神经有 3 个感觉分支，共同为手的内侧 1/3 提供感觉神经支配（图 4.16）。

尺背侧皮神经支配手背内侧 1/3。同时还支配第五指及第四指内侧半的背部。但是，其指甲下方和周围的皮肤由尺神经分出的浅感觉支支配。尺背侧皮神经的感觉检查应在手内侧 1/3 的背面进行。

尺掌侧皮神经支配整个手掌内侧 1/3 的感觉。然而，由于感觉区域存在变异，检测该神经功能的最佳区域是小鱼际隆起。

尺神经的浅感觉支支配第五指和第四指内侧半的掌侧面浅表感觉，以及远端指骨（指甲）背面的感觉。指神经将手指感

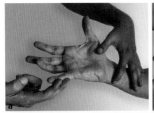
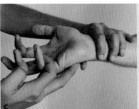
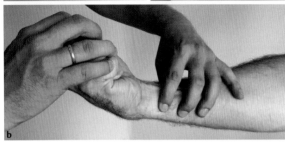

图4.12 检查尺神经支配的前臂肌群。a,b.尺侧腕屈肌。c.指深屈肌

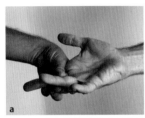
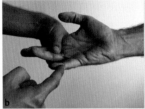
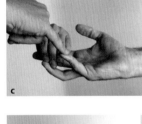
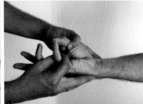

图4.13 检查尺神经支配的小鱼际肌群。a.掌短肌。b.小指展肌。c.小指屈肌。d.小指对掌肌

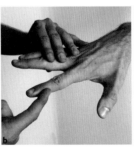
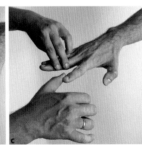

图4.14 检查尺神经支配的掌内肌群。a.第三和第四蚓状肌。b.第一背侧骨间肌。c.第二掌侧骨间肌

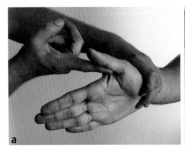
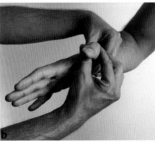

图4.15 检查尺神经支配的鱼际肌群。a.拇收肌。b.拇短屈肌

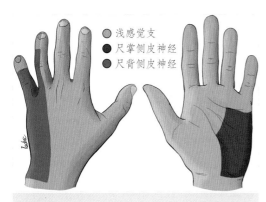

浅感觉支
尺掌侧皮神经
尺背侧皮神经

图4.16　尺神经感觉神经支配区域

觉传递到浅感觉支。检查该神经感觉功能的最佳区域是第五指的掌面。

4.4.3 临床表现

上臂

上臂尺神经的损伤可导致尺神经完全麻痹。这包括小鱼际隆起(掌尺皮神经支)、第五指和第四指一半的掌侧表面(浅感觉支)以及手背内侧 1/3 和手指感觉的丧失。若感觉丧失区扩展至手腕褶皱近端 2 cm 以上，则应考虑前臂内侧皮神经受累，进而考虑臂丛内侧束受累(见图4.1)。

腕关节将不能在尺侧方向弯曲。指深屈肌(FDP)无力后，第四指尤其是第五指的远端指骨将不能弯曲，可出现明显的手内肌无力，残留的功能由受正中神经支配的大鱼际肌提供。背侧和掌侧骨间肌麻痹会导致手指分别失去外展和内收的功能，但由于指长屈、伸肌群的代偿作用，手指仍可完成一定的外展或内收。所谓的爪形手就是尺神经麻痹的特征性表现。

肘部

肘管综合征是仅次于腕管综合征的第二常见的神经卡压综合征。尺神经卡压最常见于髁后沟内。尽管支配尺侧腕屈肌的尺神经分支都起源于尺神经髁后沟远端，但肘管综合征中该肌肉无力的情况非常罕见。可能是由于肘部尺神经的感觉和内部手掌肌肉运动纤维较浅，更易受伤。若出现或早期就发生尺侧腕屈肌无力，应考虑髁后沟近端的病变。在肘部与卡压无关的其他损伤中，尺侧腕屈肌常常受到影响，其临床表现与受伤部位位于上臂时的表现相同。

前臂

发生在肘关节远端、腕关节近端的前臂损伤，指深屈肌(FDP)和尺侧腕屈肌的功能正常。根据损伤在尺神经走行区域的具体位置，手的感觉或多或少会受到影响，譬如，取决于背侧和掌侧皮神经起源于损伤位置的近端或远端。

尺神经病变定位最有价值的线索是尺神经感觉支的起始部位。手掌及手背的感觉丧失意味着病变位于 Guyon 管近端(见图 4.11)。在 Guyon 管的远端，尺神经分为浅支和深支。浅(感觉)支支配小鱼际隆起，及整个第五(小)指和第四(环)指尺侧半的感觉。

腕部

腕部尺神经病变一般不影响尺侧腕屈肌和指深屈肌(FDP)的功能，同样也不影响手掌和手背的感觉。

尺神经腕部（Guyon 管）的压迫十分罕见。由于压迫可发生在 3 个不同区域，临床表现也表现出 3 种变化（纯运动、纯感觉或混合性）。

- 区域 1：尺神经在 Guyon 管内分裂前受到压迫，会出现第五指和第四指内侧半的掌侧表面，及甲床（浅感觉支）的感觉缺失。由于尺掌侧皮神经不受影响，小鱼际隆起的感觉功能通常正常。患者可能合并手内部肌无力，包括爪状手、Wartenberg 征和 Froment paper 征。

- 区域 2：当仅压迫深部运动支时，不会有明显的皮肤感觉缺失，但是运动功能的缺失症状与区域 1 病变的表现相似。为证实浅感觉支正常，可对掌短肌的收缩进行检查。浅感觉支支配这块肌肉，因此如果这块肌肉可以收缩，即可知浅感觉支至少部分功能正常。

- 区域 3：当仅压迫浅感觉支时，第五指掌表面是检查感觉缺失的最佳区域。运动功能通常正常。

需要注意的是，在一些存在 Martin-Gruber 吻合或 Riche-Cannieu 吻合的患者，手部内在肌肉功能可能正常。

4.5 桡神经

在胸背神经和腋神经分支起源的远端，臂丛的后束移行成为桡神经（见图 4.1）。

臂部桡神经绕肱骨走行，穿过外侧肌间隔。在臂外侧，它位于肱肌和肱桡肌之

间，并在肱桡肌、桡侧腕长伸肌和桡侧腕短伸肌的覆盖下进入肘窝，它们依次在神经上方形成弓形组织。这个肌肉弓被称为桡管。

在肘关节远端，桡神经分叉成为骨间后神经和桡浅感觉神经（图 4.17）。这一分叉的位置是可变的。桡神经在肘关节近端 2~3 cm 处为肱桡肌和桡侧腕长伸肌提供运动神经支配。进入桡侧腕短伸肌的分支来源于桡神经分叉部附近。

旋后肌的浅头形成一个口袋，骨间后神经（PIN）下行进入。这个口袋的边缘可能为纤维结缔组织，被称为 Fröhse 弓。桡浅感觉神经在旋后肌两头浅面走行。

骨间后神经（PIN）是纯运动神经。它进入 Fröhse 弓深面的旋后肌口袋。一旦到达旋后肌两头之间，骨间后神经向侧方走行，进入前臂的伸肌室。在前臂伸肌室旋后肌两头间出现后，骨间后神经发出大量分支，通常被称为前臂的马尾，并依次走行在拇长展肌、拇长伸肌和拇短伸肌之上（这 3 块肌肉均由桡神经支配）。

浅感觉支在肱桡肌下继续走行，下行至前臂 2/3 处。在前臂的下 1/3，它变得表浅并向手的背外侧发出分支。

4.5.1 运动神经支配

桡神经支配 4 组肌群：三头肌肌群（三头肌，3 个头），外上髁肌群（肱桡肌、桡侧腕长伸肌和桡侧腕短伸肌、旋后肌），骨间后神经浅肌群（尺侧腕伸肌、指总伸肌、小指伸肌），骨间后

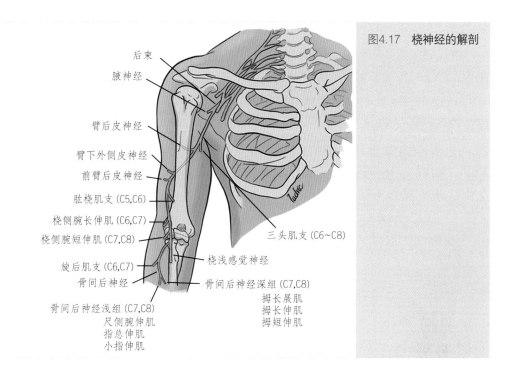

图4.17 桡神经的解剖

后束
腋神经
臂后皮神经
臂下外侧皮神经
前臂后皮神经
肱桡肌支（C5,C6）
桡侧腕长伸肌（C6,C7）
桡侧腕短伸肌（C7,C8）
旋后肌支（C6,C7）
骨间后神经
骨间后神经浅组（C7,C8）
尺侧腕伸肌
指总伸肌
小指伸肌
三头肌支（C6~C8）
桡浅感觉神经
骨间后神经深组（C7,C8）
拇长展肌
拇长伸肌
拇短伸肌

神经深肌群（拇长展肌、拇长伸肌、拇短伸肌、食指伸肌）。

三头肌肌群

三头肌有 3 个头（长头、内侧头和外侧头），它们共同作用伸展前臂。检查三头肌时，肘部处于半伸位，患者做抗阻力伸直肘部动作（图 4.18）。

外上髁肌群

肱桡肌的分支起源于外上髁近端。为了检查这块肌肉，使患者前臂处于旋前和旋后中间位置，让患者抗阻力弯曲肘部（图 4.19a）。随着肌肉的收缩，肱桡肌变得明显突出，可以同时观察并触诊到。

常同时检查桡侧腕长伸肌和桡侧腕短伸肌的功能，方法是检查者固定患者前臂远端，让患者抗阻力伸和外展手腕（图 4.19b）。前臂旋前时，可以在肱桡肌的外侧看到这些肌肉。到达桡侧腕长伸肌的大多数分支起源于外上髁上方的桡神经，而到达桡侧腕短伸肌的分支通常起源于外上髁下方的桡神经。

在前臂近端，骨间后神经（PIN）在通过 Fröhse 弓下方前支配旋后肌。旋后肌使前臂旋后。虽然肱二头肌也是一个强有力的前臂后旋肌，但它在肘部伸展时处于机械上的弱势位置。因此，为了分离出旋后功能，应在肘部伸展时对它进行检查（图 4.19c）。

骨间后神经浅肌群

在经过旋后肌进入伸肌室后，骨间后神经（PIN）通常以一个共同的分支支配伸肌浅肌群。这一肌群包括尺侧腕伸肌、指总伸肌和小指伸肌。

通过固定患者前臂远端，让患者向尺侧方向伸展并内收手腕来检查尺侧腕伸肌（图 4.20a），可以在腕部观察并触诊到该肌肉的肌腱。

指总伸肌在掌指关节处伸展第二至第五指。要评估这块肌肉，可以在近端指间关节的近端处施加阻力，让患者伸展每根

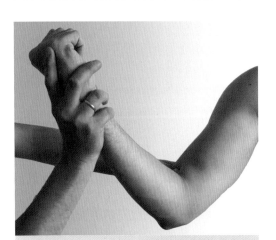

图4.18 检查桡神经支配的三头肌

手指（图 4.20b）。不允许患者同时弯曲手腕，因为这将使手指继发于肌腱固定效应而伸展。第二指和第五指有辅助的伸肌：食指伸肌和小指伸肌。

小指伸肌与指总伸肌有相似的作用方式，但仅限于第五指（图 4.20c）。该手指通常较弱，应该与正常手的手指进行比较。

骨间后神经深肌群

深肌群通常由骨间后神经（PIN）的2 个独立分支支配。该组肌群包括作用于拇指和食指的肌肉：拇长展肌、拇长伸肌、拇短伸肌和食指伸肌。它们是最末端的桡神经支配的肌肉。

拇长展肌向桡侧外展拇指（记住拇短展肌负责拇指的掌外展）。为了检查拇长展肌，患者应在掌平面内展开拇指，使其离开食指（图 4.21a）。

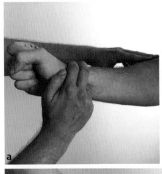
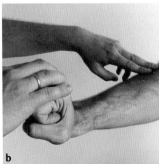

图4.19 检查桡神经支配的外上髁肌群。a.肱桡肌。b.桡侧腕长伸肌和桡侧腕短伸肌。c.旋后肌

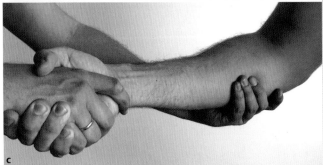

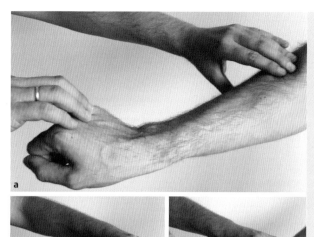

图4.20 检查桡神经支配的骨间后神经浅肌群。a.尺侧腕伸肌。b.指总伸肌。c.小指伸肌

拇指伸展检查时可以使手握拳,将尺侧面放在平面上(如桌子或患者的大腿)。拇指主动外展,远离其他手指。拇长伸肌伸展指间关节(图4.21b),而拇短伸肌伸展掌指关节(图4.21c)。

食指伸肌仅作用于食指,可以像前面描述的指总伸肌检查一样来检查该肌肉。

在极少数情况下,骨间后神经(PIN)可以与尺神经深部运动支交通,并支配第一背侧骨间肌。这种异常的交通被称为Froment-Rauber神经。

4.5.2 感觉神经支配

涉及桡神经感觉分支功能的缺失可以帮助定位损伤的水平(图4.22)。

臂后皮神经

臂后皮神经是桡神经的第一个感觉分支。它起源于腋窝。这一区域的感觉缺失表明桡神经的病变在螺旋沟近端。

臂下外侧皮神经

臂下外侧皮神经起源于螺旋沟内的桡神经。该分支的感觉区域包括三角肌下方的手臂下外侧区域。该区域的感觉丧失同时后臂感觉保留(通过臂后皮神经到手臂),提示桡神经的损伤可能位于螺旋沟内。

前臂后皮神经

前臂后皮神经起源于臂—腋窝角,在臂下外侧皮神经起源的近端。前臂后皮神经和桡神经一道在螺旋沟内向下走行,在外侧肌间隔附近同臂下外侧皮神经一起穿过臂筋膜。然后向外上髁后方和鹰嘴外侧走行。它的感觉区包括前臂的背外侧。

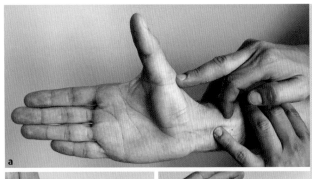

图4.21 检查桡神经支配骨间后神经深肌群。a.拇长展肌。b.拇长伸肌。c.拇短伸肌

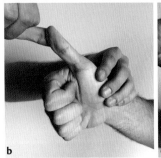

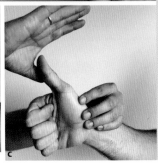

图4.22 桡神经感觉神经支配

桡浅感觉神经

桡浅感觉神经为手的背外侧半，第二指、第三指、第四指外侧半的近端 2/3 提供感觉。拇指较外侧的部分也是该神经的敏感区域。目前尚不清楚哪个区域是检测该神经病变最特异的区域，已经建议的区域包括解剖鼻烟壶、第一掌背间隙和第二掌骨下半部分区域（图 4.23）。然而，桡浅感觉神经、尺背侧皮神经和前臂外侧皮神经的感觉区域常存在变异和重叠。

4.5.3 临床表现

上臂

肱三头肌麻痹在手臂的桡神经损伤中很罕见，因为到这些肌肉的分支起源于腋窝的高处。当出现腋窝高位桡神经麻痹时，可同时导致肱三头肌无力和后臂感觉丧失

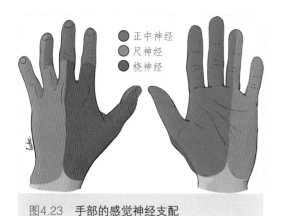

图4.23 手部的感觉神经支配

正中神经
尺神经
桡神经

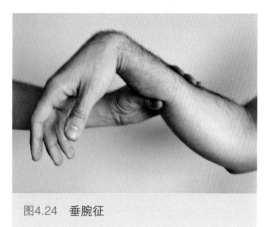

图4.24 垂腕征

（臂后皮神经损伤），这2个功能缺失可将该位置损伤区别于更常见的螺旋沟桡神经损伤。

通过确认正常的三角肌和背阔肌强度（分别由后束的腋支和胸背支支配），可以将腋窝近端桡神经的损伤区别于累及后束的损伤。C7神经根麻痹可很容易地与后束或桡神经损伤区别，因为其通常合并第三指掌侧和背侧面麻木。此外，正中神经支配的C7肌肉（如旋前圆肌和桡长腕屈肌）也将会无力。

因此，腋窝桡神经损伤的特征是肱三头肌无力，而自螺旋沟到肱骨远端及肘部桡神经的损伤通常不伴肱三头肌无力，但会导致包括肱桡肌在内的其他肌肉无力。

由于肱桡肌麻痹，肘关节的屈曲相对于正常侧略弱。桡侧腕伸肌（长肌和短肌）和尺侧腕伸肌的无力会导致腕下垂。手指不能在掌指关节处伸展。旋后功能亦减弱，仅残留由肱二头肌完成的旋后功能。腕部和手部显得软弱无力，手指半曲，拇指掌骨位于手掌的腹侧（图4.24）。

感觉丧失可以区分肱骨远端损伤和螺旋沟内损伤。由于臂下外侧皮神经和前臂后皮神经的相关损伤，螺旋沟桡神经损伤常伴有臂下外侧和前臂后部的感觉缺失。

前臂

前臂桡神经损伤的特点是肱桡肌肌力正常。

在前臂近端，桡神经分裂为桡浅感觉神经和骨间后神经（PIN）。

骨间后神经（PIN）的损伤引起单纯的运动神经病变。由于该神经不含有皮肤感觉纤维，故感觉通常正常。骨间后神经麻痹有2个特征：手腕尺侧方向伸展无力（手腕桡侧伸展仍然正常，由桡神经近端支配的桡侧腕长伸肌和桡侧腕短伸肌介导）和掌指关节处手指伸展无力。值得注意的是，这些患者不会出现腕下垂，因为桡侧腕伸肌不受影响。

如果损伤发生在Fröhse弓近端的位置，骨间后神经（PIN）麻痹会导致旋后肌和桡侧腕短伸肌无力。因此，旋后肌无力在旋后肌综合征中并不明显，因为到这条肌肉的大部分分支起源于骨间后神经穿过 Fröhse 弓的近端。

综上所述，单纯的骨间后神经（PIN）麻痹可通过记录正常的肱桡肌和桡浅感觉神经功能确诊。

前臂桡浅感觉神经的单纯损伤亦可发生，可导致相关区域的感觉减退或麻木，但无运动功能障碍。

扩展阅读

Birch R. Surgical Disorders of the Peripheral Nerves. 2nd ed. London:Springer-Verlag; 2011

Midha R, Zager EL. Surgery of Peripheral Nerves: A Case-Based Approach.New York, NY: Thieme Medical Publishers, Inc.; 2008

Russell SM. Examination of Peripheral NerveInjuries. An Anatomical Approach. 2nd ed. New York, NY: Thieme Medical Publishers Inc.; 2015

Slutsky DJ, Hentz VR. Peripheral Nerve Surgery: Practical Applications in theUpper Arm. London: Churchill Livingstone, Elsevier Inc.; 2006

5 外伤性下肢周围神经损伤的临床表现

作者　Yuval Shapira，Shimon Rochkind
译者　才智　赵恺

摘要

外伤性下肢周围神经损伤的诊疗基础是全面掌握神经解剖学知识以及完善的临床检查。评估下肢周围神经损伤时应注意鉴别诊断。当受损的神经无法自主修复，有多种治疗方式可选时，治疗方式的选择主要取决于诊断及神经损伤的程度、目前神经功能的状态、合并的神经疼、损伤时间及其他影响预后的因素。

5.1 简介

对于下肢周围神经病变的评估，首先要排除腰椎神经根病变和非结构性神经病变[1~7]。通常来说，股神经病变应与L2~L4神经根病变相鉴别，腓总神经病变与L5神经根病变相鉴别，而胫神经病变则要与S1神经根病变相鉴别，同时还应考虑如腰骶丛神经炎（肌萎缩性神经痛）、糖尿病性周围神经病变、肿瘤放疗后神经病变等其他病变。该病的诊断与治疗基于临床病史和体格检查、影像学检查以及电生理检查结果。患者神经的损伤程度、到达损伤的距离、损伤时间长短都是影响预后的重要因素。

在此，我们简要介绍相关的神经解剖学和临床诊疗方法，以利于下肢周围神经病变患者的手术治疗。

5.2 腰骶神经丛

下肢的所有运动和感觉神经支配源于腰神经根和骶神经根一起形成腰骶神经丛。腰骶丛和相关神经的解剖结构如图5.1、表5.1和表5.2所示。

腰丛来源于脊神经根T12~L4的腹侧支，深入腰大肌，并穿过肌肉边缘横向延伸。腰丛主要包括髂腹下神经、髂腹股沟神经、生殖股神经、股外侧皮神经、股神经和闭孔神经。L4神经的前支连接L5神经前支组成骶丛的腰骶干。骶丛包括L4~S3脊神经根，走行于骨盆深处。L4~S3的前支连接形成胫神经，而L4~S2的后支连接形成腓总神经。胫神经和腓总神经走行于同一个神经鞘中形成坐骨神经，并与股后皮神经、臀下神经和阴部神经一同通过梨状肌下方的坐骨大孔离开骨盆。在少数情况下，坐骨神经走行于梨状肌上方。

在发生高能量创伤（例如机动车事故或高位跌倒）、枪伤或脊柱骨科外科手术并发症，可能会发生腰骶丛损伤[3]。

5.3 坐骨神经、胫神经和腓总神经

5.3.1 解剖学

坐骨神经是腰骶丛的主要神经，起源于L4~S3神经根，由腰丛和骶丛组成。

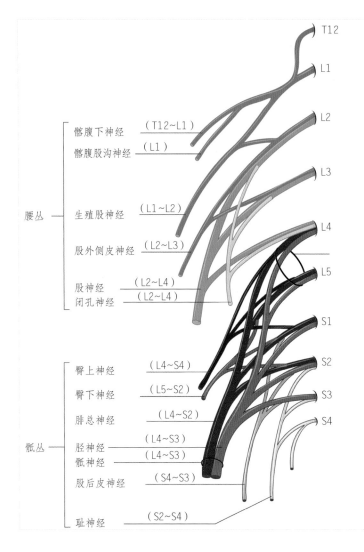

图5.1 腰骶丛及其脊神经根的主要结构，注意腰丛及骶丛穿过腰骶干时的联系

髂腹下神经 （T12~L1）
髂腹股沟神经 （L1）

腰丛

生殖股神经 （L1~L2）

股外侧皮神经 （L2~L3）

股神经 （L2~L4）
闭孔神经 （L2~L4）

臀上神经 （L4~S4）

臀下神经 （L5~S2）

腓总神经 （L4~S2）

骶丛

胫神经 （L4~S3）
骶神经 （L4~S3）

股后皮神经 （S4~S3）

耻神经 （S2~S4）

T12
L1
L2
L3
L4
L5
S1
S2
S3
S4

坐骨神经与股后皮神经沿坐骨切迹在臀大肌深处和梨状肌下方共同通过坐骨大孔出盆。坐骨神经沿大腿后部延伸为2支：胫神经（内侧）和腓总神经（外侧），二者走行于同一个神经鞘中，直至腘窝上方处分开。胫神经起源于L4~S3前支的腹侧支，腓总神经则由L4~S2前支背侧支组成。胫神经沿坐骨神经的内侧方向延伸，腓总神经沿外侧方向延伸。它们所支配的肌肉如表5.2所述。

5.3.2 神经损伤

开放性损伤

被尖锐物体刺伤常导致贯通伤，绝大多数会造成部分或完全性神经损伤，导致坐骨神经及其分支的部分或完全功能丧失。神经可因枪击直接受损，即便未被直击，高速弹片穿过肢体会产生巨大的破坏力，引起大范围神经牵拉而导致神经受损。因此对于神经组织而言，弹片损伤比枪击伤更具破坏性[8]。

表 5.1 **腰丛神经**

神经根	支配肌肉	感觉分支
髂腹下神经（T12~L1）	腹横肌	前皮支 外侧皮支
髂腹股沟神经（L1）	腹内斜肌	阴囊前神经 / 阴唇前神经
生殖股神经（L1~L2）	提睾肌	股支 生殖支
股外侧皮神经（L2~L3）	-	股外侧皮神经
股神经（L2~L4）	髂腰肌 耻骨肌 缝匠肌 股四头肌	前皮支 隐神经
闭孔神经（L2~L4）	闭孔外肌 长收肌 股薄肌	前支
副闭孔神经（30%）	耻骨肌	-

表 5.2 **骶丛神经**

神经根	支配肌肉	感觉分支
臀上神经（L4~S1）	臀中肌 臀小肌 阔筋膜张肌	-
臀下神经（L5~S2）	臀大肌	-
腓总神经（L4~S2）	股二头肌（短头） 胫骨前肌（腓深神经） 踇短屈肌和趾短屈肌 踇长屈肌和趾长屈肌 腓骨长肌 腓骨短肌	腓肠外侧皮神经 足背外侧皮神经（腓深神经） 足背内侧皮神经（腓浅神经）
胫神经（L4~S3）	半腱肌 半膜肌 股二头肌（长头） 大收肌 腓肠肌 腘肌 比目鱼肌 跖肌 胫骨后肌 趾长屈肌和趾短屈肌	腓肠内侧皮神经 跟骨神经 足底外侧皮神经 足底内侧皮神经

表 5.2 （续）			
胫神经（L4~S3）	踇展肌 踇长屈肌和踇短屈肌 蚓状肌 跖方肌 踇收肌 骨间肌 小趾展肌 小趾屈肌		
股后皮神经（S1~S3）	-		臀下皮神经 阴部神经

闭合性损伤

通常，闭合性损伤是由于牵拉或压迫导致的损伤。在轻度受损的情况下，即神经在受到一级或二级损伤时，会自我修复。然而，神经受到三级甚至四级暴力损伤时，神经受损长度较长，严重者可能发生断裂。其他严重闭合性损伤导致腓总神经在邻近腓骨头或颈骨面处受到长时间压迫，这导致神经发生不可逆的纤维化损伤，而这种纤维化阻碍了神经的自我修复，一旦发生神经纤维化，大多预后不佳。

牵拉伤

最严重的神经损伤是由于牵拉引起的，主要发生在肢体严重受伤时神经发生剧烈牵拉移位。

分娩伤

分娩伤是指在分娩过程中创伤引起的母婴的神经损伤。在难产使用产钳时可能会伤及产妇的腰骶干。在分娩期间无意中长时间压迫膝关节侧面可能导致腓总神经的压迫损伤。为协助产妇分娩强力宫内操作致使肢体被迫牵拉所致坐骨神经和腓总神经的牵拉伤也比较常见。

5.3.3 神经损伤的常见部位和类型

骨盆：骶丛神经压迫和牵拉伤

骶髂关节以及骨盆后侧壁、后外侧壁的骨折常导致坐骨神经严重损伤，这种损伤会导致腰骶干和坐骨神经中的 1 支或全部受到牵拉和（或）压迫性损伤。

臀肌区

臀大肌是肌内注射的常用部位，而坐骨神经部分走行于臀大肌深部，因此存在一定的损伤风险。此外，坐骨神经走行靠近髋关节，因此关节损伤也可能会损伤坐骨神经。

注射伤

注射伤是指在坐骨神经或其周围注射硬化剂和毒性剂引起的损伤。注射用针、注射用药、注射后血肿产生的压力或外用材料所致的迟发性瘢痕均可损伤神经。因臀内注射而导致坐骨神经损伤在早产儿、儿童和成人中均有报道。尽管注射期及注射后的疼痛可能局限于坐骨神经区域，但这是一个既严重又普遍的问题。在腓总神经分布的区域中，伴有足下垂和沿大腿外侧及足背的不同程度的感觉丧失是最常见的症状。当受到更严重的损伤时，膝关节以下的所有动作都会受到严重影响甚至无法运动。

髋关节损伤

髋臼骨折和（或）股骨头向后脱位可能导致坐骨神经损伤，在试图治疗脱位时、手术治疗髋关节和股骨损伤时都可能发生坐骨神经损伤。

腘窝和膝关节

作为坐骨神经的2个末端分支，胫神经走行更深，同时能更好地被腘窝保护。腓总神经与膝关节关系密切。在该位置，腓总神经可能在关节的创伤性脱位中被拉伸、撕扯或断裂。

腓骨头和腓骨颈

腓总神经与上胫腓关节、腓骨头及腓骨颈位置密切相关。可导致神经受损的情况比较多。
- 腓骨颈骨折。
- 膝关节外侧撞击。
- 腓骨上端表面撕裂。
- 胫腓关节后脱位。
- 腓骨头附近被迫成角导致被拉伸的神经受损。

- 采用过紧的石膏、腿部支具及绷带所产生的压力。

5.3.4 腓总神经损伤的症状和体征

腓总神经受损的症状和体征如下所述。
- 大腿外侧、足背部感觉异常和疼痛，腓浅神经和腓深神经支配的皮肤感觉减退。
- 腓总神经受损，大腿外侧、足背部皮肤感觉缺失。
- 腓骨颈部轻到重度压迫感。
- 腓骨肌和胫骨前肌逐渐无力，可能会导致足下垂。

运动障碍
- 足外翻：当足对抗外翻阻力时，可以看到并感受到腓骨肌收缩。
- 足背屈：胫骨前肌无力致使无法抵抗重力足背屈。
- 趾外展：在腓总神经损伤时可观察到假性趾外展。

5.3.5 胫神经损伤的症状和体征
- 腓肠肌和比目鱼肌无力导致足不能跖屈。测试患者足部能否在无重力下抗阻力跖屈。
- 跖屈时足部转动，这一动作是由胫骨后肌控制的。
- 脚趾弯曲：在胫神经完全损伤的情况下，脚趾可能无力弯曲。
- 足内部肌群：足内部肌群的麻痹导致足爪形畸形。

- 小腿前侧和足内侧的感觉异常。足底这一主要负重区域的感觉丧失程度最严重。

5.4 闭孔神经

5.4.1 解剖学

闭孔神经起源于腰丛，由 L2~L4 前支的前股组成。闭孔神经沿腰大肌后弓内侧缘延伸，并通过闭孔管中的闭孔出盆。闭孔神经负责支配下肢的内收肌群（闭孔外肌、长收肌、短收肌、大收肌、股薄肌）和耻骨肌（30% 受副闭孔神经支配）的运动功能，同时为大腿内侧提供感觉神经支配。

5.4.2 闭孔神经损伤

闭孔神经损伤并不常见。在全髋关节置换术中，可能因手术材料致局部压力过大而引发神经受损。骨盆骨折也可能损伤闭孔神经。

5.5 股神经

5.5.1 解剖学

股神经是腰丛的最大分支。它起源于腰大肌后方 L2~L4 前支的后股（见图 5.1，表 5.1）。股神经走行于骨盆下方并向下外方延伸，经过骨盆内髂肌上方[4]。股神经在股三角区，股动脉、股鞘外侧进入大腿前侧，并深入髂腰筋膜。股三角上界为腹股沟韧带，内侧界为长收肌，外下界为缝匠肌[5]。股神经在股三角远端分为前后 2 支。皮支包括股中间皮神经、股内

侧皮神经和隐神经。隐神经伴股血管沿缝匠肌向远端走行，分布于大腿内侧、内踝和足弓处皮肤。股外侧皮神经是直接从腰丛发出的单独分支。股神经发出运动支分布于股四头肌（股直肌、股外侧肌、股中间肌和股内侧肌）、缝匠肌和耻骨肌。

5.5.2 股神经损伤

开放性损伤

枪击伤、弹片伤、刺伤，以及被玻璃或其他尖锐物体刺中等贯穿伤可能会损伤股神经。在紧邻腹股沟韧带下方发生的神经损伤，除髂肌和腰大肌无影响外，其他所有肌支和皮支均会受损。大腿中部和收肌管的贯穿伤可能损伤隐神经和股内侧肌分支。

闭合性损伤

严重跌倒、发生交通事故或运动伤均可导致股神经受损。神经损伤主要由于以下方面。

- 髂肌或髂腰肌撕裂伴髂区出血，血肿对神经产生压迫。
- 肢体的强制性伸展而导致的神经急剧牵拉。
- 耻骨骨折。

5.5.3 隐神经损伤

膝关节内侧的撕裂伤或手术切口可能损伤隐神经的皮支，这些分支中最大和最重要的是髌下支。横断这些神经可导致痛性神经瘤的形成，在该区域中处理神经瘤非常棘手，并且有致残的可能。

5.5.4 股神经损伤的症状和体征

股四头肌萎缩会使大腿前部外观明显塌陷。

运动障碍

- 髂腰肌和股直肌麻痹表现为大腿屈曲无力。
- 股四头肌麻痹表现为大腿伸展无力，致使下肢不稳。行走以及其他涉及伸展膝关节的运动时，膝关节明显无力。
- 通过要求患者抵抗重力或阻力伸展腿部，亦可将腿部抵抗阻力保持在伸展位置，都可以很容易地测试股四头肌的功能。

感觉异常

大腿的前内侧出现感觉异常或逐渐加重的麻木感，并向下延伸到小腿内侧、足内侧至踇趾。

5.6 总结

在面对下肢周围神经损伤患者时，应熟练掌握解剖学和不同性质损伤的病理生理学知识，才能个性化制订恢复神经功能的最佳治疗计划。当受损神经无法自我修复时，可以考虑采用手术治疗。

参考文献

[1] Wilbourn AJ. Plexopathies. Neurol Clin. 2007; 25(1):139–171

[2] Planner AC, Donaghy M, Moore NR. Causes of lumbosacral plexopathy.Clin Radiol. 2006; 61(12):987–995

[3] Kutsy RL, Robinson LR, Routt ML, Jr. Lumbosacral plexopathy in pelvic trauma. Muscle Nerve. 2000; 23(11):1757–1760

[4] Reinpold W, Schroeder AD, Schroeder M, Berger C, Rohr M,Wehrenberg U. Retroperitoneal anatomy of the iliohypogastric, ilioinguinal, genitofemoral, and lateral femoral cutaneous nerve: consequences for prevention and treatment of chronic inguinodynia. Hernia. 2015; 19(4):539–548

[5] Choy KW, Kogilavani S, Norshalizah M, et al. Topographical anatomy of the profunda femoris artery and the femoral nerve: normal and abnormal relationships. Clin Ter. 2013; 164(1):17–19

[6] Mackinnon SE, ed. Nerve Surgery. New York, NY: Thieme; 2015

[7] Sunderland S, ed. Nerves and Nerve Injuries. 2nd ed. Edinburgh:Churchill Livingstone; 1978

[8] Rochkind S, Strauss I, Shlitner Z, Alon M, Reider E, Graif M. Clinical aspects of ballistic peripheral nerve injury: shrapnel versus gunshot. Acta Neurochir (Wien). 2014; 156(8):1567–1575

6 围手术期电生理评估

作者　Carlos Alberto Rodríguez Aceves, Miguel Domínguez Páez,
　　　Victoria E. Fernández Sánchez
译者　胡航　赵恺

摘要

对于周围神经系统的疾病和损伤而言，电生理诊断通常被认为是临床检查的进一步拓展。自二战以来，这些研究成果开始成为诊断神经损伤标准的重要部分，其适应证进一步拓展，业已成为评估周围神经功能损害的常规检查，包括创伤、慢性神经卡压、肿瘤、神经病变等。

目前，电生理诊断技术已成为周围神经外科术前、术中评估的重要工具，同样也被用于术后随访观察。由此，我们推荐所有与之相关的专业（包括神经内科医生、麻醉医生、神经外科医以及康复专业医生）应成立多学科诊疗团队，时刻保持交流。

当前用于评估神经功能状态的技术包括以下几种：感觉和运动传导监测、神经电生理描记、肌电图描记、躯体感觉和运动诱发电位以及经神经干刺激的动作电位描记。

本章节将围绕以下几个方面进行介绍：神经冲动的传导，现有描记技术及其应用，与临床的联系和在围手术期的应用。

6.1 基本概念

6.1.1 解剖特点

轴突是神经元胞体向外的延伸，其被髓鞘包裹，传递神经电冲动。在周围神经系统（PNS），髓鞘由施万细胞形成，使轴突之间相互分隔，其特定结构郎飞结保证了神经冲动在相邻郎飞结间隔处以跳跃方式传导，极大加快了传导速度。

在单根轴突外均有结缔组织形成神经内膜包裹。多根轴突聚集成束被称为神经束，由结缔组织形成神经束膜包裹。多股神经束聚集成神经干，其外由神经外膜包裹[1-4]。充分理解这一解剖，有利于理解神经损伤的病理生理基础、退变和再生过程，以及损伤程度。

在周围神经系统，效应器信息通过运动单位传递，每一个运动单位由一个 α 运动神经元、轴突和所支配的梭外肌纤维组成。传入信息由感受器整合，其轴突和感觉神经元胞体位于背根神经节[5]。

6.1.2 生理学特点

静息状态下，神经纤维保持静息电位。超大量刺激可产生由轴突外进入内部的离子流。这增加了神经纤维内部的活动性，减少了内部与外部的电位差，以传送产生动作电位的脉冲[5]。电生理诊断研究主要评估更厚和更多髓鞘的脉冲传导纤维（如传导最快速的纤维）。根据 Erlanger 和 Gasser 的研究，它们被归为 A 型纤维[6,7]。

6.2 病理生理学

有 2 种病理生理过程（轴突损伤和脱髓鞘）分别或同时发生在受损的神经中，且与损伤的病因和机制无关。

6.2.1 轴突损伤

各种损伤使得神经元轴突的完整性被破坏，将会导致损伤处神经纤维的远端发生一系列变化，这个过程称为沃勒变性，发生于受伤后 3 周内。变性过程也可发生于神经元胞体（染色质消失）、损伤处近端的轴突以及轴突支配的靶器官。常见的病因有：挤压伤、神经横断、过度牵拉以及神经本身的疾病[8,9]。

6.2.2 脱髓鞘

脱髓鞘指神经纤维髓鞘的缺失，伴或不伴轴突的损伤。对于伴有轴突损伤的神经纤维，其髓鞘结构破坏但施万细胞胞体并未破坏，因此残留的施万细胞通过分化、再生形成新的髓鞘修复脱髓鞘的节段。常见的病因包括：卡压导致的缺血性损伤、水肿以及神经本身的疾病[8,9]。

6.3 术前电生理评估

在术前评估阶段，电生理诊断是一项非常有用的辅助手段，可进一步发现神经查体未能发现的病灶并指导下一步治疗。然而，电生理诊断永远无法替代详细的病史问诊及体格检查。一般而言，目前电生理诊断有以下几个方面的应用：①定位损伤的部位（如脊髓前角、神经根、神经丛、神经终末、神经肌肉接头）；②确认损伤的病理生理过程（如脱髓鞘伴或不伴轴突损伤）；③动态监测损伤的时间、严重程度及范围；④进一步缩小诊断的范围（如神经卡压综合征、单根神经病变、弥漫性神经病变）；⑤评估病变的进展、预后以及功能恢复情况（表 6.1）[10,11]。

表 6.1 术前及术中电生理监测的应用

术前	术中
神经传导功能评估	监测自发性电活动
●感觉	●持续性肌电图描记
●运动	监测以下诱发电位
肌电图	●刺激肌电反应
	●体感诱发电位
	●运动诱发电位
	●神经动作电位

病程不同时间点的电生理检查能帮助识别轴突再生情况，因此，可判断预后并可为外科手术干预时机提供参考。应当注意的是，这些电生理检查的最佳时机为伤后 2~3 周（例如，沃勒变性的病理生理过程结束）。目前认为，更早的电生理检查不能提供神经损伤的有效证据。

推荐行感觉神经传导检查（SNCS）、运动神经传导检查（MNCS）和肌电图检查（EMG）。

6.3.1 技术要点

EMG 与 SNCS 使用相同的设备，应符合下述要求。

- 记录设备元件要求：①抗干扰放大器；②记录通道；③灵敏度（1 μV~10 mV）；④滤波器，滤过频率 2~10 000 Hz；⑤显示器；⑥音频放大器和（模拟／数字）信号转换器；⑦打印机。

- 刺激器要求：可控制刺激强度、频率及持续时间。通常需要使用表面电极（可粘贴电极、扁形电极、环形电极）。
- 记录电极要求：①通常情况下记录肌电图的电极为皮肤表面电极（可粘贴电极、扁形电极、环形电极）或同轴单极、双极针状电极；②感觉神经传导速度记录除工作电极以外另需参考电极[7]。

记录开始，嘱患者平躺在检查床上，将电极放置在特定部位。在特定部位，从刺激器一端施加刺激电流，直到记录到有意义的电位图形。肌电图检查需要将同轴针状电极刺入相应肌肉部位（图6.1）[7]。

设备和要求

记录的结果依照不同指标储存再进行综合分析，每一组数据均采用国际标准化单位。患者在进行检查时，可能感觉到特定部位的刺痛感，但多数可耐受。

6.3.2 神经传导检查／神经电图

神经传导检查需要施加一个极大刺激，以使得所有神经纤维被激动，通常在被选择神经的体表相应部位给予经皮电刺激，由此激发一个动作电位，并在离刺激点远侧皮肤表面放置的电极记录下传导至此的动作电位。对于感觉神经传导检查，电极放置在感觉神经末梢分布区域，而运动神经传导检查，需将电极插入运动神经支配肌肉的肌腹内[6,7,11~13]。

运动神经传导检查（MNCS）

运动神经传导检查通过电刺激肌肉的支配神经束评估肌肉的反应情况或复合运动动作电位（CMAP），后者是所有运动单位的动作电位的总和（图6.2）[6,7,11~13]。

感觉神经传导检查（SNCS）

感觉神经传导检查可评估感觉神经

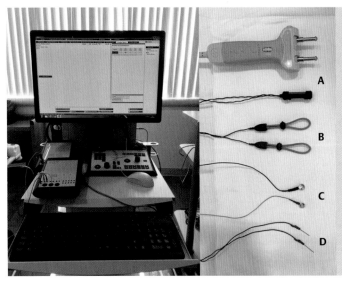

图6.1 设备和电极。左图为设备组成：放大器、记录通道、调节器、显示屏、滤波器、音频放大器和打印机。右图为记录电极组成：刺激器（A）、环状电极（B）、表面电极（C）、单极针状电极（D）

动作电位（SNAP），即受到刺激后所有感觉神经纤维动作电位的总和。与运动传导检查不同，感觉传导的检查结果以微伏（μV）为单位。感觉传导可为正向，也可为逆向，神经传导速度（NCV）的测量仅需要单点刺激（图6.3）[6,7,11~13]。

测量参数

分析以下参数[6]。

- 潜伏期：为刺激起始和记录到动作电位之间的时间差，以毫秒（ms）表示，代表传递速率。
- 波幅：一个波形中两点之间最大的距离，在运动电位中以毫伏（mV）表示，感觉电位中以微伏（μV）表示。一般情况下为基线到峰顶的距离，其大小与激动的神经纤维数目有关。

- 范围：可提供受激动的神经轴索的数量信息。
- 神经传导速度（NCV）：用刺激点与记录点之间的距离除以潜伏期计算，以米/秒（m/s）表示，与髓鞘完整性密切相关。
- 持续时间：反映神经纤维之间的同步性。
- 波形：一般情况下，波形为单相或双向，如呈现多相波形，表明有时间离散度（图6.4）。

感觉、运动及混合性轴突损伤的典型表现为动作电位波幅减低，脱髓鞘病变则不同，通常表现为潜伏期延长、神经传导速度减慢[13]。

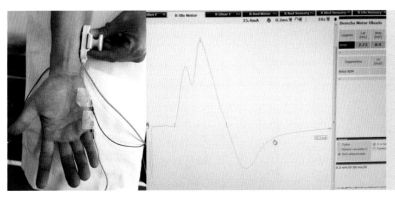

图6.2 运动神经传导检查，图示记录到的尺神经复合运动动作电位

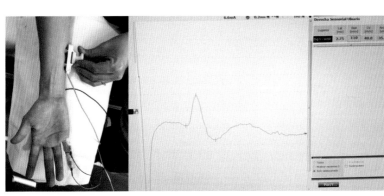

图6.3 感觉神经传导检查，图示记录到的尺神经感觉神经动作电位

延迟反应：F 波和 H 反射

延迟反应是近端神经结构损伤而产生的一系列电生理变化，因此不可以采用传统神经电生理检查来评估。

F 波

检查时，人为施加的电刺激可沿着神经纤维逆传至脊髓前角神经元，后者生成一个较小的动作电位并正向传递至相应支配的肌肉，在此可探测到一个小振幅的波形，被称为 F 波。F 波明显区别于正常刺激产生的波形，其振幅不到正常的 10%。F 波的潜伏期变化极大，因此通常测量时需要给予 10~20 次重复刺激，以便于识别。F 波的意义在于确认神经纤维近端的损伤，但在诊断神经根性疾病时价值有限，也不能判断脊髓

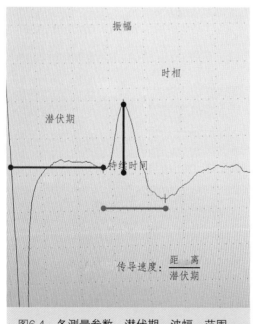

图6.4 各测量参数：潜伏期、波幅、范围、传导速度、持续时间，逐一测量每一时相。

后根的病变[14]。

H 反射

H 反射类似于牵张反射的电生理，用来评估特定脊髓节段的感觉和运动纤维功能。操作时需要给次极强刺激。对于成人，在肘窝给正中神经连续性刺激，可在桡侧腕屈肌探得 H 反射。同样，在腘窝给胫神经施加同样的刺激，可在足部屈肌得到 H 反射。因而，仅分别于对 C7 和 S1 神经根病有用。

6.3.3 肌电图检查

肌电图是记录骨骼肌电活动的一类技术。临床上应针对性选择相应的肌肉检查。测量时采用一次性同轴单极针状电极插入肌肉，记录 4 个时相的肌电活动。在显示器上可看到肌电波形并可转换为有声的音频文件。下述时相可被记录[12,15]。

- 插入相：由于针状电极插入肌肉时产生的机械刺激引起，其特点是振幅小、碎裂音。
- 静息相：这一时相特点为在正常状态下表现为电静默平台波形，有时因为神经肌肉接头受到刺激可探测到"终板电位"，并非病理改变。
- 轻度收缩相：这一时相的波形反映运动单位电位（MUP），即所有运动单位的动作电位的总和。收缩力由受到激动的运动单元数量以及收缩频次所决定。以下为所需记录的参数。
  ○ 持续时间：取决于同步放电时间，正常范围 8~14 ms。

○ 振幅：反映同步放电的运动单元数目，正常范围 0.5~2 mV。

○ 时相：正常时相为双相或三相，是波形围绕基线波动情况。

• 最大收缩相：此相反映运动单位电位的募集情况，如果运动单位电位不断增大，则称为空间募集现象，如频率不断增快，则称为时间募集现象。其特点是密集放电，单个运动单位的电位难以辨认，甚至掩盖基线，也被称为干扰波形（正常肌肉募集图形）。

神经源性的肌电图图形

肌电图诊断并非直接的病因学诊断，然而临床上肌电图诊断的结果与活检的结果一致性极高（≥ 90%）。因此，区分正常肌电图、神经源性肌电图和（或）肌源性肌电图十分必要。

神经源性肌电图图形提示周围神经损害。在损伤早期去神经化阶段，由于兴奋性升高，插入相波形增大，但也可能降低，系肌纤维纤维化导致。对于静息相，神经源性肌电图图形表现为自发性活动，如纤颤、束颤（自发性、重复性短暂、双向放电）和正向波。这一时期开始于损伤后 3 周，持续一段时间，待组织神经再生或纤维化后消失。此外，重复复杂放电现象也可存在。持续存在的束颤提示近端损害（脊髓前角以及腹侧神经根）。在轻度收缩相，MUP 表现为多相波、潜伏期延长及波幅增大。随着病程延长，此种变化愈加明显，相比之下，受神经支配的 MUP 波幅低、持续时间短。在最大收缩相，神经源性肌电图的募集波形表现为不完全募集，病变严重程度不同，由轻到重可出现：动作电位消失、单调波形、短间期、长间期（图 6.5）[7,15]。

注册错误及其他

在电生理检查过程中可能会产生假阳性或假阴性结果。其中，年龄是最常见的导致变异的因素之一，儿童的髓鞘最终形成在 4~5 岁，而神经传导速度在 60 岁以上的人群中开始下降。此外，如温度低于 33℃，传导速率降低至 1.5~2.5 m/s，而温度每降低 1℃，潜伏期相应延长 0.2 ms。组织的阻抗升高会使振幅降低。技术操作不当也可影响结果准确性，如记录电极放

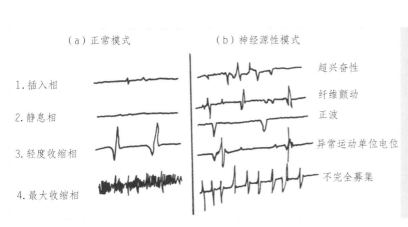

图6.5 左图为正常肌电图图形，右图为神经源性损伤肌电图图形。肌电图时相分为插入相、静息相、轻度收缩相、最大收缩相

置不恰当、组织阻抗升高、刺激神经选择错误、存在未发现的解剖变异——神经间的侧支吻合（如 Martin-Gruber 吻合，即前臂正中神经与尺神经吻合；Riche-Cannieu 吻合，即手掌正中神经返支与尺神经深支间的吻合）[6,7]。

尽管肌电图是一种低风险操作，并发症较少，但在检查前仍有必要明确患者是否有中心静脉置管、起搏器植入以及凝血功能障碍等异常情况[12]。

6.4 不同类型神经损伤的电生理表现

电生理检查结果和外周神经损伤具有极好的相关性，例如，在慢性神经卡压的初期，在脱髓鞘及修复过程中，传导速度减低。在远端损伤的病例中，远端的潜伏期延长并且由于时间离散效应表现出复合运动动作电位（CMAP）振幅减低。而在严重卡压情况下，由于轴突不受损，肌电图无任何波形变化。在急性卡压病例中，由于节段性脱髓鞘，传导阻滞十分常见，需要数天至数周才可恢复。神经传导检查可发现振幅减低，测量刺激点近端和远端之间的复合运动动作电位（CMAP）减小也很有用。沃勒变性（WD）的典型表现包括运动单位的减少以及出现自发性电活动（纤颤以及正向尖波）。这些异常表现提示神经失用。

急性牵拉或横断性损伤以及严重嵌顿的病理生理改变均为沃勒变性（WD），提示神经纤维的连续性损害。在这类病例中，由于肌肉自发性活动亢进，肌电图表现为纤颤以及正向尖波，运动单位损失比例取决于变性的神经纤维的范围。神经传导速度检查可发现振幅减低以及复合运动动作电位（CMAP）消失。在损伤早期（48~72 h 内），病损远端的神经纤维结构尚能维持部分功能，因此对刺激可以产生应答。在此之后，由于传导能力的丧失，电生理检查难以鉴别传导阻滞和轴突横断损伤[7,16]。

在大多数情况下，不同程度的损伤通常共存于某一节段。在肌电图检查中，如果出现较长的潜伏期、低振幅的多相电位，则提示肌肉的神经再支配（表6.2）。

6.5 选择电生理检查的合适时机

运动纤维损伤后 5~7 天、感觉纤维为 7~10 天，神经兴奋性消失。由于去神经的病理生理过程需要 3 周，因此建议电生理检查不应早于此节点。虽然电生理检查可以辅助定位损伤，但无法提供关于损伤范围及严重程度的信息。术前序惯性电生理监测的实施也需要考虑到患者的损伤类型进行个体化选择。首次电生理评估应当在 3 个月时进行，可以发现自发性神经再支配现象[11]。

6.6 术中电生理检查

常用于术前评估的不同神经电生理监测技术也可被应用于手术中，临床医师可将这些资料整合于多模态术中监测（multimodal intraoperative monitoring, MIOM）中。应用不同的神经电生理监测

表 6.2 电生理表现与神经病变的相关性

损伤分级	神经失用 I	轴突横断 II ~ IV	神经横断 V
神经传导检查	传导阻滞 振幅降低 数周之内恢复	第一天，近端 CMAP 振幅降低 4 天后，远端 CMAP 振幅降低	近端 CMAP 消失 4 天后，远端 CMAP 也消失
肌电图检查	无自发性肌电活动 动作单位电位正常 运动单位募集降低并在数周内恢复	第一天，募集减少 3 周以后，自发性肌电活动伴有异常运动单位电位 如果神经再支配：多相及延长的运动单位电位 如果恢复：神经失支配征象减少，募集程度增加	第一天，运动单位电位消失不伴自发性电活动 3 周以后：自发性电活动，不伴运动单位电位 神经再支配征象仅仅出现在成功的手术减压病例中，其他情况下由于损伤部位纤维化，自发性电活动消失

技术可以在术中针对不同目标进行连续定量的参数分析，综合评估神经功能状态。通过术前检测确定基准线，然后将术中采集的数据与之比较，就可以显示受监测的神经结构的功能状态，从而避免损伤重要结构。早在 1960 年，Kline 和 De Jonge 就首次报道了采用神经诱发电位来评估神经损伤的方法[17,18]。

多模态术中监护（MIOM）主要有两方面应用：①持续性监测特定神经的完整性，帮助术者在术中探查时发现异常情况并及时处理；②实时监测神经的空间分布情况，便于术者保留重要神经结构。

术中描记技术中除了单极探针在术中用于肌电图描记之外，与术前描记基本一致。此外，所有术野中使用的电极及刺激器在术中均需保持无菌状态。

6.6.1 连续性的损害

创伤性神经瘤的病变组织中包括再生的轴突、结缔组织和不同类型的细胞成分，包括巨噬细胞、成纤维细胞和施万细胞等。其是由于各种原因导致的神经连续性中断且新生的神经纤维无法正常连接所形成的异常增生的瘤组织。

在神经损害中有将近 70% 为神经连续性损害，正如其名，神经干的解剖结构完整性被保留。但是这并不意味着其内部结构完好无缺。在一些病例中，神经功能可以自发性恢复，但这种情况并非总是存在，因此其预后难以评估。

这一类的神经损伤需要应用多模态术中监护，以便于术者评估外周神经功能并探查是否有自愈的可能性。而术中视诊及触诊均无法有效判断神经干的功能是否保留。正是由于术中所见与组织病理学检查存在较大的差异，因此各种不同的术中电生理监测技术便成为保存术中神经功能唯一有效的参考指标（图 6.6）[19,20]。

6.6.2 术中监测技术

多模态术中监测（MIOM）尤其适合于复杂周围神经损伤的术中评估。有别于其他监测，MIOM可以提供实时的功能状态。因此，必须详细询问患者的既往治疗过程及基础神经功能状态，同时也应该明确术区的解剖结构、手术目的、合适的麻醉方法。上述因素均可影响术中监测对具体手术过程的指导意义。多学科治疗团队应当知晓如何放置电极、实施电刺激、安排合适的手术体位以及术中正确暴露操作所描记的神经。

当前，有以下术中监测技术被应用于周围神经手术，依据电生理信号的不同分为：①自发性电活动——肌电图；②诱发反应——体感诱发电位（SSEP）、诱发肌电图（muscle AP）和神经动作电位（NAP）。记录到的反应性电活动来自大脑皮层、脊髓、肌肉甚至是周围神经纤维自身。不同描记的选择依赖于所需要探查的神经结构及其功能[21~25]。

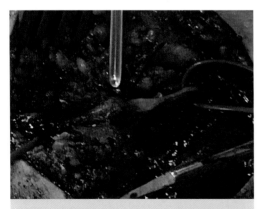

图6.6 结构性损害，箭头所指为创伤性神经瘤，外观上看，神经外膜的完整性得以保留，因此采用神经动作电位描记的方法评估神经干的功能

术中持续性肌电图描记

术中持续性肌电图描记是关于感兴趣肌肉的电生理活动的持续性记录，被用于防止术中操作时误伤神经干，其表现为受到骚扰后神经支配区肌肉活动的急剧亢奋。若出现此表现，术者应当停止或调整手中操作方式，这种肌肉的过度兴奋在停止刺激后仍可持续一小段时间。电生理监测仪上可清楚显示肌电图的过度兴奋表现，如有音频转换设备，则可通过声音的变化提醒术者存在临近神经骚扰。

术中刺激肌电图描记

术中刺激肌电图描记是用于描记目标肌肉的一类复合动作电位。与普通肌电图描记设备一样，是一种神经地图描记技术。特别适合于评估位于目标肌肉附近的或重要神经干走行途中的创伤后神经瘤（图6.7）[26,27]。

体感诱发电位

诱发电位是神经系统充分对于特定外界刺激产生的应答反应。测量体感诱发电位（SEP）需要在外周神经干施加刺激，记录皮层或上行传导中继区的应答（如Erb点，腘窝或颈髓），将记录到的变化与术前基准线相比较得到结果。通过评估波形的变化、波幅及潜伏期等参数得出结论。在上肢，刺激正中神经和（或）尺神经记录这些反应；在下肢，则刺激胫后神经和（或）腓肠神经。术中操作对于诱发电位的影响有赖于记录的可靠性以及变化的幅度，如50%以上的波幅降低或潜伏期减少大于 10%。

体感诱发电位结合感觉神经动作电位是评估上肢神经节前损害尤其是锁骨上臂丛神经损害的最佳方式，可以很直观地判断出哪些神经与中枢神经系统的连续性仍然保留，由此可避免一些瘢痕区和难以到达区域的广泛、耗时的不必要的手术显露（图 6.8）[28,29]。

运动诱发电位

运动诱发电位（MEP）采用高电压短时间内重复刺激获得，电极安放于头皮，评估被监测肌肉的运动反应。同体感诱发电位类似，这项技术更多用于评估近端神经干的损伤。

神经动作电位

神经动作电位（NAP）需要在损伤近端施加刺激，在损伤远端的记录电极接收信号。产生有效的 NAP 需要至少4 000 根髓鞘完整的神经纤维。刺激电极有 2 个突起，而记录电极有 3 个 J 形突起以便于直接和神经接触，减少刺激的传播及伪差。由于这项技术可以协助医生确定神经干中信号的传递情况，因此特别适用于评估神经完整的损伤，从而制订精确的修复手术计划。除此之外，这项技术还可通过象限划分神经干中损伤及非损伤区域，从而精确指导神经重建手术的术式（图 6.9）[19,30~32]。

术中监测的缺陷

神经动作电位的主要缺陷在于技术问题。肌松剂可以影响肌电图的图形，因为肌电图需要一部分功能正常的运动单位来诱发运动反应。此外，肌电图只能评估刺激点至肌肉这一节段的情况，但刺激点近端的传导阻滞则无法被探及，采用运动诱发电位可以部分解决这个问题。

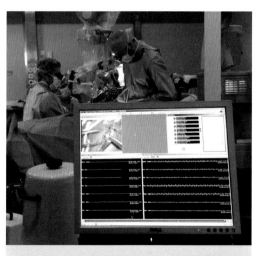

图6.7 术中肌电图记录在尺神经松解术中的应用，尺神经作为移植物与肌皮神经吻合（引自Neurophysiology Department archives, Hospital Regional Universitario de Málaga）

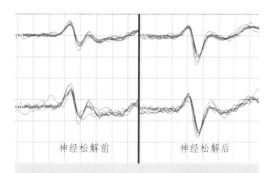

神经松解前　　　神经松解后

图6.8 图示锁骨下区臂丛神经损伤后，刺激正中神经及桡神经后的体感诱发电位（引自Neurophysiology Department archives, American British Cowdray Medical Center）

6.6.3 手术操作

多模态术中监护（MIOM）在大多数情况下是选择最合适的神经功能重建技术的关键，特别是近神经干的部分性损伤、继发于瘢痕的连续性神经损害或连续性神经瘤。

神经松解术是指将压迫神经的瘢痕组织全部切除以达到减压恢复神经功能的目的。如果通过神经动作电位（NAP）检查发现神经减压后有冲动传导，则选择此术式。在传导缺失的病例推荐仅需切除损伤节段并采用移植物重建神经连接[33]。同样的，在臂丛的严重撕脱损伤中，尤其要注意的是辨认出受损神经近端的残端并评估其功能（如是否和脊髓仍有连接）。如果连续性存在，这些残端可作为轴突的供体重建神经连接，而节前性损害则没有重建的可能[6,19]。

MIOM 可以辨认用于神经移植的神经束。移植过程需要将供体的轴突近端或健康的神经束与病损远端的神经相连接。一个典型的例子就是 Oberlin 法，对于臂丛

不完全损伤导致肘关节活动障碍的患者，将支配尺侧腕屈肌的神经束移植物吻合于支配肱二头肌的肌皮神经肌支[34]。

目前 MIOM 技术多数用于以下几个方面：①在神经干中探查损伤的范围或损伤的神经；②定位损伤的部位及评估损伤程度；③术中监测防止手术额外损伤；④指导不同的术式的选用，如减压术、神经松解术以及切除损伤节段并采用移植物重建手术；⑤判断脊神经根部是否完整，是否与脊髓断离；⑥辨认神经的三维结构，利于神经组织活检；⑦辨认健康的可行切除作为移植物的神经束；⑧指导判断神经损伤的预后[25]。

在一些特殊情况下，MIOM 应用价值有限，尤其是损伤超过 1 年的病例。由于这类患者的受损的神经干及所支配的效应器已发生了不可逆的改变，因而任何神经重建技术都难以达到满意效果[19]。

6.7 术后电生理评估

术后电生理评估需要根据患者所接受的手术方式来选择。最主要的目的是判断手术后短期有效性以及长期预后，尤其是对于术中神经缝合伴或不伴移植物的神经重建术后疗效评估。

不同患者在神经移植术后功能恢复的时间有很大差异，有些患者恢复时间甚至长达术后 1~2 年。从临床表现及电生理检查的角度来看，运动功能恢复早于感觉功能恢复。有时，临床进展与电生理发现并不平行。在某些情况下，二者通常是可以接受并一致的，然而在另一些情况下，临

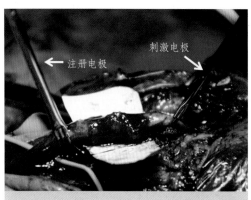

图6.9 正中神经松解术后，用刺激器直接刺激并记录神经动作电位

床恢复情况完全与迟钝的神经传导速度不相符。因此，对于这类患者的评估需要个体化[35]。

尽管存在诸多缺陷，但电生理检查目前仍然是临床上用于评估干预措施成功与否的重要手段。

第一步是明确何时行电生理检查，术后电生理评估需要选在目标肌肉神经再支配之前，常容易被错过。时间选择通常与神经缝合部位与神经再支配的运动终板间距有关。应当考虑下列因素：①轴突生长速度为 1~3 mm/d；②轴突开始生长的时间约为神经吻合术后 1 周；③只有 60% 的神经纤维可以跨越缝合界面，并且不是所有的神经纤维均可最终抵达目标肌肉[36]。因此，当实施神经移植术（Oberlin 法）进行神经缝合（通常缝合点距离目标肌肉间距不超过 10 cm）时，首次出现神经再支配的时间在术后 3~6 个月。因此，术后 3~6 个月是术后电生理评估的合适时间。近端臂丛损伤的临床和电生理修复时间更长，如采取移植物与臂丛上干近端吻合，至少需要 9 个月时间才可表现出神经再支配。

一些学者认为，术后首次电生理检查的时间应该在术后 3~4 个月，以期望记录首次神经再支配的表现[37]。肌电图上低振幅、短时性的运动单元复合电位是神经再支配的最早表现。随着神经再支配的进展，运动单元复合电位表现出更好的协同性、更高的振幅以及更短的持续时间。此外，静息状态下失神经支配表现出的自发性肌电活动逐渐消失。如果首次术后电生理检查未探及神经再支配的表现，则下一次检查的间隔时间不长于 2 个月。另外，对于有多组肌肉支配的神经，应当全面评估所有支配的肌肉。神经再支配通常首先表现在近端的肌肉，但也存在例外（如臂丛上神经干的损伤，肱二头肌的神经再支配常早于三角肌）。如果第二次检查仍没有发现神经再支配的表现，则需要考虑再次手术探查以判断首次神经重建手术是否成功。但也有学者提出质疑，反对积极探查手术，因为部分病例中神经再支配现象发生较迟。

推荐在术后 6 个月对发现神经修复迹象的病例再次行相关检查，这次检查将着重于评估远端肌肉的神经再支配情况，并在术后 1 年再次检测。然而，需要注意的是，在术后恢复的早期，再生的神经纤维为无髓纤维，其传递速度较正常纤维慢得多。总体来说，只有极少数病例的传导速度可以恢复到术前水平。在术后 3~4 年行最终的电生理检查，以确定术后恢复的最终结果及后遗症情况。

在部分病例中，电生理检查提示神经再支配，然而实际的运动功能并未恢复。对于这种情况的原因目前未知，可能与术后预后相关和（或）与运动神经元诱导的新运动单元的成熟障碍有关[38]。

6.8 总结

毋庸置疑，电生理检查能协助术者确定神经损伤，识别症状背后不同的病理生理机制，还可以评估损伤的严重程度和时程。此外，电生理检查可以在术中为术者提供极其有用的信息以指导手术方案的选择，尤其在创伤及肿瘤病例中得到了很好的应用。因为在现代化手术过程中，整体的团队配合可以做到复杂情况下的神经重建，包括损伤节段的切除以及神经移植吻合，而非单纯的神经松解减压。由此可见，这种对手术方式的改进不仅将手术操作简化，减少了手术操作时间，避免了对神经组织的过度骚扰，将医源性损伤的可能性进一步降低，并可同时评估损伤的神经干及其支配肌肉的功能状态。除此之外，术后序惯性电生理检查可以记录患者术后恢复情况，便于评估远期预后。但需要注意的是，部分患者的临床表现与电生理监测发现并不一致。

参考文献

[1] Rodríguez-Aceves CA, Cárdenas-Mejía A. Experiencia de un año en el Hospital General "Manuel Gea González" en las lesiones nerviosas del miembro superior y plexo braquial. Arch Neurocien. 2013; 18(3):120–125

[2] Kim DH, Midha R, Spinner RJ. Kline y Hudson. Lesiones Nerviosas. Philadelphia, PA: Elsevier; 2010

[3] Llusá M, Palazzi S, Valer A. Anatomía quirúrgica del plexo braquial y de los nervios de la extremidad superior. Panamericana; 2013

[4] Mackinnon S. Nerve Surgery. 1st ed. New York, NY: Thieme; 2015

[5] Guyton CG, Hall JE. Textbook of Medical Physiology. 11th ed. Philadelphia, PA: Elsevier; 2006

[6] Kimura J. Electrodiagnosis in Diseases of Nerve and Muscle: Principles and Practice. 4th ed. Oxford: Oxford University Press; 2013

[7] Iriarte-Franco J, Artieda-González J. Manual de Neruofisiología Clínica. 1st ed. Editorial Panamericana; 2013

[8] Oh SJ. Color Atlas of Nerve Biopsy Pathology. 1st ed. Boca Raton, FL: CRC Press; 2001

[9] Cuccurullo S. Physical Medicine and Rehabilitation Board Review. New York, NY: Demos; 2004

[10] Fuller G, Bone I. Neurophysiology. J Neurol Neurosurg Psychiatry. 2005; 76 S2:ii1

[11] Chémali KR, Tsao B. Electrodiagnostic testing of nerves and muscles: when, why, and how to order. Cleve Clin J Med. 2005; 72(1):37–48

[12] Gooch CL, Weimer LH. The electrodiagnosis of neuropathy: basic principles and common pitfalls. Neurol Clin. 2007; 25(1):1–28

[13] Mallik A, Weir AI. Nerve conduction studies: essentials and pitfalls in practice. J Neurol Neurosurg Psychiatry. 2005; 76 Suppl 2:ii23–ii31

[14] Fisher MA. H reflexes and F waves. Fundamentals, normal and abnormal patterns. Neurol Clin. 2002; 20(2):339–360, vi

[15] Mills KR.The basics of electromyography. J Neurol Neurosurg Psychiatry. 2005; 76 Suppl 2:ii32–ii35

[16] Llusá M, Palazzi S. Anatomía quirúrgica del plexo braquial. Panamericana;2013

[17] Zouridakis G, Papanicolau A. A Concise Guide to Intraoperative Monitoring. Boca Raton, FL: CRC Press LLC; 2012

[18] Galloway GM. The preoperative assessment. In:GallowayGM, Nuwer MR, Lopez JR, Zamel KM. Intraoperative neurophysiologic monitoring. New York, NY: Cambridge University Press; 2010:10–18

[19] Socolovsky M, Siqueira M, Malessy M. Introducción a la Cirugía de los Nervios Periféricos. Argentina: Ediciones Journal; 2013

[20] Flores LP. The importance of the preoperative

clinical parameters and the intraoperative electrophysiological monitoring in brachial plexus surgery. Arq Neuropsiquiatr. 2011; 69(4):654–659

[21] Sclabassi RJ, Balzer J, Crammond D, et al. Technological advances in intraoperative neurophysiological monitoring. In: Dauber JR, Maguiere F, Nuwer MR, et al., eds. Handbook of Clinical Neurophysiology, Intraoperative Monitoring of Neural Function. New York, NY: Elsevier; 2008:464–480

[22] Jameson LC, Sloan TB. Neurophysiologic monitoring in neurosurgery. Anesthesiol Clin. 2012; 30(2):311–331

[23] Kim SM, Kim SH, Seo DW, Lee KW. Intraoperative neurophysiologic monitoring: basic principles and recent update. J Korean Med Sci. 2013; 28(9):1261–1269

[24] Slimp JC. Intraoperative monitoring of nerve repairs. Hand Clin. 2000; 16(1):25–36

[25] Wang H, Spinner R. Intraoperative testing and monitoring during peripheral nerve surgery. In: Nuwer M, ed. Handbook of Clinical Neurophysiology. New York, NY: Elsevier BV;2008:764–773

[26] Holland NR. Intraoperative electromyography. J Clin Neurophysiol. 2002; 19(5):444–453 Electrodiagnostic Pre-,Intra-,and Postoperative Evaluations 57© 2018 by Georg Thieme Verlag KG

[27] MalessyM,PondaagW. Electromyography, nerve action potential, and compound motor action potentials in obstetric brachial plexus lesions: validation in the absence of a "gold standard". Neurosurgery. 2009; 65(4):A153–A159

[28] Salengros JC, Pandin P, Schuind F, Vandesteene A. Intraoperative somatosensory evoked potentials to facilitate peripheral nerve release. Can J Anaesth. 2006; 53(1):40–45

[29] Sutter M, Eggspuehler A, Muller A, Dvorak J. Multimodal intraoperative monitoring: an overview and proposal of methodology based on 1,017 cases. Eur Spine J. 2007; 16 Suppl 2:S153–S161

[30] Wang H, Bishop AT, Shin AY. Intraoperative testing and monitoring during brachial plexus surgery. In: Nuwer M, ed. Handbook of Clinical Neurophysiology. New York, NY: Elsevier BV;2008:720–730

[31] Everett R, Happel LT. Intraoperative nerve action potential recordings: technical considerations, problems and pitfalls. Neurosurgery.2009; 65(4)(Suppl):A97–A104

[32] Pondaag W, van der Veken LP, van Someren PJ, van Dijk JG, Malessy MJ. Intraoperative nerve action and compound motor action potential recordings in patients with obstetric brachial plexus lesions. J Neurosurg. 2008; 109(5):946–954

[33] Robla J, Domínguez M, Socolovsky M. Técnicas modernas en microcirugía de los nervios periféricos. Argentina: Ediciones Journal; 2014

[34] Rodríguez-Aceves CA, Collado-Ortíz MA, Correa-Márquez LI. Monitoreo intraoperatorio multimodal y su aplicación en cirugía de nervios periféricos: ¿Cuándo es de utilidad? An Med (Mex). 2016; 61 (2):123–131

[35] Portillo R, Rojas E, Vera J, Concha G. Seguimiento neurofisiológico en injertos de nervios periféricos. An Fac Med. 2003; 64(1):63–70

[36] Brown WF. Negative symptoms and signs of peripheral nerve disease. In Brown WF, Bolton CF, eds. Clinical Electromyography. 2nd ed. Boston, MA: Butterworths; 1993:95–116

[37] Montserrat L. Lesiones traumáticas del nervio. Rehabilitación. 1993; 27:44–55

[38] Parry GJ. Electrodiagnostic studies in the evaluation of peripheral nerve and brachial plexus injuries. Neurol Clin 1992;10(4):921–934

7 磁共振神经成像和周围神经外科

作者　Daniela Binaghi，Mariano Socolovsky
译者　贺中正　赵恺

摘要

磁共振神经成像已成为可用于周围神经系统病变识别和鉴定的成像模式，可以为需手术患者提供重要的影像学信息。

7.1 简介

周围神经疾病是临床常见疾病，尽管临床查体和电生理是诊断疾病的主要传统手段，但近来 MRI 在其中扮演越来越重要的角色，尤其促进了手术技术的发展，包括靶向神经束活检，手术探查更为便捷省时，改善神经功能预后。此外，弥散张量成像（DTI）技术逐步成熟，通过该技术可对神经组织中轴突的完整性进行评估，还可以行神经纤维束 3D 重建（即弥散张量纤维束成像，DTT）。可惜的是，DTI–DTT 技术不仅耗时耗力，而且还存在一些技术问题亟待解决。另外，数据的解读需要临床医生具有一定的经验，并与术中所见及组织学检查进一步印证比对。

磁共振神经成像（MRN）这个术语是 20 世纪 90 年代早期被引进的，用以描述应用高分辨率序列查看周围神经及毗邻的软组织，高分辨率序列需要高场强 MR 系统（1.5~3.0T）及相应的线圈。虽然对比增强模式可以区分非增强模式下表现类似的病变，但依靠 MRN，甚至可以不需要对比增强序列。

磁共振神经成像用于评估神经解剖位置、信号强度、内部结构，以及神经周围组织及神经所支配的肌肉，正常周围神经在 T1 加权像上与肌肉信号相等，在 T2 加权像上呈等或稍高信号，神经内液含量可显示纤维束的形态。同时，由于神经—血液屏障的存在，注射钆剂后，正常周围神经并不增强（图 7.1）。在 DTI 中，正常神经的各向异性分数值大于 0.4~0.5[1]。

7.2 创伤

横贯伤一般有明确的严重创伤史，大多数急性神经横贯损伤无须做 MRN 即可通过临床症状判断是否存在神经损伤。而对于临床多见的没有神经横贯损伤病史的患者，很难判断神经功能障碍是否可以自

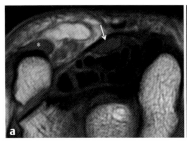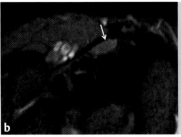

图 7.1　腕管中的正中神经。a.T1加权像中显示为与肌肉（星号标记的尺侧腕屈肌）等信号，呈束状。b.在STIR上显示为稍高信号（箭头所示）

行恢复及是否需要外科治疗，MRN 对此类患者将起到关键作用。

Seddon[2] 曾尝试按照受损神经的物理和功能状态进行分类，分为神经失用症、轴突断伤和神经断伤。Sunderland[3] 基于对轴突断裂损伤预后差别较大的认识，按照结缔组织受累程度，对上述分类法进行了细化。由于揭示了神经的病理状态、预测了未处理神经损伤的不良预后，证实了这一分类系统的临床实用性，并且为临床处理提供了指南。MRI 可帮助区分这些病变，并为处理和制定外科计划提供关键信息。

神经失用症，神经结构完整，但是不能传导神经冲动。在轴索断裂后，轴突受损，但大部分结缔组织结构仍完整。对比之下，神经断伤，神经中断，结缔组织结构或全部丧失或严重损坏。在 MRN 中，这些损伤类型表现各不相同[4,5]（表 7.1）。典型的神经失用症 MRN 影像表现见图 7.2 和 Sunderland 分类法的 I 度神经病变，在

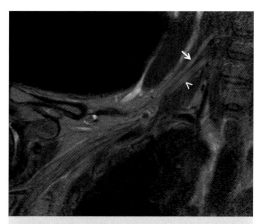

图7.2　神经失用症。在冠状位STIR上，显示臂丛的C5（箭头所示）及C6（空心箭头所示）为高信号

表 7.1　创伤性神经损伤中 MRN 所见

Seddon 分类法	Sunderland 分类法	MRN 所见
神经失用症	I 度	神经：FSS 上 SI 增高 肌肉：轻度萎缩，无失神经支配
	II 度	神经：FSS 上 SI 扩大、增高 肌肉：失神经支配信号
轴突断伤	III 度	神经： • 急性期：FSS 上 SI 扩大、增高，纤维束外观丧失 • 亚急性期/慢性期：连续神经瘤 肌肉：失神经支配信号
	IV 度	神经：SI 扩大、增高，纤维束外观丧失，DTT 上轴浆流动阻塞 肌肉：失神经支配信号
神经断伤	V 度	神经： • 急性期：FSS 上裂隙表现为高 SI • 慢性期：末梢神经瘤 肌肉：失神经支配信号

DTT：弥散张量成像，FSS：流体敏感序列，S：信号强度。

流体敏感序列中呈局灶性高信号强度，肌肉无异常信号强度表现（继发轻度失用性萎缩除外）。

轴索断裂的 MRI 所见包括在 T2 加权像及短 T 翻转恢复序列（STIR）像中神经增粗，信号强度瞬时升高，合并正常纤维束外观丧失，束周脂肪和失神经支配的肌肉显示模糊不清（24~48 h 呈现）；如果未出现神经再生，接下来就是肌肉体积减小及脂肪萎缩。MRN 可进一步区分轴突断伤，正如 Sunderland 分类所述。在Ⅲ度损伤中，神经内膜断裂、发生束内纤维化、连续神经瘤形成（图 7.3）。在 MRN 上，应用多种对比增强体液敏感成像，连续神经瘤表现为纺锤形中高信号。在 Sunderland Ⅳ度损伤中，仅神经外膜完整，

因此 MRN 可见纤维束形态丧失，在 T2 加权像和 STIR 像上神经呈高信号，DTT 显示轴浆流动受阻（图 7.4）（DTT 是新兴的 MRN 显像技术，可以行纤维束 3D 成像，以利于临床医生评估轴突完整性）[6]。

在神经断伤急性期，MRN 可显示神经中断（图 7.5），中断处被液体和肉芽组织填充[5]，随着时间推移（1~12 个月），将形成神经近端球形增厚，在 T1 加权像上呈中等信号，在 T2 加权像上呈不均匀中—高信号强度；增强扫描表现多样，取决于修复过程中纤维化和再生神经组织的成熟情况。残端神经瘤常不易诊断。因此，应该尽早行 MRN，最好在修复组织填充神经断裂处之前，一旦错过时间，成像将很困难（图 7.6）。

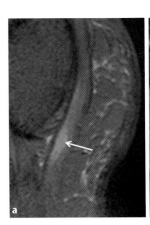
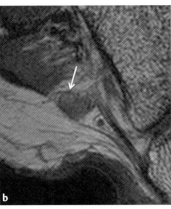

图7.3 肘部的连续神经瘤，肘管远端。矢状位STIR（a）和轴位质子密度（PD）成像（b）显示纺锤形增粗及转度信号增强（箭头所示）

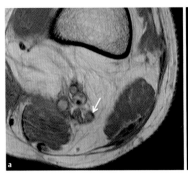
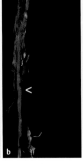
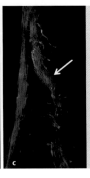

图7.4 膝关节脱位致腓神经损伤。轴位PD成像（a）中，腓总神经（箭头所示）纤维束形态丧失。在纤维束成像（b）中可以看到腓总神经轴浆流动受阻，同时胫神经轴浆流动正常（空心箭头所示）。手术后（c），轴浆流动重现（箭头所示）

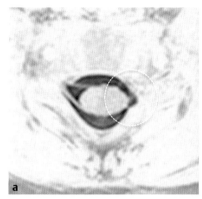
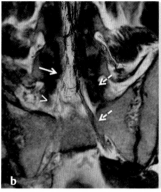

图7.5 神经根撕裂。a.轴突重构的T2加权3D成像显示左侧臂丛神经根撕裂（虚线圈所示）。b.腰骶丛传导束成像（叠加冠状位T2加权MRN）显示右侧L5（箭头所示）及S1神经（空心箭头所示）撕裂。同时可见对侧正常神经（虚线箭头所示）

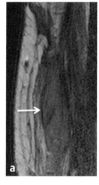
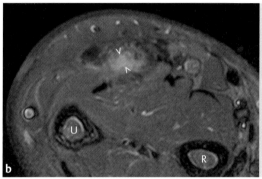

图7.6 前臂远侧尺神经末端神经瘤。a.矢状位T2加权像显示纺锤形增粗的神经（箭头所示）及与之并存的末端神经瘤。b.轴位STIR显示神经断裂处（空心箭头所示）。R：桡骨，U：尺骨

7.3 神经卡压综合征

神经卡压综合征是以周围神经卡压为特点的各种局灶性神经病变综合征。神经卡压常导致疼痛、感觉异常、受累神经功能丧失。卡压性神经病的定义为一种压力性的慢性卡压性损伤。

尽管神经可能在其走行任何一处受损，但是由于神经穿行于一些解剖学特殊的区域，比如表浅或空间受限区域，这些地方的神经更容易被挤压、卡压或者拉伸[4]。挤压作用可偶尔发生，但有累积效应。受动态或固定压迫的神经会有损伤相关的异常表现，压迫或肿胀的迹象，在液体敏感序列中呈高信号，提示神经内水肿。在一些晚期病例中，肌肉失神经支配改变也能够清楚显示。

MRN上用于确定是否存在压迫的诊断标准为：①神经与压迫结构密切接触；②受累神经周围脂肪层消失；③受累神经失去正常外观。

MRN对于怀疑合并其他病因的神经功能测试结果不一致的复杂病例（图7.7），以及需要术后评估的病例（图7.8），极其价值。

7.4 肿瘤

寻找一种周围神经肿瘤的分类系统和命名法一直以来困难重重。然而，MRN技术的发展提高了诊断效率，MRN有助于分辨各种可能的鉴别诊断，以及确定病变在神经内还是神经外。这些进步可用于安全、完整切除常见和罕见的神经源性或非神经

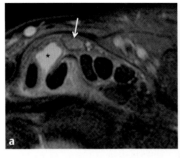
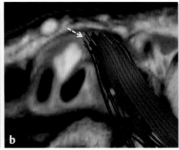

图7.7 继发于桡侧滑囊炎的腕管综合征。a.轴位PD-SPIR显示桡侧囊（星号所示），与正常的正中神经关系密切（箭头所示）。b.叠加轴位PD的传导束成像显示滑囊炎附近的纤维束轴浆流动减少（虚线箭头所示）

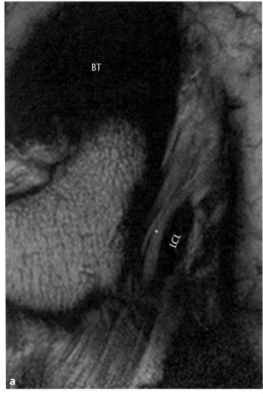
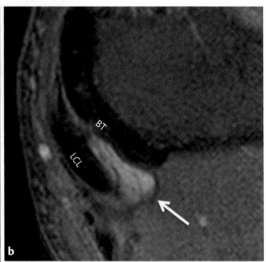

图7.8 侧韧带重建手术后腓总神经卡压。a.腓骨头矢状位T2加权像显示腓总神经（星号所标）穿过受限空间。b.轴位PD-SPIR显示变形的束状形态，且呈高神经信号（箭头所示）。BT：股二头肌腱，LCL：侧副韧带

源性肿瘤，也可用于靶向神经束活检。

良性神经源性肿瘤及创伤性神经假瘤的诊断可以依赖于影像学表现及特性，幸运的是，这些肿瘤较继发性全身恶性肿瘤及恶性周围神经鞘瘤（MPNST）更为常见。

神经源性肿瘤的临床表现常常是与神经结构症状相关的软组织块。最常见的良性周围神经肿瘤是神经鞘瘤和神经纤维瘤。尽管它们的病理学特征不同，但

是利用MRN的图像特征区分这2种病变常常也很困难。良性周围神经肿瘤的典型MRN表现（图7.9）为边界清楚的椭圆形病变，常常和神经起源处相连续，肿瘤直径一般小于5cm，在T1加权像上和肌肉等信号，T2加权像上呈高信号，注射对比剂后呈显著增强信号。在T2加权像上常有低信号区，通常不增强，此即良性神经源性肿瘤经典的"靶征"，这种现象

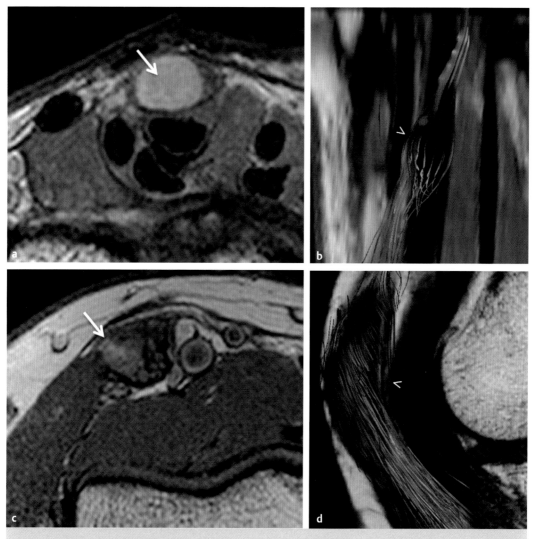

图7.9 神经鞘瘤和神经纤维瘤比较。轴位PD（a，c）显示局部神经增粗（箭头所示），二者影像学表现相似。传导束重建图像显示，第一个病例（b）中见纤维束形态符合神经鞘瘤（空心箭头所示），在第二个病例（d）中，纤维束轻度混乱（空心箭头所示）支持神经纤维瘤。2个病例均已得到组织病理学确认

是由外周黏液样物质和中央纤维组织导致的。在DTI上，这些病变的表观弥散系数（ADC）较高[>（1.1~1.2）×10^{-3} mm/s^2][7]。同样，DTT 3D图像中可以看到神经鞘瘤使神经纤维和纤维束的变形，但神经纤维瘤则表现为渗透性。DTT也可以确认手术切开的"安全地带"，以避免对正常纤维束造成损伤。

　　MPNST是一类非常罕见的恶性肿瘤。不幸的是，MRN在区分良性神经源性肿瘤和MPNST方面仍存在挑战[8]，有报道认为，合并如下2种或更多MRI特征时可提示恶性肿瘤：边界不清或浸润周边，瘤周水肿，最大径大于5 cm，T1加权像

和T2加权像中混杂信号[9]。DTI中低弥散系数（ADC）提示为恶性，而在DTT中，会出现部分或全部纤维束破坏[10]。即便缺乏这些结果，对于肿瘤体积快速增大、变为进行性疼痛或出现新的神经功能缺损的患者，也要高度怀疑恶性肿瘤。

7.5 总结

MRN在周围神经疾病的诊断中扮演关键角色，有利于帮助确认某个状态的病因、确诊、定位、识别病理过程，提供可改变治疗选择或手术方案的决定性信息。

参考文献

[1] Chhabra A. Peripheral MR neurography: approach to interpretation.Neuroimaging Clin N Am. 2014; 24(1):79–89

[2] Seddon HJ. Three types of nerve injury. Brain. 1943; 66(4):237–288

[3] Sunderland S. A classification of peripheral nerve injuries producing loss of function. Brain. 1951; 74(4):491–516

[4] Andreisek G, Crook DW, Burg D, Marincek B, Weishaupt D. Peripheral neuropathies of the median, radial, and ulnar nerves: MR imaging features. Radiographics. 2006; 26(5):1267–1287

[5] Chhabra A, Andreisek G, Soldatos T, et al. MR neurography: past, present, and future. AJR Am J Roentgenol. 2011; 197(3):583–591

[6] Lehmann HC, Zhang J, Mori S, Sheikh KA. Diffusion tensor imaging to assess axonal regeneration in peripheral nerves. Exp Neurol. 2010;223(1):238–244

[7] Ahlawat S, Chhabra A, Blakely J. Magnetic resonance neurography of peripheral nerve tumors and tumorlike conditions. Neuroimaging Clin N Am. 2014; 24(1):171–192

[8] Li CS, Huang GS, Wu HD, et al. Differentiation of soft tissue benign and malignant peripheral nerve sheath tumors with magnetic resonance imaging. Clin Imaging. 2008; 32(2):121–127

[9] Wasa J, Nishida Y, Tsukushi S, et al. MRI features in the differentiation of malignant peripheral nerve sheath tumors and neurofibromas. AJR Am J Roentgenol. 2010; 194(6):1568–1574

[10] Chhabra A, Thakkar RS, Andreisek G, et al. Anatomic MR imaging and functional diffusion tensor imaging of peripheral nerve tumors and tumorlike conditions. AJNR Am J Neuroradiol. 2013; 34(4):802–807

8 超声技术在周围神经外科中的应用

作者　Maria Teresa Pedro，Ralph W. König
译者　高攀　赵恺

摘要

高频超声（HFU）已经成为周围神经外科必不可少的诊断工具。技术的进步使其能以极高的分辨率显示周围神经，精度达到 500 μm。尤其在卡压性神经病变手术处理失败的病例，高频超声能捕捉术后神经的形态改变（如瘢痕、神经纤维扭曲、部分神经瘤、囊肿等），为再次手术提供必要的评估信息。

高频超声能快速显示受损神经结构的完整性的破坏，因此这项技术改变了周围神经创伤治疗的时间窗。术中高频超声能让手术医生在神经重建术中快速可视化区分组织和病变，直接影响术者的手术决断，术者能充分观察受损神经并采取最佳的显微手术技术。

论及周围神经肿瘤的诊断价值，磁共振成像（MRI）虽然是金标准，但也时常发生误诊，尤其是诊断一些罕见的神经肿瘤时。

多模态超声（高能多普勒、超微血管成像、对比增强超声）可提供额外的形态学信息，但需要专家和相关研究进一步评估这些结果。

8.1 简介

超声作为诊断工具在医学领域的普遍应用可以追溯到 20 世纪 60 年代。然而，直到 1988 年，Fornage 才首次描述了周围神经的超声可视化[1]。现如今，由于超声换能器（探头）技术和图像处理软件（即复合成像，组织谐波成像）的不断联合发展，高频率/高分辨率超声（HFU/HRU）已成为周围神经疾病广为应用的诊断工具[2]。特别是其术中应用能为周围神经外伤和肿瘤手术提供非常宝贵的额外信息[3]。

如今，除了疾病病史、完整的临床查体和电生理学检测以外，超声检查也已被视为诊断周围神经病变的重要标准。超声相比磁共振神经成像（MRN），能够为神经内科医生或神经外科医生提供一种即时方便且更深入的神经组织显示方法，包括神经周围的软组织。

8.2 如何开始（基本原则）

了解超声技术需要知道的一个基本原理是：高频率（17~15 MHz，图 8.1）超声能进行高分辨率成像但同时意味着较低的组织穿透能力。表浅的周围神经组织的超声可视化是完全可行的。然而，若要呈现深部的神经组织（如坐骨神经），低频率探头（10~12 MHz）则必不可少。

行超声检查时，笔者建议横向扫描获取横断面超声图像。神经组织和肌腱在扫描起始阶段是很难区分的（比如腕部的

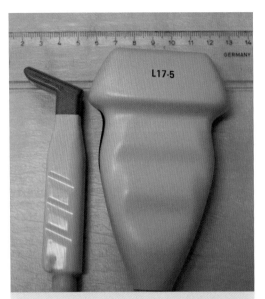

图8.1 左侧为15 MHz换能器探头，俗称"冰球杆"；右侧为17 MHz换能器探头

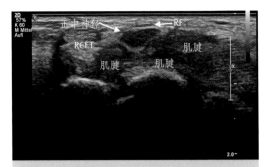

图8.2 正中神经的横向平面图像。RCFT：桡侧腕屈肌腱，RF：屈肌支持带

正中神经）（图8.2）。但随着超声探头角度的变化，神经组织的形状不会发生改变，但是肌腱的信号会呈现高回声或低回声。正常周围神经的典型图像在横断面上显示为蜂窝状，因其单个神经束是低回声的，但它们被高回声的神经束膜包围。整个神经组织又被显示为高回声的神经外膜包裹。值得注意的是，实际解剖层面上的神经束数量要比高频率超声显示的神经束数量多得多，二者在数量上并非相等。

检查者需要在相关的解剖区域开始超声扫描，通常为神经比较表浅或临床典型骨性标志，举例如下。

- 正中神经：腕管/手腕部。
- 尺神经：肘管/肘部。
- 桡神经：肱骨/中上臂。
- 腓神经：腓骨/膝关节。
- 胫神经：跗管/内踝。

高分辨率超声是一种动态检查。对神经的整体检查或者至少沿其走行进行一般神经追溯是非常重要的，有时还需要将患侧与健侧进行比对。检查时通过适当增加探头对组织的压力可以刺激产生Tinel征；嘱患者伸屈肘部，高频率超声可以看到尺神经部分异位或完全异位。最后同样重要的一点是，高分辨率超声还可以评估不同周围组织（即肌肉、骨骼和肌腱）的结构，尤其是在创伤时。

注意

高频率意味着低组织穿透性。
从解剖学相关区域的横断面开始检查。
高分辨率超声是一种动态检查方法，需要不停地移动探头。

8.3 压迫性神经病变

8.3.1 上肢的压迫性神经病变

值得注意的是，腕管和肘管综合征（CTS和CUTS）是最常见的神经卡压综合征，必要的临床检查和电生理学检测通常已经足够了。然而，如果有必要对受损神经进行可视化检查，比如存在可疑的复发情况，高分辨率超声是最合适提供额外形态学信息的诊断工具。

回顾发展史，第一次涉及腕管和肘管综合征（CTS 和 CUTS）的高分辨率超声研究是在 1991 年，即 Fornage 首次用超声描述神经结构仅 3 年后，Buchberger 及其同事发表了他们在 CTS 患者中的研究结果[4]。研究指出，患者腕部正中神经在进入神经卡压区域之前出现了肿胀，并推测这种肿胀发生的病理学原因可能来源于周围神经滋养血管的压迫，其结果导致病变区域的局部缺血和静脉充血，而进一步引发了神经水肿[5]。这种反常神经区域必须与神经的近端或远端部分区域进行比对。如果比例是 2 : 1，可以推测为假性神经瘤（图 8.3）。Kele 等[6]通过超声从患有 CTS 的患者中检查了 110 条正中神经，其横截面积（CSA）大于 0.11 cm^{2}被认为对 CTS 的诊断具有高度可预测性（灵敏度 89.1% 和特异性 98%）。因此，HRU 的诊断准确性与 CTS 中的电生理学研究相当[7]。另一组研究报道，通过将HRU 与神经传导研究相结合，针对 CUTS患者的诊断敏感性和特异性可分别增至98% 和 91%[8]。

对于上肢的其他罕见卡压综合征，如旋后肌综合征、胸廓出口综合征、Guyon 综合征等，高分辨率超声 HRU 更为重要，它能提供更多有效的信息（囊肿、脂肪瘤、颈肋骨的存在），而这些问题

电生理检查通常力不能及。

8.3.2 下肢的压迫性神经病变

下肢的卡压综合征十分罕见，但腓总神经和胫神经比较容易被神经内外的囊肿压迫。因此，高分辨率超声（HRU）对诊断和指导手术计划非常有帮助（图 8.4）[9]。甚至 Morton 趾间足底神经瘤也能呈现为一种球形肿胀。此外，股外侧皮神经（LFCN）出现增大的低回声区是髂神经痛患者髂前上棘卡压的标志，但由于此疾病患者常常伴随肥胖，因此通过高分辨率超声进行检查通常很困难[10]。超声引导的股外侧皮神经浸润治疗可选非手术治疗方案[11]。

8.3.3 复发性压迫神经病变

高分辨率超声（HRU）检查在卡压综合征复发病例中是非常重要且必要的。在确定再次手术之前，必须重新描述和评估术后的解剖形态变化，例如瘢痕、神经外膜纤维化（图 8.5）、部分神经瘤、囊肿、移位后神经扭结等。还可以比较手术前后假性神经瘤的横截面积。Tas 等[12]描述了无症状患者在 CTS 手术后横截面积有所减少，推测在减压术后，肿胀的正中神经是可复性的。

横截面积比例为 2 : 1 意味着假性神经瘤。高分辨率超声（HUR）对再次手术、上肢或下肢的罕见压迫性神经病变（如囊肿的检测）都非常有用。

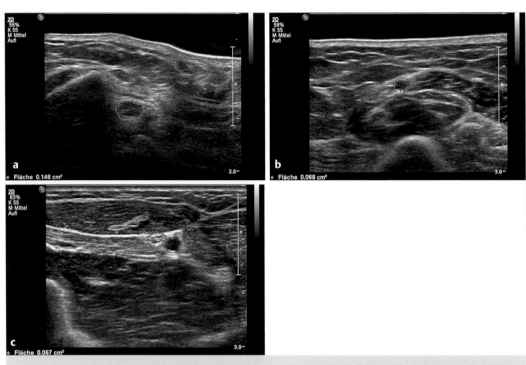

图8.3　CUTS 患者的尺神经横向平面。a.在内上髁水平，显示有0.146 cm²的低回声肿大区。b.在上臂中部，其横截面积为0.068 cm²。c.在尺骨动脉旁边的前臂中部，其横截面积为0.067 cm²

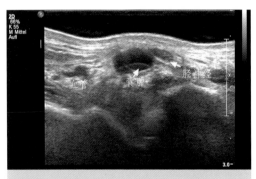

图8.4　内踝神经外膜囊肿旁边的胫神经

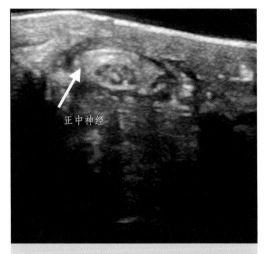

图8.5　CTS术后患者的正中神经显示出神经纤维化

8.4 创伤

8.4.1 术前高分辨率超声

高分辨率超声在周围神经手术中作用显著，尤其是周围神经损伤。

除了病史、临床检查和电生理学检查外，高分辨率超声还能提供损伤的神经节段及其周围组织（骨骼、肌腱、肌肉）的形态学信息。以前，临床检查和电生理检查是评估患者的唯一工具。虽然在某些情况下也会进行磁共振神经成像，然而在大多数存在骨接合材料的患者中，磁共振很难识别出神经结构。

现在，通过高分辨率超声，可以对受伤区域进行全面检查。肌腱、肌肉、骨骼、骨接合材料、血肿和神经都可以呈现[13]。

由于神经损伤的形态学特征可以被高分辨率超声显示和记录，该诊断工具在医源性神经损伤方面具有突出的作用（图8.6）[14]。

现在可以区分直接（锐性切割）和间接神经损伤（瘢痕组织、骨接合材料、血肿引起的压迫）[15]。明确原因并记录神经损伤的确切定位，这使得医生能够正确进行手术决策，判断是应该手术还是保守治疗以期恢复神经再支配[16]。除此之外，手术入路和皮肤切口的设计也可以进行精确定位（图8.7）。

锐性切割导致的神经断裂，高分辨率超声显示残端神经瘤为较大的低回声区域（图8.8）。通过测量它们之间的距离，可以确定所需的移植神经长度，并据此在早期实施手术。

间接神经损伤导致的功能缺损其表现可能并不典型，因此往往很难决定是否应采取外科干预。高分辨率超声的形态学发现有助于医生理解致病机制并更好地评估神经损伤。受损的神经可能会失去其束状结构并变得肿胀，因此产生低回声区，神经外膜可能纤维化，瘢痕组织也会导致压迫（图8.9）。

8.4.2 术中高分辨率超声

高分辨率超声中的高频换能器探头（如17 MHz探头）可以实现高达500 μm的空间分辨率，但组织穿透仅限几厘米。因此检查因淋巴水肿或血肿导致肿大的四肢时，组织鉴别就会变得很困难。Lee是第一个在术中使用高分辨率超声直接定位原位神经瘤的人[17]。为了追求最大空间分辨率的应用，我们研究组在2011年评估了术中高分辨率超声（iHRU）记录的创伤性神经损伤节段。在神经外松解术后，将受伤的神经节段包埋进无菌超声凝胶垫中，通过15或17 MHz换能器探头观察神经的受损部位（图8.10）。将图像与复合神经动作电位（cNAP）的结果进行比较，

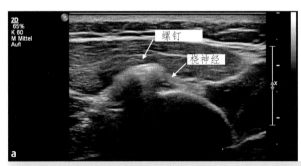
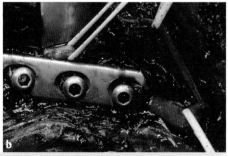

图8.6　a.术前超声显示桡神经在螺钉下的确切位置。b.左肱骨骨折后切开复位内固定的术中图片，桡神经位于螺钉下方

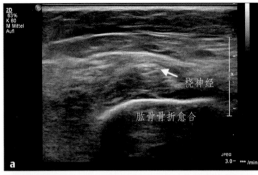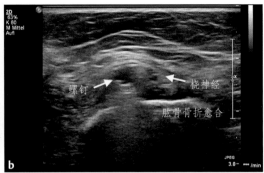

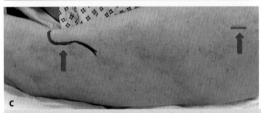

图8.7　肱骨骨折切开复位内固定术后手伸展受限患者。a.骨接合材料上方的桡神经的横截面。b.桡神经的横截面在螺钉上滑动，螺钉如同杠杆枢轴。c.通过术前高分辨率超声进行损伤定位并规划手术切口（红线和红色箭头：手术瘢痕，肘关节神经损伤的预测位置；黑线：新切口）

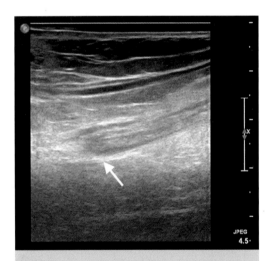

图8.8　10岁儿童的坐骨神经（残端）纵向解剖扫描

并且在神经瘤切除的病例与组织病理进行比较。结论证明形态学改变与术中 cNAP 记录相关，因此也与功能关系密切[3]。

在部分神经再生的情况下，外科处理神经连续性神经瘤是十分具有挑战性的。

即使通过显微手术充分暴露术野，累及所有内在结构的神经瘤也难以与部分性神经瘤区分。通常，不同阶段神经瘤的形态变化相互融合，因此暴露出来的均是完整的复合性病变。通过术中高分辨率超声检测，病变神经节段的内部结构将变得清晰可见，并且通过这种方式直接影响外科手术操作（表8.1）。

如今，高分辨率超声是周围神经外科手术期间手术室的常驻设备。

总体说来，术前和术中高分辨率超声相互配合，二者都在不同程度上改变了周围神经外科手术，尤其是创伤性神经病变。它作为诊断工具与电生理诊断、临床检查互为补充。这些手段的配合应用使我们能够获得更多关于病变神经形态功能的重要信息。

神经创伤流程图（图8.11）中显示了

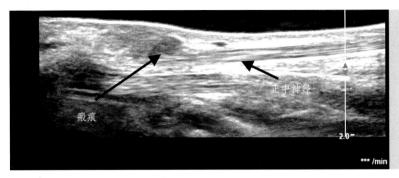

图8.9 纵向扫描可见瘢痕组织挤压下方的正中神经

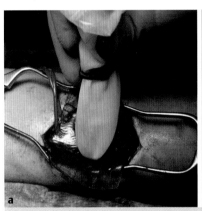
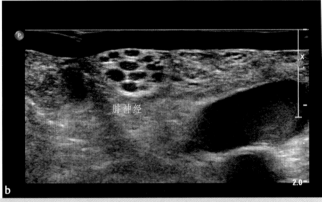

图8.10 术中高分辨率超声。a.用无菌手套包裹的15 MHz探头检测包埋于无菌凝胶垫中的尺神经。b.术中高分辨率超声通过17 MHz换能器显示的腓神经,其蜂窝结构清晰可见

这2种技术的应用路径。

注意

术前高分辨率超声能在早期定位描绘神经损伤。

术中高分辨率超声有助于确定不同状况下应采用的最佳显微外科技术。

8.5 肿瘤

周围神经肿瘤(PNT),尤其是神经鞘瘤和神经纤维瘤,各占所有软组织肿瘤的5%。迄今为止,磁共振成像(MRI)一直是诊断的金标准。然而对于一些罕见的周围神经肿瘤,磁共振成像也经常误诊[18]。虽然各类磁共振序列也在不断发展,但即使是MR增强神经成像、弥散张量成像,以及18F-氟脱氧葡萄糖正电子发射断层扫描(FDG-PET)也不能明确鉴别良性和恶性周围神经鞘瘤(BPNST和MPNST)[19,20]。目前,高频超声已经有望成为更有效的诊断手段,但是对于周围神经肿瘤,迄今只有少数已发表的研究,经验依然有限[21,22]。

我们研究组于2010年首次开始在周围神经肿瘤手术中应用高频超声技术。第一步使用高频换能器探头(17MHz)通过高达500μm的分辨率来获得最丰富的形态学信息。

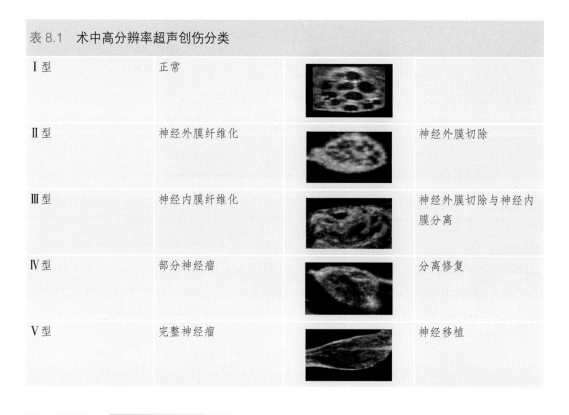

表8.1 术中高分辨率超声创伤分类

Ⅰ型	正常		
Ⅱ型	神经外膜纤维化		神经外膜切除
Ⅲ型	神经内膜纤维化		神经外膜切除与神经内膜分离
Ⅳ型	部分神经瘤		分离修复
Ⅴ型	完整神经瘤		神经移植

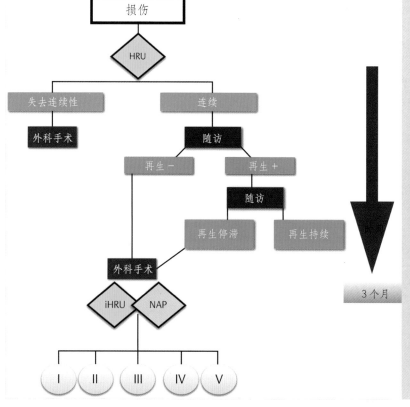

图8.11 神经创伤流程图。在创伤性神经损伤的情况下，应尽快进行高分辨率超声以检查神经纤维的连续性。依据神经组织的再生情况，应该早期进行手术干预。术中高分辨率超声可以明确神经损伤，并与神经动作电位监测一起，确定其神经损伤的创伤分类（Ⅰ~Ⅴ型）。HRU：高分辨率超声，iHRU：术中高分辨率超声，NAP：神经动作电位

最终，通过超声检查，我们描述了3个不同的组（A~C）。

在第一组中，超声显示神经出现扩大的低回声束。它们的内部结构本身可以辨认（图8.12）。在对一个显著的分支进行活组织检查后，病理提示非常罕见的实体肿瘤（如淀粉样瘤和神经束膜瘤）或者肿瘤样病变（如多灶性获得性脱髓鞘感觉和运动神经病，MADSAM）。

第二组包含一例巨大的坐骨神经，术中高分辨率超声显示为巨大、致密、扩大的等回声束。2015年，超声检查揭示了这一特殊病例令人印象深刻的结果，组织病理学结果鉴定为B细胞淋巴瘤。迄今为止，第二例淋巴瘤也以相同标准用超声技术检测出来（图8.13）。

第三组病例尽管术中高分辨率超声显示该组病例没有大的差异，但在病理检查中出现严重的异质性。病变神经显示出较大的低回声肿瘤，并且没有神经束因此移位或者本身难以分辨。囊肿或具有高回声实质部分的区域也能观察到。陈旧的良性神经鞘瘤及恶性周围神经鞘瘤几乎难以区分（图8.14）。

然而，根据不同的病理结果，手术治疗的策略会有很大差异，从严格神经保护前提下切除肿瘤实体（例如神经鞘瘤），到针对一条神经分支做活组织检查（例如神经束膜瘤），再到预估功能丧失的情况下进行瘤化神经全切术（例如

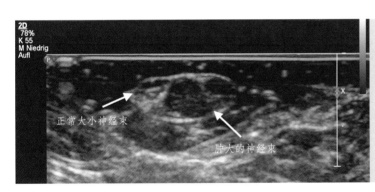

图8.12　尺神经的横截面，在较小的正常神经旁边显示为扩大的低回声束状结构，此为典型的淀粉样瘤

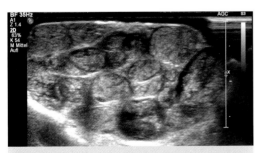

图8.13　坐骨神经B细胞淋巴瘤的横截面。神经分支呈现扩大的、密集的等回声区，内部结构清晰可辨

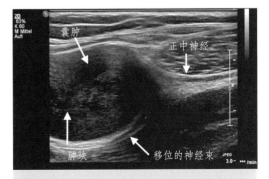

图8.14　正中神经神经鞘瘤的纵向高分辨率超声图像。低回声囊性肿瘤未导致病变神经束的移位，肿瘤组织中没有可见的神经束

MPNST）。到目前为止，提高诊断准确性以便正确进行术前分类仍然是大家期待许久的目标。由于在高频超声中有着组织穿透能力的限制，现有正在进行的研究中，

更先进的超声模式如对比增强超声、高能多普勒和超微血管成像正被用于周围神经肿瘤的鉴别诊断（图 8.15）[21,23]。

> **注意**
>
> 磁共振成像是诊断周围神经肿瘤的金标准。鉴别周围神经肿瘤的多模态高分辨率超声正在研发中。

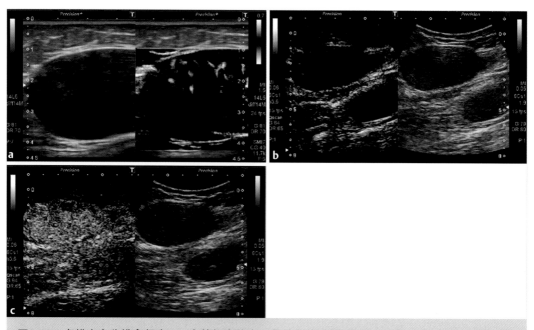

图8.15 多模态高分辨率超声。a.术前超声检查坐骨神经的神经鞘瘤（左侧），配合超微血管成像检查相同的部位，显示肿瘤上部的正向灌注（右侧）。b.术中对比增强超声检查2个神经鞘瘤，直接应用静脉显影，显示无内在增强。c.20 s后同一患者，显示出同质的完全增强

参考文献

[1] Fornage BD. Peripheral nerves of the extremities: imaging with US.Radiology. 1988; 167(1):179–182

[2] Beekman R, Visser LH. High-resolution

sonography of the peripheral nervous system – a review of the literature. Eur J Neurol. 2004; 11 (5):305–314

[3] Koenig RW, Schmidt TE, Heinen CP, et al.

Intraoperative highresolution ultrasound: a new technique in the management of peripheral nerve disorders. J Neurosurg. 2011; 114(2):514–521

[4] Buchberger W, Schön G, Strasser K, Jungwirth W. High-resolution ultrasonography of the carpal tunnel. J Ultrasound Med. 1991; 10 (10):531–537

[5] Bodner G. Nerve compression syndromes. In: Peer S, Bodner G, eds. High-Resolution Sonography of the Peripheral Nervous System. Berlin: Springer-Verlag; 2008:71–122

[6] Kele H, Verheggen R, Bittermann HJ, Reimers CD. The potential value of ultrasonography in the evaluation of carpal tunnel syndrome. Neurology. 2003; 61(3):389–391

[7] American Association of Electrodiagnostic Medicine, American Academy of Neurology, and American Academy of Physical Medicine and Rehabilitation. Practice parameter for electrodiagnostic studies in carpal tunnel syndrome: summary statement. Muscle Nerve. 2002; 25(6):918–922

[8] Beekman R, Van Der Plas JP, Uitdehaag BM, Schellens RL, Visser LH. Clinical, electrodiagnostic, and sonographic studies in ulnar neuropathy at the elbow. Muscle Nerve. 2004; 30(2):202–208

[9] Visser LH. High-resolution sonography of the common peroneal nerve: detection of intraneural ganglia. Neurology. 2006; 67(8):1473–1475

[10] Onat SS, Ata AM, Ozcakar L. Ultrasound-guided diagnosis and treatment of meralgia paresthetica. Pain Physician. 2016; 19(4):E667–E669

[11] Tagliafico A, Serafini G, Lacelli F, Perrone N, Valsania V, Martinoli C.Ultrasound-guided treatment of meralgia paresthetica (lateral femoral cutaneous neuropathy): technical description and results of treatment in 20 consecutive patients. J Ultrasound Med. 2011; 30(10):1341–1346

[12] Tas S, Staub F, Dombert T, et al. Sonographic short-term follow-up after surgical decompression of the median nerve at the carpal tunnel: a single-center prospective observational study. Neurosurg Focus. 2015; 39(3):E6

[13] Kele H. Sonographie der peripheren Nerven. In: Reimers CD, Gaulrapp H, Kele H, eds. Sonographie der Muskeln, Sehnen und Nerven. Köln: Deutscher Ärzteverlag; 2004:271–280

[14] Antoniadis G, Kretschmer T, Pedro MT, König RW, Heinen CPG, Richter HP. Iatrogenic nerve injuries: prevalence, diagnosis and treatment. Dtsch Arztebl Int. 2014; 111(16):273–279

[15] Gruber H. Traumatic nerve lesions. In: Peer S, Bodner G, eds. Highresolution sonography of the peripheral nervous system. Berlin: Springer-Verlag; 2008:123–149

[16] Gruber H, Glodny B, Galiano K, et al. High-resolution ultrasound of the supraclavicular brachial plexus–can it improve therapeutic decisions in patients with plexus trauma? Eur Radiol. 2007;17(6):1611–1620

[17] Lee FC, Singh H, Nazarian LN, Ratliff JK. High-resolution ultrasonography in the diagnosis and intraoperative management of peripheral nerve lesions. J Neurosurg. 2011; 114(1):206–211

[18] Kransdorf MJ, Murphey MD. Radiologic evaluation of soft-tissue masses: a current perspective. AJR Am J Roentgenol. 2000;

175(3):575–587

[19] Koenig RW, Coburger J, Pedro MT. Intraoperative Findings in Peripheral Nerve Pathologies. In: Prada F, Solbiati L, Martegani A, DiMeco F, eds. Intraoperative Ultrasound (IOUS) in Neurosurgery: From Standard B-mode to Elastosonography. Heidelberg: Springer; 2016:71–79

[20] Ferner RE, Golding JF, Smith M, et al. [18F]2-fluoro-2-deoxy-Dglucose positron emission tomography (FDG PET) as a diagnostic tool for neurofibromatosis 1 (NF1) associated malignant peripheral nerve sheath tumours (MPNSTs): a long-term clinical study. Ann Oncol. 2008; 19(2):390–394

[21] Pedro MT, Antoniadis G, Scheuerle A, Pham M, Wirtz CR, Koenig RW. Intraoperative high-resolution ultrasound and contrast-enhanced ultrasound of peripheral nerve tumors and tumorlike lesions. Neurosurg Focus. 2015; 39(3):E5

[22] Capek S, Hébert-Blouin MN, Puffer RC, et al. Tumefactive appearance of peripheral nerve involvement in hematologic malignancies: a new imaging association. Skeletal Radiol. 2015; 44(7):1001–1009

[23] Loizides A, Peer S, Plaikner M, Djurdjevic T, Gruber H. Perfusion pattern of musculoskeletal masses using contrast-enhanced ultrasound: a helpful tool for characterisation? Eur Radiol. 2012; 22(8):1803–1811

9 神经损伤的外科修复：神经松解术和神经移植或套管吻合术

作者　Sudheesh Ramachandran，Rajiv Midha
译者　张复驰　赵恺

摘要

周围神经的损伤是毁损性的，处理起来也十分复杂。目前显微外科修复是治疗的主要方式,包括直接修复、神经移植技术、神经转移技术和神经套管技术。本章节主要阐述了各种手术修复的技术细节，并批判性地分析了不同手术方式的选择依据。未来，组织工程学的进步带给人们新的希望，也将给现有神经损伤的外科修复技术及处理策略提供良好的补充甚至替代。

9.1 简介

周围神经损伤（PNI）在创伤患者中十分常见，发生率约 2.8%[1]。其中大多数是由于机动车事故或在家 / 工作场所受伤而造成的，往往导致严重而永久的后遗症和残疾。许多国家严格执行安全带和安全帽的使用制度，大大降低了死亡率，但令我们担忧的是，同时也增加了周围神经损伤的发生率[2]。目前，我们对周围神经损伤的理解大多来自 20 世纪第一次和第二次世界大战的经历。然而,早在公元 7 世纪，埃伊纳岛的 Paul 医生就描述了神经损伤及神经再生的概念。1850 年，Augustus Waller 描述继发性轴突和髓鞘变性，阐明了神经损伤的病理生理学[3]。Cruikshank 在 1795 年首先报道了第一例手术修复后神经再生成功的病例。Heuter 和 Mikulicz 分别在 1871 年和 1882 年描述了最早的神经外膜缝合和神经缝合技术[4]。1876 年，Albert 开创了神经移植手术的先河，填补了空白。1884 年，Loebke 详细阐述了骨短缩手术，以减轻修复过程中的神经紧张。这些技术中有许多在 20 世纪得到了进一步的改进，引领了 PNI 治疗领域的巨大进步。

到目前为止，周围神经损伤的临床康复诊疗尚不完善。目前少数几个已知影响预后的因素主要包括修复的时间、损伤的严重程度、神经束状解剖和重新排列、损伤的机制、患者的年龄和并发疾病以及早期的心理压力。外科医生的技术水平以及所使用的手术技术也是影响功能恢复的关键因素之一[5~7]。各种周围神经修复的外科技术都来源于大量动物模型中所收集的信息。本章主要提供目前用于周围神经修复的外科技术的概述，将会对神经移植技术、神经套管技术，以及最新的进展如细胞水平的支持疗法进行着重讲解。

9.2 评估与方法

临床诊断周围神经损伤后，应对神经的损伤进行全面评估。因为后续的治疗策略很大程度上取决于神经损伤的类型。现在，我们知道在神经损伤发生后，一系列神经再生的级联反应随之开始。当神经元被破坏时，每个轴突形成几个丝状伪足，丝状伪足稳定而缓慢地向远端神经残端推进，试图跨越神经间隙。恢复时间取决于再生速度，平均为 1 mm/d[8]。当神经内膜鞘管保存完整（单纯轴突断伤）时，极有可能通过一个不受限制的神经再生机制达到十分满意的神经再生效果。然而，当神经内膜鞘管发生部分或完全破裂时，前进和再生的轴突常常会与被破坏的内部结构以及瘢痕组织纠缠在一起，形成连续性神经瘤。轴突断伤的恢复很大程度上取决于再生的神经轴突能否不受瘢痕过程的影响，重新桥接间隙并保留神经结构及功能连续性。神经失用症一般可以自行恢复，而神经断伤则需要外科手术干预。在复杂的临床场景中，多种程度和类型的损伤可以共存，这给治疗带来了挑战。

神经损伤修复手术时机的选择主要取决于神经损伤的类型、伤口的情况以及神经床的血液供应情况[9,10]。伴有神经功能缺损的神经撕裂伤，神经横断的可能性相当高，建议早期手术治疗。这类损伤常由刀伤、玻璃割伤或剃须刀片造成。Spinner 和 Kline 建议，在出现以上严重锐器伤的情况下，应在 72h 内采取神经端端吻合来进行修复[10]。另一方面，钝性神经断裂伤的最佳干预时机为伤后 3~4 周，此时神经瘤以及瘢痕组织结构最为清晰，切除神经瘤及瘢痕组织后，根据情况选择是否采用神经移植技术来将损伤的神经重新连接。如果早期

探查发现了周围神经的此种损伤，可以将挫伤的、不规则的神经末端缝合在邻近的筋膜或肌层上以减少神经的收缩，有助于对损伤神经的择期行端端吻合修复。而对于存在牵拉损伤、部分神经缺损、感染创面和全身状况不佳的患者，建议延迟探查修复神经。通常在伤后的 3~4 个月进行神经的修复，以便观察患者有无自我修复的可能，并且可以通过一系列临床症状观察和电生理检测完成神经功能的评估[11]。当没有神经组织丢失，神经末梢可以在不过度牵拉的情况下接近时，应尝试端端吻合修复。如果损伤导致的缺损小于 3cm，可以尝试自体神经移植或神经套管技术，而在较大缺损的神经损伤中，建议采用自体移植（偶尔采用同种异体移植）[12]。神经转移修复特别适用于臂丛损伤、孔内近端损伤、脊神经根撕脱伤，以及迟发性损伤和臂丛损伤复发的病例，相关内容将在其他章节中详细讨论。

9.3 周围神经修复的基本原则

神经损伤修复的基本原则首先基于以下几点：对肢体和周围神经的大体解剖有全面的了解，临床评估包括详细的病史和完整的体格检查、电生理检查研究和相关成像（高频超声和磁共振神经成像）。在确定神经损伤类型并制订手术计划后，应充分告知患者手术方式和预期结果。正确的肢体体位、压力点衬垫及手术中充分暴露病变神经，以及远端肌肉功能的评估是

至关重要的。手术过程中应采取显微外科技术，包括使用显微外科手术器械和手术显微镜或放大眼镜。麻醉过程中应使用短效肌松剂，以便使用术中刺激器来测试术中神经刺激引起的肌肉收缩。除受损神经的损伤区外，还应仔细地充分暴露损伤的近、远端。如前所述，受损的神经必须切除，直到观察到正常的束状结构，因为除非接近健康组织，否则修复将失败。残端切面表面的出血可以用一块凝胶泡沫或肌肉控制，而动脉性出血可以在显微镜下以细尖双极电凝控制。总之，完美的神经修复必须包括4个方面：①彻底清创至健康的神经组织；②无张力的神经复位；③神经束序列端端对齐；④神经断端无创、稳固的吻合[13]。

9.4 神经松解术

神经松解术在周围神经损伤的外科修复中具有重要意义。在本章节中，作者所指的神经松解术是神经外膜外的松解术，其本质是将外膜外剥离，使神经从瘢痕形成的压迫中释放出来，特别是在延迟探查的病例中，神经松解术显得更加重要。完美的神经松解可以将神经充分游离，是任何形式的神经吻合手术前的关键步骤。在神经松解术之前，必须充分暴露损伤神经节段及其近端和远端。最好从神经的正常节段向损伤部位进行解剖松解。充分的神经松解并构建健康的带蒂周边结构，可以明显改善神经的血供，从而提高神经修复的成功率。

9.5 直接修复

这种类型的修复适用于神经损伤断端

间隙小、可以基本无张力吻合的患者。当损伤的神经仅为运动或感觉神经，以及神经内结缔组织相对较少时，神经修复的效果较好[14]。采取神经直接修复的患者应该严格遵循相关技术原则。在手术暴露过程中，最重要的莫过于充分显露相关的神经、血管和肌肉骨骼结构。如前所述，神经周围松解术应在不造成神经二次损伤的情况下进行。修复时应尽量减小张力。许多学者报道，张力过大对神经血管和功能修复是不利的[15~17]。由于神经的弹性，在每次修复中都可以接受有一定程度的张力，然而，可接受的张力的大小并没有明确定义。De Medinaceli团队认为，如果用9-0缝线以简单缝合来进行神经端端吻合无法成功，则提示存在神经吻合张力过大的可能[18]。当修复部位存在张力过大的情况时，应选择神经移植。

9.5.1 端端吻合修复

这是最广泛使用的神经直接修复技术之一。许多外科医生描述了实现端端吻合修复的不同技术。

- 神经外膜修复：这种技术通常用于神经近端有尖锐损伤而没有神经组织损失的情况，也可用于部分损伤但神经束对合良好的情况。对于单个束状和弥漫性成组多束状神经损伤的修复是非常有效的[19]。此种方法主要的目标是在没有张力的情况下恢复神经残根的连续性以及神经束的正确排列。正确的神经束方向通过对合外膜的纵向血管排列来确定[20]。在显微镜下，用 8-0 或 9-0 尼龙线缝合。首先，在神经外膜分开 180° 位置缝合 2 根定位线，以免在神经吻合过程中发生旋转移位。避免损伤神经束膜非常重要，当然，在缝合时应注意用少量的神经外膜内层组织进行正确的神经束对合。第一针缝合后，用细止血钳等工具夹住尾端，以便另一边神经以正确的方向吻合。为了增加吻合的强度，可以在距初始缝合线 90° 的地方进行间断缝合。通常以最少的缝合针数（通常为 4 条）进行精确对合，以确定正确的神经吻合方向，减少愈合过程中瘢痕的形成[19,21]。许多外科医生使用纤维蛋白胶加强修复，以进一步减少微缝合线的数量。

- 分组束状修复：该技术用于既有运动神经元又有感觉神经元的复合性神经的修复。在此种复合神经中，具有特定功能的神经元包裹成束状，易于识别（如腕部尺神经、肘部以上桡神经发出骨间后神经和桡神经浅感觉支前）。与神经外膜修复相反，成组束状修复是一种更精确但技术要求更高的吻合修复方法。切除受损的神经末梢是准确显露神经束解剖的必要步骤。外部的神经外膜翻出后梳理神经束。束间神经外膜和神经束膜采用 8-0~10-0 尼龙线缝合，实现束间吻合。如前所述，每组吻合的神经束以不超过 2~3 条缝线吻合是减少瘢痕的首选方法[22]。由于束间神经外膜不

如神经外膜坚硬，必须将修复部位的张力尽可能减小。过度的张力也可能导致神经束排列不当和瘢痕增多。

- 束状修复：此技术用于修复清洁的神经撕裂伤，神经受到部分损伤，运动神经束和感觉神经束可以很容易地识别出来，束状修复可以起到良好的修复效果。这涉及单个神经束的吻合以达到精确对合，因此这是一个技术上更困难的修复。在完成束间神经外膜的解剖后，用神经束膜上的 Fontana 螺旋带来识别特定的神经束。这些条带有助于维持神经束的束状结构和弹性[23]。若神经束边缘有束膜内容物突出，缝合前应仔细修剪。外膜剥离的长度大约是神经横截面直径的 2 倍。应注意保护周围的神经旁组织，它含有血管，可以用来覆盖修复部位。束状吻合是在高倍显微镜下通过显微缝合技术来实现的，通常采用 2~3 针 10-0 或 11-0 尼龙缝合线，间隔 120°~180° 进行束膜显微缝合。在缝合过程中避免损伤神经内膜是非常重要的。过度的张力会使神经束间的内容物向外侧突出，同时可能导致 Fontana 螺旋带消失[23]。如果在修复过程中出现这种情况，外科医生应重新评估修复部位的张力。与神经外膜修复不同，成组束状修复和束状修复提供了更好的神经束排列，从而减少轴突吻合方向错误的发生（图9.1）。然而，这项技术所涉及的额外的解剖和增加的缝合线可能会导致瘢痕增加

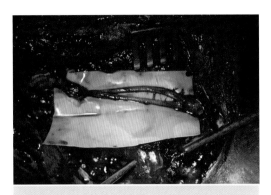

图9.1　术中图片显示神经修复手术中匹配的神经束的吻合，以促进神经功能的恢复

和血液供应中断[20,21]。研究发现，单独或分组束状修复技术与单纯神经外膜修复相比，在功能预后方面没有显著差异[24~26]。

9.5.2 端侧吻合修复

端侧吻合全称神经端侧吻合术，是指将被切断神经的远端残端（称为受体神经）连接到完整的相邻或邻近神经（称为供体神经）的一侧的神经吻合修复方法。这项技术在感觉神经转移和面神经再生方面特别有用。该技术的优点是没有长度限制，而且在不损害供体神经功能的前提下，可以恢复损伤的神经。受体神经功能恢复的机制尚不完全清楚。Rovak 等认为，来自供体轴突的神经纤维在神经吻合的准备过程中受损[27]。Zhang 等在双标记研究的基础上发现在未受损的供体神经上有侧支神经纤维的形成[28]。

自 1992 年 Viterbo 等引入端侧吻合修复以来，许多端侧吻合修复的研究表明，端侧吻合修复的临床效果较差至一

般，极少完全令人满意。然而，Mennen 报道了在 50 例不同的周围神经损伤患者中显示出良好的感觉或运动恢复效果。结果显示，在面部重建过程中，采用间置跳跃式移植术端侧吻合面神经与舌下神经，取得了良好的效果[29,30]。该技术也用于腓肠神经切除后感觉异常的修复，以及膈神经与臂丛的连接，效果良好。尺神经损伤后神经间隙以正中神经为供体神经，以端侧吻合修复连接，此外，膈神经、脊髓副神经神经再生、掌指神经移位、选择性臂丛损伤病例也可采用此种方法修复。Viterbo 和 Ripari 报道，当他们试图恢复截瘫患者的下肢感觉时，通过采用腓肠神经移植端侧吻合连接损伤部位上方的肋间神经和坐骨神经，从而减少形成压疮的机会，取得了良好的效果[31]。然而，Bertelli 和 Ghizoni 报道，使用该技术修复桡神经、C5 或 C6 神经根断裂和腓总神经病变的效果较差[32]。现在看来，端侧吻合修复只适用于特定和有限的临床情况。

在显微镜下，充分解剖游离受体神经，在供体神经形成一个与受体神经末梢大小相匹配的小的神经外膜窗。与其他技术一样，受者神经残端上的任何终末神经瘤都应切除，并在吻合前正确地充分显露健康的神经束，以 2~3 针显微缝合线间隔 180° 进行神经外膜缝合。

9.6 神经移植术

当直接修复可能导致修复部位过度紧张时，建议进行神经移植[33]。在过去，

神经延展、骨短缩、肢体体位和残端移动是用来缩短桥接间隙的一些操作，其中大多数现在已经过时。在目前的临床实践中，避免这种情况的理想选择是使用神经移植。神经套管技术可用于间隙较小（<3 cm），但缺损较大需要神经移植的情况[34,35]。劈裂或拆分修复是当神经受到部分损伤时或只有部分神经束受到损伤，其余部分相对完好的情况下可以使用的一种修复技术。它需要利用神经动作电位（NAP）描记将健康的神经束从受伤的神经束中分离出来。通常，神经动作电位可以在良好的神经束中记录下来，而在受伤的神经束中则没有。切除受损的神经束，直到正常的神经束解剖被显示出来，然后使用神经束间技术与移植物吻合[10]。

9.6.1 自体神经移植

　　虽然有许多方法可以桥接神经间隙，但只要有可能，首先会使用自体神经移植。多个技术原则影响神经移植的成功。仔细检查近端和远端神经残端，切除任何受损部分或神经瘤。纵向切开外膜，镜下仔细探查神经束。在这些纤维束周围的纤维化组织都应用锐器解剖去除。外科医生必须确保近端和远端神经残端是无张力的，即使是肢体在全范围移动的情况下。收获的移植物应保持湿润，并小心处理，以防止损伤。为了避免束间排列不整齐，束间组织回缩，束被类似于手指分组。感觉或运动神经束应尽可能精确地匹配并分别缝合（图9.2）。然而，这实际上只适用于远端神经。移植物的数目和长度分别取决于横截面积和桥接间隙的宽度。一般情况下，移植接驳的神经长度应比间隙长10%~20%，以提供回缩或萎缩的空间。移植物的横截面积最好小于受体神经。较小直径的移植物效果更好，因为较大的移植物破坏了其核心的血管，从而导致坏死和较大的瘢痕形成。小直径的神经可从它们的表面获得营养[36]。因此，采用多根小直径的神经移植大神经是理想的（图9.3）。缝合线通过宿主神经残端的外膜，

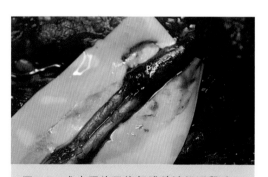

图9.2　术中照片示修复腓总神经近段（P）鱼口技术，采用2根腓肠神经移植物，包括所有出端轴突到达远端节段，以最大限度地恢复功能

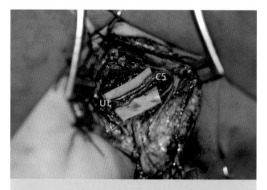

图9.3　术中照片显示了利用3根腓肠神经移植物，将C5神经根健康残端以及上干神经纤维（肩胛上神经、上干前后段)重新接合修复。本例患者C6神经根撕脱。UT：上干

以 180° 的间隔缝合到孤立的神经束的外膜和束膜，将移植物的横截面呈鱼嘴状展开。纤维蛋白胶可用来加强修复。手术结束时，外科医生必须重新检查所有的修复部位，重要的是把修复后的神经妥善安置在一个健康的富血管床上，以促进愈合和减少瘢痕。

临床上普遍认为，功能恢复的预后与移植物的长度成反比，使用较长的移植物所取得的功能恢复效果较差。这看起来似乎是理所当然的，但必须从另一个角度来看待。当神经组织缺失较大时，通常需要使用较长的移植物，而神经组织损失通常出现在大面积和近端神经的损伤中。同时，这种损伤中脊髓或背神经节中神经元的丢失，也将大大导致不良的功能恢复效果。因此，在更严重的损伤中通常使用较长的移植物，同时也会需要更长的神经恢复时间。Siemionow 等描述了神经修复的单束法。在实验模型中，单束修复大鼠坐骨神经，覆盖神经横截面积的 25%~59%，再生速度较快，功能效果较好。他们认为，这种技术通过减少移植材料的用量，减少了异物反应、神经内纤维化和供体部位功能缺失[37]。然而，临床应用尚未见报道。

常用的供体神经移植物有腓肠神经，肘上、肘下前臂内侧皮神经，肘下前臂外侧皮神经，桡神经浅感觉支，尺神经背皮支，股外侧皮神经。移植物的选择取决于神经损伤的部位和外科医生的偏好。在可能的情况下，应尽可能从同一肢体上取下移植物，以便在区域麻醉下进行手术，避免额外的切口（图 9.4）。然而大多数情况下，损伤部位没有足够长度的移植物，需要额外的切口和探查其他的区域，这会增加供体部位功能障碍的发生率、延长手术时间和增加伤口并发症的发生概率。此外，切除受损神经附近的神经可能会导致临床上无法接受的感觉功能丧失。

腓肠神经是最常用的供体神经移植物之一。它为小腿下 1/3 的后外侧以及足外侧和足跟提供皮肤感觉。它可以很容易地从小腿后外侧获取。腓肠神经近端直径 2.5~4 mm，远端直径 2~3 mm，有 9~14 束，由营养丰富的动脉和静脉供养，这有助于更快地重建移植物血管，并促进移植接合处的愈合。腓肠神经可以很容易地提供 30~50 cm 的移植物，使其成为修复大神经缺损的首选。患者取仰卧位，下肢内旋，髋部屈曲，膝关节屈曲，踝关节背屈。可以用纵向切口或多级切口来获得神经。这种手术的并发症包括小腿压痛、足外侧麻木、神经瘤形成和难以忍受的疼痛。在一项研究中，6.1% 的患者存在有临床症状的神经瘤，9.1% 的患者对足部麻木不满意[38]。

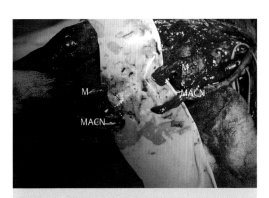

图9.4 损伤较大的邻近神经需要修复时，可以使用局部邻近的感觉神经。本例中正中神经（M）采用邻近的前臂内侧皮神经（MACN）移植重建

9.6.2 同种异体移植

在桥接间隙非常大自体移植无法满足时,可使用来自尸体供体的同种异体移植物[39]。通过同种异体移植,外科医生有无限长度的神经组织可供移植。它们为施万细胞再生宿主轴突提供引导和可行的供体。同种异体神经不像皮肤或肌肉那样具有免疫原性,但同样需要免疫抑制疗法来防止排斥反应。如果没有这些治疗,移植后供体神经的血管神经屏障被破坏,移植物被重新血管化,免疫细胞浸润,最终导致移植物排斥[40]。然而,Midha 等报道,随着施万细胞从供体到宿主交换过程的进行,同种异体移植的免疫原性随着时间的推移逐渐降低[41,42]。以下是目前可用的预防移植物排斥反应的策略。

- MHC 配型:与任何其他器官移植相似,MHC 配型会带来更好的预后。Mackinnon 等在对 7 名患者的研究中发现,当使用 ABO 血型配型的同种异体移植时,6 名患者的感觉和运动功能获得恢复。尽管使用了免疫抑制药物,其中 1 名患者还是出现了排斥反应[39]。

- 同种异体神经移植物的预处理:文献报道了几种同种异体神经移植物的预处理方法。辐射和冷冻干燥技术最初是在 20 世纪 60 年代使用的。随后,采用低温保存(10% 二甲基亚砜在 -196℃的液氮中)和冻干技术。在冷藏技术中,同种异体移植物在供体死亡后 24 h 内获取,并在威斯康星大学 5℃冷藏溶液中保存 1 周。这

降低了抗原负荷,从而降低了排斥的机会。此外,移植物冷藏后可减少免疫抑制剂的剂量[43]。

- 免疫抑制:大多数免疫抑制策略的数据来自实验模型。环孢霉素是一种钙调神经磷酸酶抑制剂,是第一批尝试使用在同种异体神经移植的药物之一。它通过阻断白细胞介素 -2 的转录而发挥作用,而白细胞介素 -2 在炎症性排斥反应的级联反应中发挥了重要作用。随后发现,他克莫司(FK-506,也是钙调神经磷酸酶抑制剂)在功能恢复和轴突再生方面优于环孢霉素。冷冻保存的移植物预处理大大降低了这些药物的治疗剂量,从而降低了不良反应[43]。与环孢霉素不同,他克莫司可挽救排斥反应发生 10 d 内的移植物[44]。

当使用脱细胞异体移植时,无须免疫抑制药物,因为它们缺乏活的施万细胞。这些同种异体移植物就像细胞外基质为轴突再生提供支架[45-47]。在 Karabekmez 等的一项研究中,7 例患者的 10 个感觉神经间隙用同种异体轴索神经移植物(脱细胞异体移植物)重建,其长度为 5~30 mm。5 例患者取得了优秀的治疗效果,其余 5 例患者取得了良好的治疗效果[47]。与 I 型胶原导管相比,脱细胞同种异体轴索移植被认为有更好的效果[48]。尽管缺乏活的施万细胞,几项非对照研究报道了脱细胞移植的良好结果[47,49]。作者不建议在桥接间隙超过 3 cm 时使用脱细胞的同种异体移植物或神经套管修复。

9.7 神经套管修复

尽管自体神经移植是修复周围神经损伤的金标准，但它也有一些缺点，如供体位置神经缺损、需要额外的切口以及增加伤口并发症发生率、形成神经瘤和神经病理性疼痛、可用性有限等。只有40%~50%的自体神经移植可有效恢复神经功能[50]。这些问题为研究和使用非神经移植材料作为轴突再生的管道铺平了道路。神经套管的工作原理是包裹远端和近端神经末梢，引导神经末梢轴突再生，并保护它们不受纤维组织的伤害，为亲神经因子及神经营养因子在受损神经残端扩散提供一条通道[51]。

理想的神经套管应该具有以下特点：可生物降解，对轴突无毒，产生最小的异物反应和瘢痕，有良好的半透性，具有类似神经束结构的内部结构，为神经再生提供保护环境，易于操作[52-54]。一些用于制作套管的生物材料在体内容易肿胀，如果肿胀过度，可能堵塞隧道并阻断神经再生。因此，套管直径应超过神经直径20%。随着轴突再生的完成，套管有望逐渐被吸收。如果神经套管吸收的情况发生得太快，就会出现局部炎症和肿胀。另一方面，如果吸收太慢，则会导致再生神经受压和慢性免疫排斥反应[55]。

手术技术：将健康的神经残根插入套管。缝合时，使用不可吸收缝线进行显微缝合，从神经套管的外侧向内侧U形缝合，接着通过神经残端边缘1~2 mm的神经外膜，然后从神经套管内侧到外侧重复缝合，并将神经残端固定于管道内后，将缝线打

结（图9.5）。然后用一个小规格的针和注射器将腔内充满盐水，以冲洗气泡。纤维蛋白胶用来加固两端。目前，神经套管技术仅适用于较短的神经间隙（<3 cm）[35,36]。

9.7.1 自体神经套管

自体非神经移植材料是一种天然的、无毒的替代自体神经移植的方法。这些非神经材料包括动脉、静脉、间皮室、骨骼肌或肌基膜管、人羊膜和神经鞘。动脉移植最先被弃用，但后来由于并发症发生率高、与神经移植相比预后较差以及缺少可用的动脉而被弃用。许多学者对静脉移植进行了广泛的研究。Wang等在实验模型中发现，与自体神经移植相比，由内膜外翻的静脉移植后修复的神经具有更快的传导速度和更大的轴突计数[57]。这些血管的外膜提供了富含胶原蛋白、层粘连蛋白和施万细胞的导管，从而为轴突再生创造了理想的环境。一些研究者使用充满肌肉的静脉移植物来防止导管塌陷[58]。与神经移植物相似，在这些类型的移植物中，施万细胞很早就发生迁移和增殖。

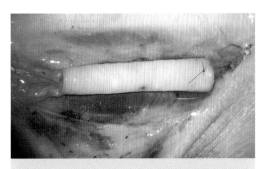

图9.5 图示用一个2 cm长的胶原神经套管修复足背深腓神经1.5 cm的桥接间隙。近端神经已用单根9-0显微缝合线固定于管腔内，远端2根分支插入管内，等待显微修复

Karacaoglu 等在对 40 只大鼠的研究中，比较了神经移植、静脉移植和神经外膜移植[59]。他们发现神经外膜移植的功能结果与神经移植相似，明显优于静脉移植。他们的结论是，神经外膜移植是一种很容易获得的神经套管结构。它的应用可能会减少神经移植的使用以及与之相关的并发症。另一种具有历史意义的生物导管是自体肌腱移植，然而由于缺乏临床研究，目前尚不清楚自体肌腱在人类神经修复中是否有用[60,61]。

9.7.2 人工神经套管

在过去的几十年里，一些研究者探索了合成生物相容性套管用于诱导轴突再生的可能。Lundborg 等[62]在硅胶管方面的里程碑式的工作，为这种新的治疗策略提供了希望，并且阐明了这些套管辅助轴突再生的机制。从切断的神经末梢渗出的液体可以产生纤维蛋白基质，就像细胞迁移的电缆一样。随后，再生核形成，最终成熟形成具有微束的假神经鞘。桥接间隙越大，形成的电缆越细，导致纤维蛋白基质收缩，从而限制了轴突的再生。Lundborg 等报道了一系列前臂混合神经损伤，间隙小于 5 cm，用硅胶管治疗[63]。这些患者由于使用硅胶管而出现一系列继发问题，如表面软组织刺激、纤维化反应和压迫效应，其中许多患者需要切除导管。为了解决这些问题，其他一些半透性和生物相容性的套管开始流行，如聚乙二醇酸聚合物（PGA）、聚乳酸—己内酯聚合物（PLCL）、Ⅰ型胶原、涂有交联胶原的聚乙二醇酸和

脱细胞的猪黏膜下管，硅胶套管则在更短的间隙（1 cm）中保留应用。Mackinnon 和 Dellon 在 1990 年率先使用了聚乙二醇酸套管，他们报道了 15 例手指神经损伤患者，间隙为 5~30 mm[56]。他们发现，13 名患者在 11~32 个月的随访中取得了很好的效果。Weber 等进行了一项大型前瞻性随机研究，将 PGA 套管与直接吻合或自体神经移植进行比较[64]。两组预后相似，然而当间隙大于 4 mm 时，PGA 套管效果更好。Costa 等在最近的一项实验研究中分析了自体移植物、PGA 套管以及被 PGA 套管包裹的自体移植物之间的差异。在 PGA 包埋的自体移植物中，再生的有髓轴突数目较多，然而三者在功能恢复的结果上没有明显的差异[65]。

PLCL 管是一种透明的基于聚合物的套管，可以看到里面的神经残端。该材料经水解降解，并在 3~24 个月内被完全吸收。它们在植入后沿圆周方向膨胀，从而影响套管大小的选择。Bertleff 等在 30 例患者的随机研究中比较了 PLCL 管和自体移植物，发现两组的结果没有显著差异[66]。然而，部分患者出现并发症，例如伤口刺激和挤压，其中 2 名患者需要二次手术进行修正。Chiriac 等报道了 29 例接受 PLCL 套管修复的感觉神经和混合神经受损的患者，间隙为 2~25 mm。他们发现，只有 31% 的感觉神经和 8% 的混合神经恢复了功能，并发症发生率为 30%，其中部分患者需要将移植物移除。不满意的结果和安全状况促使他们建议在手部手术中不要使用 PLCL 套管[67]。

胶原套管在周围神经修复的许多领域被众多学者所使用。Lohmeyer 等于 2009 年首次报道了 15 例手指神经修复的结果，平均神经间隙为（12.5 ± 3.7）mm，9 例患者取得良好到极好的效果。但不建议在间隙超过 15 mm 的情况下使用[68]。Haug 等报道了 35 例平均缺损长度为 12 mm 的患者中 45 次手指神经修复的结果。随访 12 个月，25 例患者感觉功能恢复良好至极好。他们还报道，在高达 20 mm 的间隙中，40% 的患者恢复了静态两点辨别。他们认为年龄 <50 岁、病灶与指尖距离 <5 cm 是预后良好的因素[69]。最近，在一项双中心前瞻性队列研究中，Lohmeyer 等分析了 40 例患者使用 49 个 I 型胶原套管进行指神经修复的效果，间距为 5~25 mm[70]。20 例患者取得了良好到极好的效果（基于静态两点辨别），而 9 例患者未获得感觉功能的恢复。他们补充说，间隙小于 10 mm 的患者的治疗效果明显优于大于 10 mm 者，这与他们之前建议的 15 mm 有所不同。Boeckstyns 等在一项前瞻性随机对照试验中比较了 32 例患者采用胶原套管和传统神经缝合术的疗效[71]。他们的结论是，间隙小于 6 mm 采用胶原套管的患者在 2 年的随访中，感觉和运动功能的恢复与传统神经缝合术相似。他们还观察到胶原套管的手术时间明显缩短。然而，胶原套管并不能避免并发症。2 篇论文报道了并发症，如套管吸收失败、典型的沙漏纤维蛋白基质、纤维化、瘢痕、神经瘤的形成和组织学异物反应[72,73]。作者认为，市面上可买到的神经套管和脱细胞

同种异体移植物套的长度不应超过 30 mm（神经间隙小于 25 mm）。所有其他间隙的修复应该采用自体神经移植修复。

9.8 术后管理

术后管理是治疗周围神经损伤的关键阶段。为了避免手术部位血肿的发生，应采取彻底而细致的止血措施。尽可能避免负压引流，以避免在引流去除过程中对神经修复造成潜在损伤。神经修复的强度通常在第三周达到顶峰。因此，在这段时间内，所有的肢体运动都应谨慎进行，特别注意避免过度伸展、外展或拉伸。大多数神经修复都是有所延长的，以避免术后缝线牵张。术后需对术区进行厚重的包扎，以避免术后早期过度运动。肩带固定或吊带用于臂丛神经修复。3 周后，应在物理治疗和职业治疗的帮助下，逐步提高肢体活动和（或）行走的程度。重要的是活动肢体，以促进愈合和避免关节挛缩。在术后的几个月内，目标肌肉神经支配的临床证据通常不明确，部分取决于再生的距离。一旦神经再生发生，更多的注意力就集中在加固措施上。药物治疗可减轻感觉症状和神经性疼痛。如果出现顽固性疼痛，可以考虑疼痛治疗或神经刺激治疗。

9.9 组织工程学和神经修复的未来

在过去的几十年里，由于对轴突再生的病理生理过程有了更好的理解，PNI 的外科治疗取得了巨大的进展。然而，大于 30 mm 缺损的 PNI 的治疗仍然是一个挑战。

正如前面提到的，尽管自体移植是一种黄金标准策略，但它也有显著的相关并发症。因此，目前的重点是组织工程技术，以提高神经再生的规模。近20年来，自体细胞移植得到了广泛关注。除了髓鞘和无髓鞘轴突外，神经胶质细胞移植在轴突再生中起着重要作用[74]。施万细胞和嗅鞘细胞（OEC）是已被广泛研究的细胞类型。当PNI发生时，施万细胞表达细胞黏附分子，在形成神经内膜中起着不可或缺的作用，从而创造有利于轴突再生的微环境。在此基础上，一些学者尝试用施万细胞来富集导管，希望在更长的距离内实现再生，并可以使再生速度和质量得到明显改善[75,76]。Strauch等报道称，种植施万细胞的静脉套管能够在兔子的较长间隙（6 cm）损伤内促进再生[77]。施万细胞来自骨髓、新鲜/储存的人类脐带干细胞或神经嵴多能干细胞，以及在坐骨神经和背根神经节等胶质形成部位发现的干细胞。最近，Kumar等证明，与长期去神经化的施万细胞相比，成人皮肤源性施万前体细胞具有更好的髓鞘形成和再生特性[78]。Reid等报道了脂肪源干细胞的转分化表达了一系列有利于轴突再生的神经营养因子[79]。这些都是收集施万细胞的传统技术的极为方便的替代方法。在PNI后，施万细胞也会影响巨噬细胞的反应，从而影响髓鞘碎片的清除和再生。Stratton等报道了成体皮肤源性施万前体细胞的免疫调节和再生特性[80]。近年来，嗅神经的嗅鞘细胞引起了人们对轴突再生研究的极大兴趣。它在中枢和周围神经系统的适用性使其独一无二。OEC移植在显微外科修复时可以起到支架的作用，并为轴突再生提供营养和方向线索[74]。

细胞移植的治疗效果受到几大问题的影响，这将从本质上阻碍其转化为临床实践。主要的问题是在解冻和插入套管后保存细胞的活力[81]。其他的问题包括异常的、非线性的轴突生长，恶性肿瘤发生的可能性，以及供体条件如年龄、吸烟和糖尿病对再生的影响。组织工程可以通过显微外科和移植技术的一些辅助手段得到增强，这些辅助手段包括电刺激[82]、人工刺激[83]和光刺激[84]。对轴突再生有积极作用的药物或激素的研究仍在进行中。在未来，我们可以设想有针对性的细胞和辅助方法来改善神经修复和周围神经损伤的治疗结果。

参考文献

[1] Noble J, Munro CA, Prasad VS, Midha R. Analysis of upper and lower extremity peripheral nerve injuries in a population of patients with multiple injuries. J Trauma. 1998; 45(1):116–122

[2] Narakas AO. Lesions found when operating traction injuries of the brachial plexus. Clin Neurol Neurosurg. 1993; 95 Suppl:S56–S64

[3] Stoll G, Jander S, Myers RR. Degeneration and regeneration of the peripheral nervous system: from Augustus Waller's observations to neuroinflammation. J Peripher Nerv Syst. 2002; 7(1):13–27

[4] Millesi H. Microsurgery of peripheral nerves. Hand. 1973; 5(2):157–160

[5] Jaquet JB, Luijsterburg AJ, Kalmijn S, Kuypers

PD, Hofman A, Hovius SE. Median, ulnar, and combined median-ulnar nerve injuries: functional outcome and return to productivity. J Trauma. 2001; 51(4):687–692

[6] Scholz T, Krichevsky A, Sumarto A, et al. Peripheral nerve injuries: an international survey of current treatments and future perspectives. J Reconstr Microsurg. 2009; 25(6):339–344

[7] Ruijs AC, Jaquet JB, Kalmijn S, Giele H, Hovius SE. Median and ulnar nerve injuries: a meta-analysis of predictors of motor and sensory recovery after modern microsurgical nerve repair. Plast Reconstr Surg. 2005; 116(2):484–494, discussion 495–496

[8] Hamlin E, Jr, Watkins AL. Regeneration in the ulnar, median and radial nerves. Surg Clin North Am. 1947; 27:1052–1061

[9] Siemionow M, Sari A. A contemporary overview of peripheral nerve research from the Cleveland Clinic microsurgery laboratory. Neurol Res. 2004; 26(2):218–225

[10] Spinner RJ, Kline DG. Surgery for peripheral nerve and brachial plexus injuries or other nerve lesions. Muscle Nerve. 2000; 23(5):680–695

[11] Campbell WW. Evaluation and management of peripheral nerve injury. Clin Neurophysiol. 2008; 119(9):1951–1965

[12] Siemionow M, Brzezicki G. Chapter 8: Current techniques and concepts in peripheral nerve repair. Int Rev Neurobiol. 2009; 87:141–172

[13] Isaacs J. Major peripheral nerve injuries. Hand Clin. 2013; 29(3):371–382

[14] Townsend PL. Microsurgical techniques in reconstructive surgery. In: Keen G, Farndon JR, eds. Operative Surgery and Management. 3rd ed. Oxford: Butterworth-Heinemann; 1994:434–435

[15] Dvali L, Mackinnon S. Nerve repair, grafting, and nerve transfers. Clin Plast Surg. 2003; 30(2):203–221

[16] Maggi SP, Lowe JB, III, Mackinnon SE. Pathophysiology of nerve injury. Clin Plast Surg. 2003; 30(2):109–126

[17] Tetik C, Ozer K, Ayhan S, Siemionow K, Browne E, Siemionow M. Conventional versus epineural sleeve neurorrhaphy technique: functional and histomorphometric analysis. Ann Plast Surg. 2002; 49(4):397–403

[18] de Medinaceli L, Prayon M, Merle M. Percentage of nerve injuries in which primary repair can be achieved by end-to-end approximation: review of 2,181 nerve lesions. Microsurgery. 1993; 14(4):244–246

[19] Matsuyama T, Mackay M, Midha R. Peripheral nerve repair and grafting techniques: a review. Neurol Med Chir (Tokyo). 2000; 40(4):187–199

[20] Ogata K, Naito M. Blood flow of peripheral nerve effects of dissection, stretching and compression. J Hand Surg [Br]. 1986; 11(1):10–14

[21] Brushart TM, Tarlov EC, Mesulam MM. Specificity of muscle reinnervation after epineurial and individual fascicular suture of the rat sciatic nerve. J Hand Surg Am. 1983; 8(3):248–253

[22] Trumble TE. Peripheral nerve injury: Pathophysiology and repair. In: Feliciano DV, Moore EE, Mattox KL, eds. Trauma. 4th ed. New York, NY: McGraw-Hill; 1999: 2048–2053

[23] Clarke E, Bearn JG. The spiral nerve bands of

Fontana. Brain. 1972; 95 (1):1–20

[24] Lundborg G, Rosén B, Dahlin L, Danielsen N, Holmberg J. Tubular versus conventional repair of median and ulnar nerves in the human forearm: early results from a prospective, randomized, clinical study. J Hand Surg Am. 1997; 22(1):99–106

[25] Bratton BR, Kline DG, Coleman W, Hudson AR. Experimental interfascicular nerve grafting. J Neurosurg. 1979; 51(3):323–332

[26] Hudson AR, Hunter D, Kline DG, Bratton BR. Histological studies of experimental interfascicular graft repairs. J Neurosurg. 1979; 51(3): 333–340

[27] Rovak JM, Cederna PS, Kuzon WM, Jr. Terminolateral neurorrhaphy: a review of the literature. J Reconstr Microsurg. 2001; 17(8):615–624

[28] Zhang Z, Soucacos PN, Bo J, Beris AE. Evaluation of collateral sprouting after end-to-side nerve coaptation using a fluorescent doublelabeling technique. Microsurgery. 1999; 19(6):281–286

[29] Mennen U. End-to-side nerve suture–a technique to repair peripheral nerve injury. S Afr Med J. 1999; 89(11):1188–1194

[30] Mennen U. End-to-side nerve suture in clinical practice. Hand Surg.2003; 8(1):33–42

[31] Viterbo F, Ripari WT. Nerve grafts prevent paraplegic pressure ulcers. J Reconstr Microsurg. 2008; 24(4):251–253

[32] Bertelli JA, Ghizoni MF. Nerve repair by end-to-side coaptation or fascicular transfer: a clinical study. J Reconstr Microsurg. 2003; 19(5):313–318

[33] Millesi H. Nerve grafting. Clin Plast Surg. 1984; 11(1):105–113

[34] Dellon AL, Mackinnon SE. An alternative to the classical nerve graft for the management of the short nerve gap. Plast Reconstr Surg.1988; 82(5):849–856

[35] Meek MF, Coert JH. US Food and Drug Administration/Conformit Europe- approved absorbable nerve conduits for clinical repair of peripheral and cranial nerves. Ann Plast Surg. 2008; 60(4):466–472

[36] Best TJ, Mackinnon SE, Evans PJ, Hunter D, Midha R. Peripheral nerve revascularization: histomorphometric study of small- and largecaliber grafts. J Reconstr Microsurg. 1999; 15(3):183–190

[37] Siemionow M, Zielinski M, Meirer R. The single-fascicle method of nerve grafting. Ann Plast Surg. 2004; 52(1):72–79

[38] Ortigüela ME, Wood MB, Cahill DR. Anatomy of the sural nerve complex. J Hand Surg Am. 1987; 12(6):1119–1123

[39] Mackinnon SE, Doolabh VB, Novak CB, Trulock EP. Clinical outcome following nerve allograft transplantation. Plast Reconstr Surg. 2001;107(6):1419–1429

[40] Hettiaratchy S, Melendy E, Randolph MA, et al. Tolerance to composite tissue allografts across a major histocompatibility barrier in miniature swine. Transplantation. 2004; 77(4):514–521

[41] Midha R, Mackinnon SE, Becker LE. The fate of Schwann cells in peripheral nerve allografts. J Neuropathol Exp Neurol. 1994; 53(3):316–322

[42] Midha R, Mackinnon SE, Evans PJ, et al. Comparison of regeneration across nerve allografts with temporary or continuous cyclosporin A immunosuppression. J Neurosurg. 1993; 78(1):90–100

[43] Strasberg SR, Hertl MC, Mackinnon SE, et al. Peripheral nerve allograft preservation improves regeneration and decreases systemic cyclosporin A requirements. Exp Neurol. 1996; 139(2):306–316

[44] Feng FY, Ogden MA, Myckatyn TM, et al. FK506 rescues peripheral nerve allografts in acute rejection. J Neurotrauma. 2001; 18(2):217–229

[45] Isaacs J. Treatment of acute peripheral nerve injuries: current concepts. J Hand Surg Am. 2010; 35(3):491–497, quiz 498

[46] Johnson PJ, Newton P, Hunter DA, Mackinnon SE. Nerve endoneurial microstructure facilitates uniform distribution of regenerative fibers: Surgical Repair of Nerve Lesions: Neurolysis and Neurorrhaphy with Grafts/ Tubes 82 © 2018 by Georg Thieme Verlag KG a post hoc comparison of midgraft nerve fiber densities. J Reconstr Microsurg. 2011; 27(2):83–90

[47] Karabekmez FE, Duymaz A, Moran SL. Early clinical outcomes with the use of decellularized nerve allograft for repair of sensory defects within the hand. Hand (NY). 2009; 4(3):245–249

[48] Whitlock EL, Tuffaha SH, Luciano JP, et al. Processed allografts and type I collagen conduits for repair of peripheral nerve gaps. Muscle Nerve. 2009; 39(6):787–799

[49] Guo Y, Chen G, Tian G, Tapia C. Sensory recovery following decellularized nerve allograft transplantation for digital nerve repair. J Plast Surg Hand Surg. 2013; 47(6):451–453

[50] Lee SK, Wolfe SW. Peripheral nerve injury and repair. J Am Acad Orthop Surg. 2000; 8(4):243–252

[51] Hudson TW, Evans GR, Schmidt CE. Engineering strategies for peripheral nerve repair. Orthop Clin North Am. 2000; 31(3):485–498

[52] Chang CJ, Hsu SH, Yen HJ, Chang H, Hsu SK. Effects of unidirectional permeability in asymmetric poly(DL-lactic acid-co-glycolic acid) conduits on peripheral nerve regeneration: an in vitro and in vivo study. J Biomed Mater Res B Appl Biomater. 2007; 83(1):206–215

[53] Deumens R, Bozkurt A, Brook GA. US Food and Drug Administration/ Conformit Europe-approved absorbable nerve conduits for clinical repair of peripheral and cranial nerves. Commentary. Ann Plast Surg. 2010; 65(3):371

[54] Yannas IV, Zhang M, Spilker MH. Standardized criterion to analyze and directly compare various materials and models for peripheral nerve regeneration. J Biomater Sci Polym Ed. 2007; 18(8):943–966

[55] Muheremu A, Ao Q. Past, present, and future of nerve conduits in the treatment of peripheral nerve injury. BioMed Res Int. 2015; 2015:6

[56] Mackinnon SE, Dellon AL. Clinical nerve reconstruction with a bioabsorbable polyglycolic acid tube. Plast Reconstr Surg. 1990; 85(3):419–424

[57] Wang KK, Costas PD, Bryan DJ, Eby PL, Seckel BR. Inside-out vein graft repair compared with nerve grafting for nerve regeneration in rats. Microsurgery. 1995; 16(2):65–70

[58] Brunelli GA, Battiston B, Vigasio A, Brunelli G, Marocolo D. Bridging nerve defects with combined skeletal muscle and vein conduits. Microsurgery. 1993; 14(4):247–251

[59] Karacaoglu E, Yüksel F, Peker F, Güler MM. Nerve regeneration through an epineurial sheath: its functional aspect compared with nerve and vein grafts. Microsurgery. 2001; 21(5):196–201

[60] Brandt J, Dahlin LB, Lundborg G. Autologous tendons used as grafts for bridging peripheral nerve defects. J Hand Surg [Br]. 1999; 24(3):284–290

[61] Tang JB. Vein conduits with interposition of nerve tissue for peripheral nerve defects. J Reconstr Microsurg. 1995; 11(1):21–26

[62] Lundborg G, Dahlin LB, Danielsen N. Ulnar nerve repair by the silicone chamber technique. Case report. Scand J Plast Reconstr Surg Hand Surg. 1991; 25(1):79–82

[63] Lundborg G, Rosén B, Dahlin L, Holmberg J, Rosén I. Tubular repair of the median or ulnar nerve in the human forearm: a 5-year follow-up. J Hand Surg [Br]. 2004; 29(2):100–107

[64] Weber RA, Breidenbach WC, Brown RE, Jabaley ME, Mass DP. A randomized prospective study of polyglycolic acid conduits for digital nerve reconstruction in humans. Plast Reconstr Surg. 2000; 106(5):1036–1045, discussion 1046–1048

[65] Costa MP, Teixeira NH, Longo MV, Gemperli R, Costa HJ. Combined polyglycolic acid tube and autografting versus autografting or polyglycolic acid tube alone. A comparative study of peripheral nerve regeneration in rats. Acta Cir Bras. 2015; 30(1):46–53

[66] Bertleff MJ, Meek MF, Nicolai JP. A prospective clinical evaluation of biodegradable neurolac nerve guides for sensory nerve repair in the hand. J Hand Surg Am. 2005; 30(3):513–518

[67] Chiriac S, Facca S, Diaconu M, Gouzou S, Liverneaux P. Experience of using the bioresorbable copolyester poly(DL-lactide-ε-caprolactone) nerve conduit guide Neurolac™ for nerve repair in peripheral nerve defects: report on a series of 28 lesions. J Hand Surg Eur Vol. 2012; 37(4):342–349

[68] Lohmeyer JA, Sommer B, Siemers F, Mailänder P. Nerve injuries of the upper extremity-expected outcome and clinical examination. Plast Surg Nurs. 2009; 29(2):88–93, quiz 94–95

[69] Haug A, Bartels A, Kotas J, Kunesch E. Sensory recovery 1 year after bridging digital nerve defects with collagen tubes. J Hand Surg Am. 2013; 38(1):90–97

[70] Lohmeyer JA, Kern Y, Schmauss D, et al. Prospective clinical study on digital nerve repair with collagen nerve conduits and review of literature. J Reconstr Microsurg. 2014; 30(4):227–234

[71] Boeckstyns ME, Sørensen AI, Viñeta JF, et al. Collagen conduit versus microsurgical neurorrhaphy: 2-year follow-up of a prospective, blinded clinical and electrophysiological multicenter randomized, controlled trial. J Hand Surg Am. 2013; 38(12):2405–2411

[72] Liodaki E, Bos I, Lohmeyer JA, et al. Removal of collagen nerve conduits (NeuraGen) after unsuccessful implantation: focus on histological findings. J Reconstr Microsurg. 2013; 29(8):517–522

[73] Moore AM, Kasukurthi R, Magill CK, Farhadi HF, Borschel GH, Mackinnon SE. Limitations of conduits in peripheral nerve repairs. Hand (NY). 2009; 4(2):180–186

[74] Radtke C, Vogt PM. Peripheral nerve

regeneration: a current perspective. Eplasty. 2009; 9:e47

[75] Hadlock T, Sundback C, Hunter D, Cheney M, Vacanti JP. A polymer foam conduit seeded with Schwann cells promotes guided peripheral nerve regeneration. Tissue Eng. 2000; 6(2):119–127

[76] Mosahebi A, Woodward B, Wiberg M, Martin R, Terenghi G. Retroviral labeling of Schwann cells: in vitro characterization and in vivo transplantation to improve peripheral nerve regeneration. Glia. 2001; 34(1):8–17

[77] Strauch B, Rodriguez DM, Diaz J, Yu HL, Kaplan G, Weinstein DE. Autologous Schwann cells drive regeneration through a 6 cm autogenous venous nerve conduit. J Reconstr Microsurg. 2001; 17(8):589–595, discussion 596–597

[78] Kumar R, Sinha S, Hagner A, et al. Adult skin-derived precursor Schwann cells exhibit superior myelination and regeneration supportive properties compared to chronically denervated nerve-derived Schwann cells. Exp Neurol. 2016; 278:127–142

[79] Reid AJ, Sun M, Wiberg M, Downes S, Terenghi G, Kingham PJ. Nerve repair with adipose-derived stem cells protects dorsal root ganglia neurons from apoptosis. Neuroscience. 2011; 199:515–522

[80] Stratton JA, Shah PT, Kumar R, et al. The immunomodulatory properties of adult skin-derived precursor Schwann cells: implications for peripheral nerve injury therapy. Eur J Neurosci. 2016; 43(3):365–375

[81] Rodrigues MC, Rodrigues AA, Jr, Glover LE, Voltarelli J, Borlongan CV. Peripheral nerve repair with cultured schwann cells: getting closer to the clinics. SciWorld J. 2012; 2012:413091

[82] Panetsos F, Avendaño C, Negredo P, Castro J, Bonacasa V. Neural prostheses: electrophysiological and histological evaluation of central nervous system alterations due to long-term implants of sieve electrodes to peripheral nerves in cats. IEEE Trans Neural Syst Rehabil Eng. 2008; 16(3):223–232

[83] Bischoff A, Grosheva M, Irintchev A, et al. Manual stimulation of the orbicularis oculi muscle improves eyelid closure after facial nerve injury in adult rats. Muscle Nerve. 2009; 39(2):197–205

[84] Rochkind S, Geuna S, Shainberg A. Chapter 25: Phototherapy in peripheral nerve injury: effects on muscle preservation and nerve regeneration. Int Rev Neurobiol. 2009; 87:445–464

10 创伤性周围神经损伤的手术时机

作者　Leandro Pretto Flores
译者　徐同江　　赵恺

摘要

手术时机是创伤性周围神经损伤手术治疗中最重要的决策之一。这取决于多种因素，如伴随的复合伤情况、患者全身状态是否稳定、受伤程度和水平、合并疾病，甚至可用的医疗资源等。本章旨在说明不同类型的创伤性周围神经损伤外科手术干预的适当时机。撕裂机制造成的开放性伤口需要紧急处理，锐器伤最好在伤后 72 h 内得到处理；钝性开放性损伤为避免进一步的神经挛缩和瘢痕组织形成后进入缝合部位，建议短暂推迟 3~4 周后再行探查。火器伤应保守治疗 4~6 个月，因为这种创伤大多数情况下不会导致直接神经撞击。绝大多数闭合性损伤应从伤后第三个月开始探查，支配关键肌肉的神经无自主恢复迹象者，需行手术治疗。

10.1 简介

周围神经损伤对患者来说是一个灾难性的事件，对其日常生活质量有着严重影响。虽然针对每位患者恰当的治疗是个体化的，但一些共性的原则有助于医生给予某个特定患者优化最佳的治疗方案。我们清楚，导致颈部或四肢神经损伤的主要机制包括牵拉、挤压、撕裂和火器伤等。然而，关于何时手术的临床决策有时可能是很难确定的。对于尖锐而清洁的穿透性损伤患者，立即进行神经修复看起来似乎是合理的。然而，如果外科医生给伴有钝性创伤的穿透性损伤患者进行如此急迫的神经修复，其结果可能是灾难性的。对于牵拉性损伤患者来说，甚至更加糟糕，因为手术时机可能是决定最终治疗效果的最重要因素之一。对于钝性创伤相关的损伤，外科医生面临着一个临床困境：早期手术，目的是减少肌肉去神经支配的时间，同时冒着手术骚扰（有时甚至离断）受损神经的风险，而且如果不手术该神经也有可能会自行修复；然而，晚期手术，为的是明确受损神经无自行恢复的可能，但同时也冒着更大的风险，神经损伤后肌肉去神经支配时间较长，继而萎缩的可能性变得非常严重，以致后续的手术治疗可能变得毫无用处。

因此，确定每位患者的最佳手术时机是创伤性周围神经损伤手术治疗中最重要的决定之一。手术时机不是固定不变的，取决于许多因素，如全身复合伤情况、患者状态是否稳定、损伤的程度和水平、合并疾病，甚至是可利用的手术资源。对神经再生、损伤机制、神经损伤分类及神经病理学知识的掌握，有助于指导外科医生选择合适的治疗方案[1]。本章从医学文献中检索有关累及周围神经的不同类型创伤性损伤的正确的外科干预时机的最新数据，然后对其进行分析与总结。臂丛神经和面神经损伤的手术时机不在本章讨论之列，这些问题将在具体章节中进一步详细探讨。

10.2 基础科学知识有助于做出临床重要决策

有 3 个关键即时因素影响何时手术、什么情况下避免手术决策的制定。节段性脱髓鞘的修复需要 8~12 周，因此如果功能缺陷持续时间超过这一时限还没恢复，表明存在轴突损伤，而不仅仅是神经失用症（I 级损伤）。在理想条件下，轴突再生速度为每天 1~3 mm 或每日 2.5 cm。超过 18~24 个月，患者就会发生不可逆的肌肉萎缩，即使手术也无法为其带来获益。具体取决于：①损伤类型；②受损的神经；③重建技术。施万细胞和神经内膜管在受伤后仍能存活 18~24 个月。如果它们在这一时期内没有接触到再生的轴突，神经管就会退化。神经再支配不仅要在肌肉发生不可逆的改变之前，而且也要在神经管不能再支持神经再生之前完成。因此，有效治疗时间跨度取决于 2 个主要因素：关键神经靶组织结构在损伤 18~24 个月后出现不可逆变化；轴突从损伤部位或手术修复位置的再生速度，1~3 mm/d[2]。

10.3 周围神经损伤的初步评估

涉及头、颈部和四肢的神经损伤一般分为闭合性损伤（由牵拉或挤压机制引起）和开放性或者穿透性损伤（由撕裂或者弹道伤所致）。在日常生活中发生的最常见损伤类型是由交通事故造成的闭合性牵拉伤；火器引起的神经伤害和钝性穿透机制继发性损伤较少，但并不是不常见；尖锐、清洁的器械导致的周围神经损伤通常非常少见（这种情况常由医源性因素意外引起）[3]。

闭合性和开放性损伤的手术时机以及处理方法并不相同，损伤的类型必须在初次评估时就要确定。在大多数情况下，损伤类型显而易见，但同时应该关注损伤周围环境或创伤本身的具体细节，因为这些信息可能具有预测价值。例如，创伤的严重程度通常与受累神经的损伤程度大致呈正比。

评估周围神经创伤后的神经状态，即神经功能是在改善、静止还是恶化，对决策过程至关重要，这种决策最终将使外科医生确定谁将被手术以及何时必须手术。此外，密切关注此类患者的神经恢复进程将提供有关病变严重程度的额外数据，并将有助于建立有效的预后判断平台。受伤后短时间内，几乎所有的患者都会立即出现特定的神经功能丧失（在创伤发生数小时或数天后，出现进展性周围神经功能缺失非常罕见；然而，这种情况在临床实践中偶尔会遇到，例如注射损伤）。有些患者神经功能会好转，绝大多数情况下预后较好。有些患者神经功能没有好转，最终他们可能需要手术干预才能获得更好的恢复。然而，一些功能缺损可能会随着时间推移变得更加糟糕，这表明被累及的神经受到持续的或进展性的压迫（例如，在损伤神经旁动脉中出现的假性动脉瘤或神经管区域出现血肿），这种情况需要紧急手术予以减压[4]。

10.4 创伤性周围神经损伤的原因

如前所述,创伤性周围神经损伤基本上分为闭合性损伤和开放性损伤,手术时机主要取决于损伤类型。然而,有许多不同的原因有可能导致周围神经系统受损,具体如下:

- 刺伤:典型的开放性损伤,由清洁尖锐撕裂伤造成。通常由具有 1 个或 2 个切缘的器械引起,例如刀或玻璃。与这类损伤有关的神经病变通常会出现神经横断 (部分或全部) 或神经断伤(Sunderland V级损伤)。这种情况下,神经残端损害较小,局部组织损伤较为轻微。

- 创伤后的开放性损伤也可能是钝性创伤造成的。在这些情况下,神经被锯齿状的金属或锯子割开,特别是链锯,通常皮肤上可以看到参差不齐、歪曲的伤口。这种类型的损害,局部损伤往往更为广泛,也可能存在相关的血管或骨创伤。同时,伤口严重污染的情况也并不少见。神经损伤的范围通常比刺伤的长度更长,一般很难在创伤发生后的前几天内进行评估。此外,此类损伤愈合后更易形成大量的瘢痕组织,如果早期进行神经缝合,纤维组织增生可能会阻止后续的神经再生[5]。

- 枪伤是开放性损伤,组织暴露很少或基本没有,具有一些独有的特征,需要采取与穿透机制引起的其他伤口不同的治疗方法。这种损伤有着不同程度的神经紊乱。大多数弹道轨迹与神经损伤有关,通常不会直接击中神经,而是造成邻近组织的损伤。子弹可能会引发扭曲力,导致神经组织的双重拉伸:当子弹接近时,神经会急速离开弹道轨迹,然后在子弹穿过后又反弹回来。这种损伤的范围较大,并产生神经肿胀和出血。这些破坏力可能导致传导阻滞、轴突或神经断裂,其末端经常可以见到连续性神经瘤。轴索和神经断端的比例将决定再生的潜能。此类损伤也可能引起血管和骨受损,急性血肿、创伤性假性动脉瘤或动静脉瘘的形成亦有可能导致神经受压[6]。

- 骨折也可能是邻近神经受损的原因之一。骨折块的移位可能会导致神经被牵拉、直接压迫或缺血等。所有这些情况,损伤分类及处理都按闭合性损伤进行。典型的例子就是在肱骨中部 1/3 骨折后出现的桡神经瘫痪或肩胛骨折导致的肩胛上神经损伤等。

- 在某些情况下,损伤是由神经缺血机制造成的,通常与神经受压迫后引起的变形有关。在这种情况下,神经有可能快速恢复。最常见的例子是所谓的周末夜晚麻痹症候群,与桡神经压迫有关。然而,更严重的损伤可能与缺血机制有关:血管损伤后的缺血性挛缩可能会导致灾难性后果,甚至造成1根以上神经损伤,往往预后不良[7]。

- 闭合性损伤最常见的原因是牵引或拉伸。这些病变有可能导致许多不同的神经损伤,包括神经失用症、轴索或神经断裂等。神经断裂后形成的连续性神经瘤经常可以见到，预后将取决于神经表面覆盖层受损的严重程度。虽说这种类型的损伤在累及臂丛神经的损伤中更常见到，但远端神经的拉伸损伤，在交通事故中也常出现。牵拉也可能会导致神经的某些点损伤，通常神经走行在隧道内，例如四边孔水平的腋神经或喙肱肌隧道内的肌皮神经[8]。

- 注射性损伤是闭合性病变，这点值得注意。这种类型的神经伤害是由于针头插入神经或其周围，注射的神经毒性化学物质造成的。损伤波及的范围取决于毒性物质是否注射到神经之中，以及该制剂的神经毒性程度。在 10% 的病例中，症状的出现可能会延迟数小时或数天。最常见的神经注射部位是臀部，损害坐骨神经；然而，注射伤可能涉及身体的每一根主要神经。

- 神经损伤的间接机制如热、辐射和电等导致的损伤，是闭合性病变，会对神经造成非常广泛和弥漫性的损害。此外，这些因素还导致周围软组织广泛纤维化，这种患者的治疗通常非常棘手。

10.5 特定手术时机

多年来，在创伤性神经损伤治疗中，有一种较为强烈的倾向是延迟修复。这种偏见源于战争时期神经损伤的救治经验，战争情况下，常合并大量软组织损伤，在创口炎症消退之前，无法明确区分神经损

伤的最终程度[9]。然而，随着显微外科技术和电生理学的不断发展，越来越推荐早期神经修复。目前，只有当神经连续性不能确定或认为自然恢复可能比手术更好时，才会选择延迟修复。周围神经手术的主要原则之一是，不完全性断裂的神经保守治疗比手术处理恢复得更好。晚期神经重建的主要缺点包括神经内膜管的逐步塌陷以及肌肉去神经支配的持续进展，这些因素可能会影响最终治疗效果[10]。端端缝合可以最大限度地将轴索提供给被切断的远端残端，然而这种修复需要额外长度的神经游离，这只有在创伤后的最初几天才可能做到[11]。

早期或晚期修复可以根据神经创伤相关的损伤类型来决定，下面将进一步讨论。

10.5.1 开放性损伤：撕裂伤机制

在刺伤中，相关的神经功能缺损被认为是由神经横断导致的，如果不修复，就不会恢复。尽管如此，仍然有一个虽然小但确实存在的可能，那就是神经没有被完全离断，其损伤可能只是挫伤或由拉伸引起。然而，即便如此，仍建议对受损神经进行早期探查。

尽管大多数作者认为，为获得最佳的治疗效果，清洁而尖锐物品（刀、刀片、玻璃等）导致的损伤需要立即修复，但没必要将其视为外科急症手术。如果患者的一般情况还需要进一步稳定或者神经缝合的理想材料暂时还没有，可以延迟24~72 h。在几天内，只要神经外膜的弹性允许将神经残端拉在一起，就可以对神

经残端进行端端吻合完成修复。伤后如果神经没有立即被修复，其近端和远端残端发生收缩，瘢痕组织会将神经末端固定在其回缩的长度上。这些情况下可能需要通过神经移植来弥合断端间缝隙，降低了取得良好治疗效果的可能性[12]。

进行手术的技术条件是决定早期修复时必须考虑的另一个重要问题：包括显微镜、9-0 或 10-0 缝合线，以及使用显微器械精确操作神经结构。没有这些条件，试图缝合神经将导致额外的神经损伤，增加局部纤维化反应，造成长期功能缺陷。因此，最好等到具备理想的神经修复技术条件后再探查伤口[13]。

与钝性创伤机制相关的撕裂伤需要的处理方法不同。如果伤口不规则、撕裂或污染，最好延迟修复，待受影响的部位清洁且无感染之时再修复。此外，在这种情况下，不确定神经损害的长度究竟有多少，也无法确定后期会有多少瘢痕组织积聚到损伤部位。早期手术可能会导致预后不良，因为瘢痕组织可能在神经内形成，也可能形成于缝合部位，阻止轴突再生。延迟（不是晚期）手术是这种情况下的治疗原则。处理这种损伤的最佳方案是在最初的手术（软组织清创、骨折固定或血管修复等）中识别受累神经的残端，并将其固定在附近的软组织中。任何在张力状态下进行的Ⅰ期缝合尝试都不能做，即使是暂时性缝合，因为这种操作会增加神经残端上的瘢痕形成。在急诊探查伤口过程中，将神经残端予以固定，将限制神经末梢的短缩，以便后期使用较短的供体神经就可行进一

步重建。因此，钝性和穿透性挫伤导致的神经损伤，最好等待 3~4 周进行最终的神经缝合。将受损的神经部分切除至健康表面后进行修复，这样可以清晰辨认神经纤维束，从而降低缝合部位过度纤维化的可能性[14]。

10.5.2 开放性损伤：火器伤

火器伤是穿透性损伤，需要的治疗方法与其他开放性神经损伤不同。在大多数情况下，子弹不会直接击中神经，但会导致其挫伤和缺血。尽管很多情况下神经解剖结构基本完整，但受累神经范围可能会很大。因此，治疗这类病变的最好办法是将其视为闭合性损伤，由于连续性损伤发生率很高（同时神经有自行修复的可能性），初期进行保守治疗是明智的[15]。许多学者建议等待 4~6 个月后，再对这类患者进行手术探查。战时创伤救治资料显示，火器（高速子弹）导致的神经损伤特点是恢复期延长，建议延长临床观察时间（6 个月）[16]。在日常生活中，低速子弹伤通常会导致更局部的神经损伤，建议缩短保守治疗的时间，在创伤后 3~4 个月内探查神经[17]。

血管和软组织损伤在此类损伤中较为常见。如果需要急性血管或骨修复，必须检查受累神经是否有明显的断裂迹象。如果存在这种情况，不应立即修复（因为神经末端损伤程度无法确定），而且，与钝性撕裂伤一样，最好等 3~4 周后Ⅱ期处理，此时神经损伤的长度清晰可辨。如果发现受损神经在解剖学上

是完整的，如前所述，建议进行保守治疗。疼痛症状如果药物和保守治疗难以缓解，也需早期行手术治疗[18]。

10.5.3 闭合性损伤：牵拉或挤压

闭合性损伤多与神经的连续性受到影响有关，其特点是神经并没有断裂。这种情况下，探查神经的决定是为了确定神经功能缺陷是由于神经损伤（横断或严重的神经内部损伤），抑或是由于轴突断裂导致的。所有的努力都是为了尽可能准确地确定神经是完全抑或部分受损，以及是否正在自行修复。当神经连续性不确定时，常见的方法是保守观察，寻找临床体征或神经再支配的电生理学证据。如果在受伤后 3~4 个月内没有发生神经再支配，应考虑进行探查。这一段时间足以缓解神经失用或轴索损伤，可以通过靶肌肉恢复的情况证实。对大多数大的复合神经损伤来说，因为它们支配的第一个肌肉通常在远离损伤部位不超过 10 cm 处，在这段时间内可以观察到它们的恢复。然而，对于长神经非常靠近近端的损伤，情况并非如此，其关键的支配肌肉可能远离损伤部位（如尺神经或腓总神经），这类病变的外科治疗将在下文中介绍。如果认为神经是不完全损伤或者病变局部情况提示神经损伤较为轻微，探查可以推迟几个月，但不应超过 6 个月。如果损伤彻底、需要修复，超过这个时间段将对恢复效果产生负面影响[19]。一旦将术前失去的时间全部计算入内，瘫痪肌肉获得神经再支配的时间将进一步增加。

电生理学诊断研究也有助于确定此类患者的手术时机。测量损伤部位至该神经支配最关键肌肉的距离，假如必须手术治疗，修复部位的轴索再生必须在肌肉发生不可逆变化之前生长至肌肉组织。轴突再生速度为每月 2.5 厘米，计算出神经芽从损伤部位长至第一靶肌肉的时间很重要，以便肌肉重新获得神经支配。如果肌肉没有及时获得神经再支配，建议进行手术探查[20]。另外，近年来高分辨率超声越来越多地用于神经损伤的研究。它已被证明是一个非常有用的工具，可以预测闭合性损伤（或火器伤）的手术时机，因为它可以显示局部的神经异常变化（如局部肿胀），并评估神经损伤的程度（神经内瘢痕组织的形成量，以及纤维束的排列和存活能力等）。超声还有助于鉴别创伤后连续性神经瘤和神经断端神经瘤，这可以指导制订早期神经修复手术计划[21]。

某些特定情况下，可以或必须对闭合性损伤进行紧急处理。

- 第一种情况是如下患者：受累伤口需要探查，骨折复位、血管或其他软组织病变需要处理。在这些情况下，可以探查神经的完整性。如果神经是完整的，建议临床保守观察，创伤后 3~4 个月未发现神经再生迹象的患者需要进行二次探查。如果神经被切断，残端被尽可能固定在一起，修复需要延迟 4 周或者直至骨折愈合，骨融合不良或无骨融合的患者应避免神经缝合[22]。

- 神经损伤后，疼痛症状控制效果差者，为缓解疼痛也可考虑手术治疗。虽然这种并发症在枪伤中更为常见，但在神经牵拉伤患者中也可见到，伴有广泛的感觉神经受损（如正中神经或胫后神经等）。如果手术是为了控制疼痛，必须应用术中电生理监测［特殊的神经动作电位（NAP）］来指导制订关于神经修复技术的最佳决策（神经松解或移植）[23]。

- 最后，在有些情况下，闭合性神经损伤发生在神经可能受卡压部位（如腕管、肘管和腓骨管等），导致急性神经压迫，表现为内放射痛及部分或完全神经功能缺陷。此类病例必须通过影像学技术进行紧急评估，目的是识别有可能导致神经压迫的局部因素，如血肿或脱位的骨折块等。如果情况允许，需要紧急探查，以适度神经减压和纠正危险因素。

明确神经修复可能性很小或根本没有作用的时限也很重要。虽然这个界限可能会有所不同，因为有些神经和肌肉可能会恢复得比其他更好，大多数学者认为，如果总的肌肉去神经化持续时间超过18~24个月，应避免进行神经手术。此规律也有一些例外，例如存在一定远端轴突连续性完好的患者，以及手术的主要目标是恢复感觉功能（例如指神经损伤）。同样重要的是要认识到，当神经损伤与肌肉之间的距离太大时，神经重建预计无功能恢复可能性。如在腋窝水平的尺神经缝合：受伤部位和关键肌肉之间的距离太大，即使早期探查和修复很完美，估计也没有恢复的可能。在这些情况下，为恢复运动功能，应将肌腱转移或远端神经移位技术作为主

要的治疗方法[24]。

10.5.4 闭合性损伤：特殊情况

- 注射损伤：对于神经注射性损伤的治疗争议较多。如果这种情况被立即发现，建议使用生理盐水进行急性开放冲洗，以稀释毒液，从而预防持续性的神经损害。虽然符合逻辑，但这种方法却不实用，因为很少有患者被及时发现，缺少这一方法的推广普及。为进行彻底的神经周围松解，也建议早期探查（3~4周内）。然而，大多数学者建议对神经注射损伤较为完全，4~6个月后没有恢复或恢复很小者，进行探查[25]。

- 长神经的近端损伤：复合神经的损伤，如果位于肘部以上或膝关节以上，是较为棘手的（因为轴突芽必须要经过很长的距离），远端肌肉在发生不可逆变化之前很难获得神经再支配。关于探查的临床决定必须在更短的时间内进行。在此类情况下，建议最好等待8~12周，以便导致神经麻痹的因素自行恢复。早期手术（3个月）对此类患者来说是可以接受和推荐的，以保证适当的时间给远端运动和感觉神经再支配。然而，在这种手术中必须使用术中神经动作电位进行监测；如果可以在受损神经全程记录到神经动作电位，则进行外部神经松解；否则，建议通过神经移植或远端神经移位进行修复[26]。

10.6 总结

周围神经损伤可能会导致严重的神经功能缺陷，如果采取恰当的治疗策略，这种缺陷是可以改善的。手术时机和娴熟的显微外科技术是决定此类病变治疗效果的最重要因素。由撕裂机制造成的开放性损伤需要引起注意：锐器伤最好在最初 72 h 内治疗，而钝性损伤需要延迟 3~4 周，以避免进一步的神经缩短和瘢痕组织生长于缝合部位。火器伤应保守治疗 4~6 个月，因为这类病变大多不会导致神经横断。大多数闭合牵引、挤压或拉伸损伤必须从创伤后的第 3 个月起开始探查，没有肌肉自发神经再支配迹象者，建议手术。如果神经在创伤后的 6 个月内得到治疗，就可能获得最佳的结果；因此，必须尽一切努力在这一时限内对患者进行适当处理。6 个月以上的病变仍有手术指征，但其治疗效果往往不太好。对于 2 年以上的损伤导致的固定神经功能缺陷，不建议再进行神经手术，应将二线治疗方案（如肌腱转移）作为这类患者的主要治疗策略。

参考文献

[1] Kline DG, Hackett ER. Reappraisal of timing for exploration of civilian peripheral nerve injuries. Surgery. 1975; 78(1):54–65

[2] Liuzzi FJ, Tedeschi B. Peripheral nerve regeneration. Neurosurg Clin N Am. 1991; 2(1):31–42

[3] Selecki BR, Ring IT, Simpson DA, Vanderfield GK, Sewell MF. Trauma to the central and peripheral nervous systems: Part I: an overview of mortality, morbidity and costs; N.S.W. 1977.

Aust N Z J Surg. 1982;52(1):93–102

[4] Höke A. Mechanisms of disease: what factors limit the success of peripheral nerve regeneration in humans? Nat Clin Pract Neurol. 2006; 2(8):448–454

[5] Rochkind S, Filmar G, Kluger Y, Alon M. Microsurgical management of penetrating peripheral nerve injuries: pre, intra- and postoperative analysis and results. Acta Neurochir Suppl (Wien). 2007; 100:21–24

[6] Kline DG. Civilian gunshot wounds to the brachial plexus. J Neurosurg.1989; 70(2):166–174

[7] Kline DG. Physiological and clinical factors contributing to the timing of nerve repair. Clin Neurosurg. 1977; 24:425–455

[8] Kretschmer T, Antoniadis G, Braun V, Rath SA, Richter HP. Evaluation of iatrogenic lesions in 722 surgically treated cases of peripheral nerve trauma. J Neurosurg. 2001; 94(6):905–912

[9] Smith JW. Factors influencing nerve repair. II. Collateral circulation of peripheral nerves. Arch Surg. 1966; 93(3):433–437

[10] Hudson AR, Hunter D. Timing of peripheral nerve repair: important local neuropathological factors. Clin Neurosurg. 1977; 24:391–405

[11] Millesi H. Reappraisal of nerve repair. Surg Clin North Am. 1981; 61(2):321–340

[12] Robinson LR. Traumatic injury to peripheral nerves. Muscle Nerve. 2000; 23(6):863–873

[13] Martins RS, Bastos D, Siqueira MG, Heise CO, Teixeira MJ. Traumatic injuries of peripheral nerves: a review with emphasis on surgical indication. Arq Neuropsiquiatr. 2013; 71(10):811–814

[14] Sunderland S. The anatomic foundation of peripheral nerve repair techniques. Orthop Clin

North Am. 1981; 12(2):245–266

[15] Katzman BM, Bozentka DJ. Peripheral nerve injuries secondary to missiles. Hand Clin. 1999; 15(2):233–244, viii

[16] Roganović Z, Savić M, Minić L, et al. Peripheral nerve injuries during the 1991–1993 war period [in Serbian]. Vojnosanit Pregl. 1995; 52(5):455–460

[17] Nicholson OR, Seddon HJ. Nerve repair in civil practice; results of treatment of median and ulnar nerve lesions. BMJ. 1957; 2(5053):1065–1071

[18] Stanec S, Tonković I, Stanec Z, Tonković D, Dzepina I. Treatment of upper limb nerve war injuries associated with vascular trauma. Injury. 1997; 28(7):463–468

[19] Kline DG. Timing for exploration of nerve lesions and evaluation of the neuroma-in-continuity. Clin Orthop Relat Res. 1982(163):42–49

[20] Aminoff MJ. Electrophysiologic testing for the diagnosis of peripheral nerve injuries.

Anesthesiology. 2004; 100(5):1298–1303

[21] Koenig RW, Pedro MT, Heinen CP, et al. High-resolution ultrasonography in evaluating peripheral nerve entrapment and trauma. Neurosurg Focus. 2009; 26(2):E13

[22] Amillo S, Barrios RH, Martínez-Peric R, Losada JI. Surgical treatment of the radial nerve lesions associated with fractures of the humerus. J Orthop Trauma. 1993; 7(3):211–215

[23] Dworkin RH, Backonja M, Rowbotham MC, et al. Advances in neuropathic pain: diagnosis, mechanisms, and treatment recommendations. Arch Neurol. 2003; 60(11):1524–1534

[24] Hubbard JH. The quality of nerve regeneration. Factors independent of the most skillful repair. Surg Clin North Am. 1972; 52(5):1099–1108

[25] Clark WK. Surgery for injection injuries of peripheral nerves. Surg Clin North Am. 1972; 52(5):1325–1328

[26] Spinner RJ, Kline DG. Surgery for peripheral nerve and brachial plexus injuries or other nerve lesions. Muscle Nerve. 2000; 23(5):680–695

11 神经损伤修复的预后

作　者　Lukas Rasulic，Miroslav Samardzic
译者　唐思成　赵恺

摘要

神经功能的分级系统不仅能评估单个的运动和感觉功能，还可评估整个神经或神经丛的情况。多数大神经支配一个或多个近端肌肉，一组远端肌肉和具有不同重要功能的远端感觉区域。现在广为接受的神经功能缺失和恢复的评分系统由英国医学研究委员会（MRC）制定。截至目前已经进行了几次修订，但仍保留了其功能优先的基本概念。

我们应该牢记，针对复杂的神经结构（如臂丛神经和坐骨神经近端），相对于单个神经，应该采取不同的方式进行神经修复效果分析。本章旨在重点分析周围神经的预后因素和评分系统，以及针对更复杂的神经结构如何进行改进。

11.1 预后因素

除了手术之外，还有许多因素会影响神经修复结果。

- 患者年龄。
- 神经的特点，包括：
  - 运动神经元形态。
  - 神经的显微解剖。
  - 主要的支配肌肉。
- 神经损伤的特点，包括：
  - 损伤机制。
  - 损伤程度。
  - 神经缺损的长度。
  - 合并其他组织结构的损伤。
- 手术。
- 术后康复。

11.1.1 患者年龄

普遍认为患者的年龄是神经修复最重要的预后影响因素，通常儿童和青少年预后较好。其中 10 岁以下儿童中超过 90% 的患儿能获得良好的预后效果。相比之下，10~20 岁患者的良好率为 75%，儿童和青少年的预后优于成人。另一方面，成人中不同年龄组之间的预后没有显著差异。虽然有其他因素会影响老年患者的预后，但没有明确证据表明哪一特点年龄预后开始下降。

儿童预后较好的原因有以下几点：①早期触发神经再生；②神经再生概率增加；③去神经后神经肌肉接头较稳定；④肢体较短；⑤其他未受影响肌肉的适应性和能力增强，替代或调整其运动功能，从而代偿已经瘫痪的肌肉[1]。

11.1.2 神经的特点

很明显，不同类型神经的修复结果不同，甚至在不同报道中也不尽相同。通常，单纯运动或感觉神经的修复技术简单，并且其修复结果优于运动—感觉混合神经，因为轴突混合的可能性降低。已经有报道表明上肢和下肢神经修复结果不同，胫神经较腓神经的恢复情况更好，桡神经较正中神经和腓神经的修复结果要好。大多数研究者未能发现正中神经和尺神经在恢复中有任何有意义的区别，尽管也有学者有相反意见，但都不曾提出可靠的证据。运动神经修复结果不同的主要原因包括脊髓运动神经元的形状、神经解剖学的特点以及主要肌肉效应器的特性[2]。

检查脊髓前角运动神经元形态可发现腓神经神经元数量较多且分布较分散，而桡神经神经元集中在前角横截面内的一小块区域。其他神经的神经元分布情况则在二者之间。

神经恢复的可能性可能与不同神经的微观解剖特点有关。

- 神经内结缔组织比例过高（例如在腓神经内）使得再生的轴突难以长入空的神经内膜管内。
- 感觉纤维比例过高（例如在正中神经、尺神经和胫神经内）是恢复不良的危险因素，因为其可能存在交叉运动感觉神经再生。
- 低数目神经束模式神经和神经束之间的稀疏连接增加了恢复良好的可能（如桡神经、肌皮和腋神经的特征，但不见于胫神经和腓神经）。
- 在某些区域出现不充分的血管化（如经过腓骨颈时的腓神经）。

根据不同主要支配肌肉的特点，以下情况修复结果往往较好。

- 效应肌肉接受神经支配位于肢体相对近端的位置（例如肌皮神经、腋神经、桡

神经、胫神经和股神经支配的效应器）。
- 有的神经效应器（如胫神经和桡神经）只需要少量的神经纤维再生即可获得良好的效果，而有的神经效应器（如尺神经）则需要较多的再生神经元才能达到恢复效果。
- 有的肌肉功能的恢复并不需要完全恢复肌肉力量（例如桡神经修复术后仅20%的指伸肌肌力就可达到功能障碍最小化）。
- 多数神经修补并不需要恢复肌肉精确或协调的活动，仅正中神经、尺神经和腓神经修复需要达到这种效果。
- 部分受损神经支配的肌肉效应器的功能可以由未受伤的神经代偿，但是腓神经、尺神经和桡神经损伤缺乏这种代偿能力。

考虑到这些因素，影响腓神经损伤后运动功能恢复的因素最多，因此腓神经损伤最不适合进行移植修复。腓神经周围具有较少的结缔组织，并且相比胫神经其滋养血管较少，还缺乏腘窝脂肪组织的保护。

与腓神经相反，桡神经、肌皮神经、股神经和腋神经具有较强的恢复潜力，影响其恢复的因素只有 1~3 个。具有中度恢复潜力的运动神经（例如正中神经、尺神经和胫神经）具有 4~6 个影响因素。

11.1.3 神经损伤的特点

最终的修复结果取决于损伤机制和创伤严重程度。特别是枪弹伤和牵拉引起的神经损伤的预后比其他类型的损伤更差，因为它们造成了更长神经节段的损伤。

许多学者也认识到神经修复平面对神经功能重建效果的影响（表 11.1）。高平面修复后神经功能恢复不良有可能是由于神经纤维的分布不当，比如部分神经纤维的缺失、感受运动效应器的不可逆变性。肌肉萎缩在去神经后 3 周内开始，在接下来的 2 年内几乎完全由纤维组织代偿。如果计算出神经支配的肌肉效应器恢复神经再支配的时间长于此，则神经修复后就无法带来运动的恢复，因为不可逆的肌肉纤维化（例如在腋窝处进行尺神经修复后，手部肌肉不一定能再次恢复神经支配）。相反，在高位桡神经修复后，再生轴突能够很早地生长到远端效应器中以防止不可逆的肌肉纤维化（对于拇指伸肌通常在 16~18 个月）。这种局限性不适用于感觉恢复，即使在延迟修复和高平面的神经修复后，感觉恢复也有可能（表 11.1，11.2）。

神经缺损的长度是由最初创伤的程度和创伤时间的长短决定的，相比于移植神经的长度而言，神经缺损的长度对神经移植后的影响更大。原则上，较短的移植物比较长的移植物恢复更好。尽管实验表明某些因素（例如效应器的伴随损伤）也可能影响移植效果，但是很多学者认为超过 5~10 cm 的神经移植物会影响移植后恢复的效果[3]。在多神经损伤中，尺神经和正中神经的同时损伤最常见，尤其在射弹引起的伤口中。虽然也存在相反的观点，但大多数作者认为这种损伤毫无例外地将导致手部功能的缺失，并且需要采取额外的治疗方式。

神经损伤部位的合并损伤（例如骨折、大血管损伤和软组织缺损），可能因为神经缺血、神经周围瘢痕形成和神经效应器的缺损影响神经修复结果。在局部损伤较小的患者中，神经修复术后运动恢复的概率更大。

11.1.4 手术

决定神经修复结果最重要的因素之一

表 11.1　上肢神经损伤平面

神经	高位	中位	低位
正中神经	中臂以上	旋前圆肌的下缘以上	旋前圆肌以下
尺神经	中臂以上	前臂中间 1/3 以上	前臂的中下 1/3
桡神经	中臂以上	神经分叉以上	骨间后神经
肌皮神经	肱二头肌与肱肌肌间隙以上	肱二头肌与肱肌肌间隙以下	—

表 1.2　下肢神经损伤平面

神经	高位	中位	低位
腓神经	大腿中部以上	神经分叉以上	腓深神经
胫神经	大腿中部以上	比目鱼肌腱弓以上	比目鱼肌腱弓以下
股神经	Poupart 韧带以上	Poupart 韧带以下	—

是创伤和手术的间隔时间。时间间隔越长，损伤神经远端神经内膜管会逐渐闭合，导致近端和远端神经残端的大小越来越不成比例。对于近端修补，损伤后超过 24 个月产生的去神经支配显著影响延迟手术修复的效果。根据学者报道的数据，手术在损伤后 4~6 个月进行，恢复的效果尚可。但进一步延迟手术可能会影响运动恢复。如果手术间隔超过 24 个月，则结果可能很差，但也有些患者在伤后 3 年或更长时间进行手术也可获得较好的预后。

神经损伤的特征和神经修复的时机直接影响手术方式的选择。毫无疑问，神经松解术可以对连续性存在的损伤获得最好的结果。将神经横断面直接缝合起来可以获得有效功能的恢复。应该强调的是，对于神经缺损长度在 5 cm 内的神经，直接神经外膜或束状修复与神经移植相比结果无显著差异。当然，其他影响因素也需要综合考虑。

11.1.5 术后康复

神经修复后坚持康复治疗也是获得良好预后的必要条件，特别是上肢神经修复以后。术后不久，即应鼓励患者尽可能多地训练患肢，以防止肌肉挛缩并实现最大的功能恢复。

11.2 评分系统

如前所述，评分系统不仅应用于评估单个肌肉和感觉功能，还应用于评估整个神经或神经丛的结构。大多数神经或神经丛结构支配一个或多个近端肌肉，一组远端肌肉，以及一些远端感觉区域，其功能重要性可能不同[4]。英国医学研究委员会（MRC）针对神经损伤和修复后的运动功能分级系统，源于先前对脊髓灰质炎相关神经肌肉麻痹的评估（表 11.3，11.4）。为了扩大应用，进行了几级内部的具体细化，包括没有阻力的轻微运动(4-)、有一定阻力的适度运动(4)、有阻力的强运动（4+）。Paternostro-Sluga 等对此分类进行了进一步改进，包括移动范围（ROM）[5]。

- 2~3 级：对抗重力进行主动运动，移动范围小于可移动范围的 50%。

表 11.3　运动功能分级——Highet 分级系统

分级	运动情况
0	完全瘫痪
1	肌肉颤动
2	可见肌肉收缩
3	可抵抗重力运动
4	可抵抗重力及一些阻力
5	正常肌肉功能

表 11.4　英国医学研究委员会建议的运动恢复评分

运动恢复	
M0	无收缩
M1	近端肌肉可见或可触及的收缩
M2	近端肌肉自主收缩或远端肌肉的微小收缩、无收缩
M3	远端肌肉的自主收缩
M4	远端肌肉可对抗阻力进行收缩
M5	所有远端肌肉可单独进行完全收缩

- 3级：运动与2~3级相同，移动范围超过可移动范围的50%。
- 3~4级：对抗阻力进行主动运动，移动范围小于可移动范围的50%。
- 4级：运动同3~4级相同，移动范围超过可移动范围的50%。
- 4~5级：可对抗较强阻力进行主动运动，进行可移动范围的运动，但明显弱于对侧。
- 5级：正常功能。

路易斯安那州立大学医学中心（LSUMC）制定的分级系统与之类似，但排除了无重力运动（表11.4，11.5）。MRC 量表的3级被认为是有效运动，而在 LSUMC 分级系统则认为是2级。

对于特定神经进行完整的运动功能分级，尚没有一个系统能真正取代 Highet 在1941年提出，并在1954年提议至 MRC 神经损伤委员会的分级系统[6,7]。在神经修复概念中，近端和远端肌肉的定义是根据修复的高度来确定的。近端肌肉包括前臂肌肉（正中神经和尺神经）、肱桡肌和肱三头肌（桡神经）、小腿三头肌和胫骨后肌（胫神经）、胫前肌和腓骨肌（腓神经），以及髂肌和耻骨肌（股神经）。远端肌肉包括手部肌肉（正中神经和尺神经）、前臂背侧肌肉（桡神经）、趾伸/屈肌（腓/胫神经）、缝匠肌和股四头肌（股神经）。

对于神经自主支配区域的感觉功能进行分级，可以忽略邻近神经毗邻区域的重叠支配，可以应用以下2个评分系统：MRC 和 LSUMC（表11.6，11.7）。Samardzic 等[8-10]使用了 Millesi 在1976年引入的分级系统，其中包括两点辨别的测试（表11.8）[11]。然而，感觉恢复并不是神经再生的可靠征象，主要是因为就临床评估而言，感觉恢复较晚且较困难。在正中神经和胫神经修复后，感觉恢复在功能上是很重要的，因为脚底感觉丧失使患者易于反复发生营养性溃疡。神经功能恢复的过程常常伴随着"感觉再学习"的过程，这是由于修复部位的轴突误导引起的功能性皮层重组过程。对于尺神经、桡神经、腋神经、腓神经、股神经和肌皮神经

表 11.5 LSUMC 运动功能分级系统

个人肌肉分级

分级	评估	描述
0	无	无收缩
1	很弱	收缩不良
2	弱	仅抵抗重力运动
3	中等	可抵抗重力及轻微阻力运动
4	好	可抵抗适度阻力运动
5	正常	可抵抗正常阻力运动

表 11.6 MRC 感觉恢复评分

感觉恢复[a]	
S0	无感觉
S1	恢复深层皮肤疼痛感觉
S2	一定的浅表疼痛和触觉
S2+	与 S2 相同，有额外轻微高反应性
S3	进一步恢复疼痛和触觉，无感觉迟钝
S3+	与 S3 相同，但增加了一些两点感觉
S4	完全恢复

[a] 测试感觉应在神经自主区域进行，其邻近神经重叠最小

表 11.7　LSUMC 感觉功能分级系统

感觉评级评分描述

分级	评估	描述
0	无	对触碰、刺痛、压力无感觉
1	很弱	感觉过敏或感觉异常，感觉区域深部疼痛恢复
2	弱	对抓握或保护有反应，但感觉刺激需要很强烈
3	中等	对触摸和刺痛有反应，但感觉定位较差，有一定刺激亢进
4	好	对触摸和刺痛反应较好，能定位，但感觉异常，无反应迟钝
5	正常	对触摸和刺痛都有正常反应

表 11.8　感觉功能分级——Millesi 分类

分数	运动结果
0	无
1	感觉迟钝
2	保护性感觉
3	2PD > 10 mm
4	2PD < 10 mm
5	正常功能

2PD：2 指间距离

修复来说，感觉恢复不太重要。自主神经支配区域恢复汗液分泌功能可能早于感觉运动恢复数周或数月，因为自主神经纤维直径小且再生迅速。LSUMC 系统已在几个研究中应用于对整个神经进行分级评估，包括运动和感觉功能两方面（表 11.9）[8~10]。

经常用术语"有效的恢复"来反映神经修复对功能的影响以及不同神经修复的疗效差异。对于胫神经而言，浅表的疼痛和一些触觉的恢复，没有明确的定位（>S2），即被认为是有效的感觉恢复；另一方面，正中神经和尺神经则修复则需要恢复两点辨别。腓神经修复后有效的运动恢复（通常 >M3）指的是恢复踝关节背屈功能使得足部可以恢复中立位（有或没有一定程度的足外翻），意味着步行时将不再需要足部支具进行支撑。脚趾伸展功能的恢复与否对于评判神经修复效果不重要。同样的，跖屈运动的恢复对于评估胫神经修复情况很重要。然而，对于正中神经和尺神经修复的有效恢复则需要出现一定的手指运动。

11.2.1 上肢修复

通常，由于复杂损伤模式的标准不一、功能优先级不同以及使用不同方法评估功能恢复，因此对于臂丛神经手术（即神经转移）的结果难以准确评估。出于这些原因，可以使用 Ploncard 在 1982 年发表的评分系统对上臂功能进行分级（表 11.10）。这种改变的主要原因是上臂功能受双神经影响，涉及多块肌肉控制肩部功能的复杂性，以及 2 块肌肉（肱二头肌和肱肌）在肘关节屈曲中的作用。其他原因包括 ROM 的重要性、耐力和重复能力[10]。恢复水平通常分为一般、良好或优秀。使用这种分级系统，针对 LSUMC 分级系统，良好的恢复对应 M2 或更高的水平，而针对 MRC 系统则对应 M3 或更高。为确定最终分级和恢复水平，随访期应至少为 2 年（表 11.10）。

考虑到上臂整体功能包括肩外展和肘关节屈曲，功能结果分级如下。

- 差：无肘关节屈曲、无肩部外展或者肘关节屈曲较弱、无肩部外展。
- 部分有效：较弱的肘关节屈曲伴任何水平的肩部外展或者在没有主动肩部外展的情况下有良好或正常的肘关节屈曲，此类患者适合二次重建手术。
- 有效（A 级）：良好或正常的肘关节

屈曲和较弱的肩部外展，这种恢复等级可以维持正常的日常活动。

- 有效（B 级）：良好或正常的肘关节屈曲和肩外展，该等级使患者有一定的能力用患肢进行手工操作。

有效的恢复（尤其是 B 级）取决于手部功能，在一些部分损伤患者中可以部分或完全保留。在 4~5 个脊神经根撕裂而导致全臂丛神经麻痹的患者中，通过腕关节固定术或其他二次手术可以实现手部运动功能的一定程度恢复，但患者用患肢进行任何工作的能力都很差。现有文献报道的恢复率取决于神经移位

表 11.9　LSUMC 神经损伤分级标准

个人肌肉分级

分级	评估	描述
0	无	无肌肉收缩，无感觉
1	很弱	近端肌肉收缩，但无法抵抗重力，感觉 0 或 1 级
2	弱	近端肌肉抵抗重力，远端肌肉无收缩，感觉为 2 级或以下
3	中等	近端肌肉抵抗重力和部分阻力，远端肌肉抵抗阻力，感觉为 3 级
4	好	所有近端肌肉或部分远端肌肉抵抗重力和阻力，感觉为 3 级或更高
5	正常	所有肌肉都能抵抗阻力，感觉为 4 级或更高

表 11.10　神经转移后上臂功能恢复评分

结果	肘关节屈曲	手臂外展	肩部外旋
差	无运动或无重力时轻微运动		
一般	能抵抗重力运动并能保持一定姿势 不高于 90°	不高于 45°	不高于 45°
良好	抵抗重力反复运动 正常运动	超过 45°	不高于 90°
正常	近乎正常运动且胸锁关节运动正常		超过 90°

类型和受体神经。笔者从过去 45 年发表的 57 份报道中收集了数据并做 Meta 分析，见表 11.11。

使用脊髓副神经进行肩胛上神经转移也能恢复肩关节功能，在 36.4%~92% 的病例中可达到 M3 级或更高级别的手臂外展（平均 58.2%）。同样，21.4%~55% 的病例获得了重要的肩部外旋，ROM 范围为 16.7°~118°。

下臂丛神经转移的结果并不理想，正中神经、尺神经和桡神经的 M3 水平恢复率仅为 25%~32%。

Kim[12] 的文献报道，神经松解术、直接修复术和移植术对臂丛神经裂伤的恢复率分别为 84.2%、65.1% 和 45.9%。枪伤导致的神经损伤的治疗效果在相同范围内，分别 94%、70% 和 54% 的患者至少达到 M3 水平的恢复。以前报道的结果显示恢复率较低。上部神经结构修复结果显著优于下部神经结构，分别 95% 及 75% 的患者达到 M3 水平恢复。

使用表 11.12 和表 11.13 内的标准对整个上臂神经的修复结果进行分级。近端神经修复后恢复最大运动需要 2~3 年的时间，而恢复最大感觉需要更长的时间（5~7 年）。神经修复的临床案例很少，其结果评估方式、修复水平、损伤机制、患者年龄范围和其他影响因素也不同。表 11.14 总结了过去 40 年中 56 位作者在 77 篇论文中报道的数据，进行 Meta 分析表明，近端水平和远端水平修复后有效感觉运动神经功能恢复的比例是分开讨论的。关于正中神经和尺神经修复的文献报道主要集

中在腕部水平病变的治疗。尽管目前关于尺神经的修复较过去要乐观，专门评估近端修复的系列很罕见，并且大多数结果不理想。

11.2.2 下肢修复

坐骨神经修复后应分别评估腓侧和胫侧部分神经的功能。一般来说，胫侧部分神经的神经损伤恢复较好，即使手术修复需要移植很长的移植物。腓侧部分神经恢复较难，数据显示，缝合或移植修复后平均只有 36% 的患者达到 M3 级或更高级别恢复[8,9]。

使用 Highet 临床量表，运动功能分为 6 个等级，从 M0 到 M5。感觉功能分为 5 个等级，从 S0 到 S4（无、感觉迟钝、保护性感觉、10 mm 以上和以下的两点辨别）。患者足背或足跖屈肌恢复至 M3、感觉功能恢复至 S2 被认为相应部分具有有效功能恢复。根据功能优先级对坐骨神经复合体的手术结果进行了分类（表 11.15）。

表 11.11 神经转移至肌皮神经和腋神经的恢复率（Meta 分析数据）

	恢复百分比	
神经转移	肘关节屈曲（%）	手臂外展（%）
肋间神经	42.8~100	33.8~87.5
副神经	44.4~100	61.5~67.0
胸背神经	83.3~100	36.0~100
胸内神经	80.0~91	81.8~100
部分尺神经移位术	75.0~100	
膈神经	29.4~100	

表 11.12　臂丛神经复杂结构的功能恢复分级

神经范围		功能	结果	预期结果
I	C5~C6 或上干	肘关节屈曲	M4~5	M3
		外展 [a]	M3~5	M3
		腕关节屈曲	M3~5	M [c]
		感觉	S3~4	S2
		伸展	M3~5	M [c]
II	C5~C7 或上干和中干	如 I 所示	如 I 所示	
		手指伸展	M3~5	如 I 所示
		拇指外展	M3~5	
III	C8~T1 或下干	手指屈曲	M4~5	M3
		手部肌肉	M3~5	M [c]
		感觉	M3~4	S2
IV	外侧束	肘关节屈曲	M4~5	M3
		手腕屈曲	M3~5	M3
		感觉	M3~4	S2
V	内侧束	如 III 所示	如 III 所示	所 III 所示
V	后束	外展 [b]	M4~5	M3
		手腕及手指伸展	M3~5	M3
		拇指外展	M3~5	M [c]

注意：根据功能优先级，最低限制如下：[a] 由腋神经或肩胛上神经支配推动或二者兼有，[b] 由腋神经支配诱导，[c] 运动结果与预期满意结果无关

表 11.13　上肢周围神经结果分级（最低限度）

结果	正中神经		尺神经		桡神经	肌皮神经	腋神经
	高	低	高	低			
正常	M4~5 所有肌肉 S4	M5 手 S4	M4~5 所有肌肉 S4	M3 手 S4	M4~5 所有肌肉	M5 肱二头肌	M5 三角肌
良好	M4~5 前臂 M3 手 S3~4	M4 手 S3	M4~5 前臂 M3 手 S3~4	M4 手 S3	M4~5 所有肌肉但是手指外展 M3	M4~5 肱二头肌	M4~5 三角肌
满意	M3 前臂 M0~3 手 S2	M3 手 S2	M3 前臂 M3 手 S2	M3 手 S2	M3 所有肌肉但是手指外展 M0~3	M3 肱二头肌	M3 三角肌
差	M0~2 所有肌肉 S0~1	M0~2 手 S0~1	M0~2 所有肌肉 S0~1	M0~2 手 S0~1	M0~2 所有肌肉	M0~2 肱二头肌	M0~2 三角肌

表 11.14　上肢神经移植修复后有效感觉运动恢复的百分比（Meta 分析）

修复神经	修复长度	有效运动恢复（%）	有效感觉恢复（%）
正中神经	近端	40.1	61.7
	末端	67.3	71.9
尺神经	近端	35.0	66.0
	末端	66.4	72.8
桡神经	近端	75.5	–
	末端	90.7	–
肌皮神经	所有层面	87.1	–
腋神经	所有层面	79.4	–

表 11.15　下肢周围神经效果分级（最低限制）

结果	腓神经	胫神经 [a]	股神经	坐骨神经
正常	M4~5 所有肌肉 S2	M4~5 所有肌肉 S3 ~ 4	M5 股四头肌	VMF 良好 T4 P2
良好	M4~5 胫骨、腓骨 M3 手指伸展 S2	M4~5 三头肌 M3 胫骨后肌、手指屈曲 S3	M4 股四头肌	VMF 良好 T3 P1（肌腱转移）
满意	M3 胫骨、腓骨 M0~2 手指伸展 S2	M3 三头肌 M0~2 胫骨后肌、手指屈曲 S2	M3 股四头肌	VMF 良好 T2 P1（骨科辅助）
差	M0~2 所有肌肉 S0~1	M0~2 所有肌肉 S0~1	M0~2 股四头肌	VMF 差 T1 P1

缩写：P：腓骨，T：胫骨，VMF：血管舒张功能

[a] 分级仅适用于 Poupart 韧带以下的病变

保护性感觉是手术修复要达到的首要目标，必须解决的第二个并发症是马蹄畸形的足下垂。想要完全恢复腓神经支配肌肉的正常功能十分困难，因此运动恢复的第二功能优先级是跖屈。足底屈肌的恢复对于使用矫形装置或通过胫骨后肌腱的前部转移恢复踝关节中的主动运动很有必要。可以通过修复胫侧神经断裂来恢复这2个功能。因此，通过成功的神经修复或移植可以获得最佳结果。在这种情况下，即使神经修复后功能部分改善也可以防止接触性溃疡，以有限的姑息性操作，进而获得良好的预后。最后，当腿处于垂直位置时因延迟性血管舒缩反应导致的发绀和

不适是另一重要的并发症，对此必须优先考虑功能恢复。

Kim 和 Murovic[13] 在 2008 年发表的关于坐骨神经修复的最大宗病例报道的结果与 Samardzic 等[9] 报道的相似。通过外科手术（神经松解术、劈开修复术、移植术）处理后相应腓神经恢复率分别为 74.3%、58.9% 和 36%，胫神经分别为 90.9%、87.5% 和 72.7%。然而，臀部和大腿的结果却显著不同。除外神经松解术，各组的差异约为 20%。神经移植的恢复率较低：分别为 24.3% 和 44.9%。因此，此类手术在臀部水平有待商榷。我们通过外科手术得出相应的恢复率，腓神经分别为 73.3%、63.6% 和 33%，胫神经分别为 93.7%、93.3% 和 71.4%。

参考文献

[1] Seddon H. Surgical Disorders of the Peripheral Nerves. 1st ed. New York, NY: Churchill Livingstone; 1975

[2] Roganovic Z. Repair of traumatic peripheral nerve lesions: operative outcome. In: Siqueira MG, Sokolovsky M, Malessy M, Devi I, eds. Treatment of Peripheral Nerve Lesions. Bangalore: Prism Books Pvt Ltd; 2011:111–120

[3] Roganovic Z, Pavlicevic G. Difference in recovery potential of peripheral nerves after graft repairs. Neurosurgery. 2006; 59(3):621–633, discussion 621–633

[4] Kline DG. Grading results. In: Kim DH, Midha R, Murovic JA, Spinner RJ, eds. Kline and Hudson's Nerve Injuries. 2nd ed. Philadelphia, PA: Saunders; 2008:65–74

[5] Paternostro-Sluga T, Grim-Stieger M, Posch M, et al. Reliability and validity of the Medical Research Council (MRC) scale and a modified scale for testing muscle strength in patients with radial palsy. J Rehabil Med. 2008; 40(8):665–671

[6] Highet WB. Grading of Motor and Sensory Recovery in Nerve Injuries. Report to the Medical Research Council. London: Her Majesty's Stationary Office; 1954

[7] Medical Research Council. Aids to Examination of the Peripheral Nervous System. Memorandum No. 45. London: Her Majesty's Stationery Office; 1976

[8] Samardzic M, Rasulić L. Repair of traumatic peripheral nerve lesions: operative outcome after repair of complex nerve structures. In: Siqueira MG, Socolovsky M, Malessy M, Devi I, eds. Treatment of Peripheral Nerve Lesions. Bangalore: Prism Books Pvt Ltd; 2011:121–126

[9] Samardzic MM, Rasulić LG, Vucković CD. Missile injuries of the sciatic nerve. Injury. 1999; 30(1):15–20

[10] Samardzic M, Rasulić L, Grujicić D, Milicić B. Results of nerve transfers to the musculocutaneous and axillary nerves. Neurosurgery. 2000; 46(1):93–101, discussion 101–103

[11] Millesi H, Meissl G, Berger A. Further experience with interfascicular grafting of the median, ulnar, and radial nerves. J Bone Joint Surg Am.1976; 58(2):209–218

[12] Kim D. Gunshot wounds to the brachial plexus. In: Kim D, Midha R, Murovic JA, Spiner R, eds. Kline and Hudsons: Nerve Injuries. Philadelphia, PA: Saunders; 2008:313–323

[13] Kim D. Murovic JA. Lower extremity nerve: sciatic nerve injuries. In:Kim D, Midha R, Murovic JA, Spiner R, eds. Kline and Hudsons: Nerve Injuries. Philadelphia, PA: Saunders; 2008:209–225

12 周围神经枪伤和其他弹片伤

作者　Miroslav Samardzic，Lukas Rasulic
译者　彭鹏　赵恺

摘要

周围神经的枪伤或其他弹片伤，尤其是臂丛神经损伤，其临床形态学表现、手术适应证、手术时机以及预后均存在独特性。此外,臂丛解剖结构的复杂性(包括临近大血管)导致其受到弹片伤后难以探查和治疗，这些情况都增加了外科手术风险。在大多数情况下，这些损伤产生一系列保留连续性的损害导致不完全功能丧失，但有可能自行恢复。因此，该部位的手术通常在伤后 2~4 个月才考虑实施。外伤后 2~4 个月，如果没有或只有部分功能恢复，或者在这段时间内恢复停滞不前，就需要手术治疗。如果弹片伤及下臂丛结构或坐骨神经腓侧区，特别是有较大神经功能缺损的患者，手术有效性尚不确切。本章总结了广泛的战争时和日常生活中的实践经验。

12.1 简介

弹片对臂丛神经和周围神经的损伤可由低速弹片和高速弹片引起。低速弹片（小于 700 m/s）的伤害是由手枪、左轮手枪和炮弹碎片造成的（速度一般在 300 m/s 左右），有一些作者认为上述 3 种武器的最后一种不在此列。在这种情况下，神经损伤有时是由于突然的小冲击波造成的，有时是瞬时空腔造成，有时是直接损害。因此，病变主要表现为神经失用，除非直接撞击切断神经，否则即使出现严重的神经功能缺损，也可以自行恢复[1-6]。这些损伤治疗的经验来源于老式的战事和民间实践[7,8]。另一方面，现代步枪或机关枪的高速弹片（速度超过 700 m/s，平均 1 000 m/s）会造成更广泛的损害，这些弹片的破坏性取决于所释放能量的多少，而能量的多少又取决于弹片的质量、速度和入射角。神经很少受到直接撞击的损害。相反，这些损伤通常是由于冲击波和空腔效应导致它们被压缩和拉伸[9,10]。这些广泛的损伤还包括软组织、血管和骨骼的损伤。在弹片通过的路径之外也可能引起某些神经或部分神经结构受到损伤，损伤表现为较长的神经节段损伤和不同水平的神经损伤[1,9]。此外，不同程度的损伤通常共存，自行恢复可能发生，也可能不发生。在现代战争中，来自简易爆炸装置的爆炸往往对包括神经在内的整个肢体都是毁灭性打击[11]。

Brooks[7]在 1954 年，Nulsen 与 Slade[8]在 1956 年报道了臂丛神经损伤的第一宗大宗病例研究，此后大约 30 年都没有大宗病例报道，直到 Judice[5]在 1983 年、Kline[4]在 1989 年分别发表了分析日常实践中损伤的报道。一般来说，臂丛枪伤在民用医疗中并不常见，因此在过去的 20 年中只有很少的大宗病例报道[2,3,12]。然而，在最近的军事冲突中，此类损伤占所有周围神经损伤的 2.6%~14%[13,14]。

最大的周围神经弹伤手术治疗的病例报道来源于战时实践。1924 年，Delageniere[15] 发表了他在第一次世界大战期间进行的 375 例穿透性损伤（主要是周围神经枪伤）的手术治疗经验[16]。Pollock 和 Davis 回顾了他们在第一次世界大战期间治疗 397 例周围神经损伤的经验。二战后，Seddon[17] 报道了英国 699 例弹片神经损伤的救治经验，其中 8.6% 接受了神经移植治疗，而 Woodhal 和 Beebe[18] 报道了治疗美国 3656 例神经损伤的治疗经验，只进行了 30 例移植手术。此后，直到越南战争，才有关于周围神经损伤主题的大宗病例报道。Omer 发表了关于越南战争期间 917 例上肢周围神经损伤的文章，其中 753 例（66.6%）为枪伤，其中 269 例经手术治疗[19]。Brown[20] 同样报道了对越南战争期间 135 例神经损伤患者进行外科手术治疗。后来 Samardzic 等报道了 90 例涉及上臂周围神经的弹片损伤患者，这些患者都在战争期间接受手术治疗[21]。Kline 和 Hudson 也发表了 64 例通过外科手术治疗的民间枪伤案例[22]。

坐骨神经损伤的发生率和手术效果的相关报道非常少[22~26]。关于第二次世界大战中坐骨神经损伤的报道发现，治疗效果并不乐观，考虑到坐骨神经损伤导致的足下垂可以通过肌腱转移、关节固定术或矫形支撑来控制，因此不建议进行神经重建手术[5]。同样，Seddon 认为对于有神经结构缺损的神经损伤没有手术修复的必要[25]，然而，最近的一些文献对这种传统的治疗方法提出了挑战[23,26]，其中一篇论文描述了 324 例坐骨神经损伤患者，其中包括 43 例胫侧和 42 例腓侧神经受枪伤影响的手术治疗[22]。

如前所述，弹片对周围神经损伤的最大宗报道来自战争实践[15~20]。然而，这些病例很难评估和比较，因为它们包括不同的患者群体，特别是关于神经损伤的特点、手术时机和使用的手术方式。值得注意的是，显微镜、精密器械和异物应性较小的缝合材料只在越南战争期间才开始使用，当时也没有使用束间神经和改良的神经移植技术[19]。从技术上来说臂丛枪伤是很难探查和治疗的，因为解剖结构复杂（大血管毗邻神经）。因此手术中血管损伤是非常严峻的风险。然而，由于术前评估方式、术中监测和神经修复技术的改进，神经修复的效果和并发症都有了显著改善。

12.2 临床特点

12.2.1 臂丛神经

过去研究发现，多数存在部分神经功能缺陷的患者有可能自行恢复，尤其是神经功能缺陷表现为上干和后束且损伤不累及下部神经丛者[7,8]。在 Brooks 发表的第一个大宗病例报道中，170 例开放性损伤患者中只有 31.8% 接受了手术治疗[7]。Nulsen 和 Slade 报道了更多的手术患者，占其所选病例组的 76%[8]。Kline 在他的研究中报道了类似的临床病例，只有 19 例（21%）患者完全或几乎完全丧失神经功能。Kline 对 63.8% 的患者进行手术，他认为，单一神经成分的完全性损伤可以自行恢复，但常不能恢复。同时，单一神经成分的不完全功能损伤通常会自行恢复，但这并不能保证其他成分得到相同效果的恢复。

近年来，人们认识到许多弹片伤导致的臂丛损伤不能自行恢复，事实上，神经连续性损伤很常见，许多患者会出现持续性疼痛和严重残疾[1,11,27]。这些病变大多与功能完全丧失有关[3,6]。Kim 等报道 69% 的患者完全丧失神经功能，这显然与以前的报道相矛盾[3]。此外，Samardzic 等在 62.9% 的患者中发现臂丛神经出现了完全的功能丧失，只有 16.6% 的患者自行恢复[9]。有相当数量的上干和后束损伤患者仅表现为部分神经功能缺损可自行恢复，但累及下干损伤患者不会恢复[10]。在早期的 4 周内表现出自发恢复迹象的患者预后可能良好或极好[27]。需要强调的是，在神经连续性损伤的患者中，连续性损伤后功能缺失和肌电图上的完全无反应持续到损伤后 3 个月，约 23% 的患者表现出神经元冲动传递，这意味着神经松解术是首选的手术方法[28]。损伤累及臂丛多个水平的情况是很常见的，这样的患者神经功能永远无法自行恢复[1]。

12.2.2 周围神经

大量的周围神经弹片损伤也可能发生自行恢复，尽管这种恢复有可能会延迟到 11 个月[29]。有趣的是，在对第一次世界大战、第二次世界大战和越南战争中弹片伤害的回顾性研究中发现周围神经功能损伤后自发恢复率类似，为 67%~69%。

12.3 神经损伤的特点

12.3.1 臂丛神经

在之前发表的研究中[4-8]，大部分臂丛病变患者保留了部分神经连续性。Brooks 在接受手术修复的患者中发现，29.6% 的患者合并神经结构断裂[7]。与此同时，Kline 注意到 46.6% 的神经结构完全丧失功能，没有任何连续性[4]。221 个神经元件证实存在神经连续性损伤，其中 75% 表现出完全的功能丧失。在缺失不完全的神经结构中，只有 7 例需要神经修复。相反，术中对神经动作电位的研究证实了其中 48 例（28.9%）存在早期再生的迹象，只需要进行神经松解或劈裂修复。Samardzic 等报道，23.9% 的神经结构缺乏连续性，因此与功能完全丧失有关[9]。在剩余的神经成分中，15.3% 保留但被外生瘢痕压迫，60.8% 存在连续性损伤（纤维化、连续性神经瘤或部分连续性丧失）。最近的一系列研究证实神经连续性损伤占多数[3,6,14,27,28]。

该区域枪伤也可损伤邻近血管（如腋和锁骨下动脉和静脉）、骨骼（如锁骨、肩胛骨、肱骨、肋骨）和内脏器官（如肺、咽、食管）[6]。一般来说，复合损伤的发生率很高。最常见的是血管损伤，超过 30% 的患者可见血管损伤[27]。血管损伤主要有 2 种类型，一是血管断裂，二为假性动脉瘤，假性动脉瘤通常很难诊断和治疗[12]。骨折会增加神经损伤的风险，因为骨折块会成为二次投射物，骨折块几乎可能向所有方向移动，对周围组织造成二次损伤[1,6]。

12.3.2 周围神经

桡神经损伤是第一次世界大战和第二次世界大战中最常见的周围神经损伤[16-18]。其他上肢神经损伤的概率基本相同[19-21]。值得注意的是，全部患者中的 26% 及上肢神经损伤患者中的 32%，存在累及 2 根甚至 3 根神经的多发损伤[21]。在所有已发表的病例中，近端损伤占大多数。大约 1/3 接受手术治疗的越南战争患者[19,29]和大多数来自民间实践的病例[22]，神经完整性得到了保留。在 Samardzic 等[21]报道的病例中，近 1/3 的患者至少部分保留了神经连续性。对于绝大多数神经截断的处理，外科医生进行神经移植，40% 的神经移植长度超过 6 cm。直接神经缝合仅在 2 例实现。

坐骨神经发生部分性损伤的影响因素包括坐骨神经体积大和其含 2 个独立的分支。在 Samardzic 等[24]报道的病例中，76.4% 的坐骨神经损伤部分性保留了神经连续性和 25.4% 的合并连续性神经瘤或纤维化改变患者保留了两部分神经束状结构。最后，在 51% 的部分横断神经损伤病例中，大约 1/3 的病例其中一个部分被完全保留[24]。枪伤与炮弹碎片伤的损伤程度无显著性差异[24]。受伤总数中，40.1% 的表现为神经完全横断，24.5% 为部分横断，35.4% 保持神经连续性[24]。在 Kline 和 Hudson 发表的文章中，大约一半的病例保存神经连续性，但他们没有提供有关横断程度的数据。这种类型的解剖损伤可能导致完全或部分功能丧失（在许多情况下），但可自行改善[22]。Samardzic 等[24]发现，13.3% 的患者出现部分功能丧失，而另有 7.3% 的患者获得功能改善。然而，这种部分性功能保留不论是感觉功能、运动功能或者仅仅是部分肌肉功能，都很少超过 M2 或 S2 级别[21]。

12.4 手术适应证和手术时机

如果伤口无菌、骨折稳定、没有开放性创口，可以进行延迟手术修复[6]。因其他原因选择延迟手术者与受影响的神经因素有关，包括难以评估神经损伤的程度和自发恢复的可能性。一般情况下，需要手术治疗的情况包括：①在随访过程中患者神经功能无好转；②远端肌肉有非解剖性恢复，但近端肌肉没有；③ 1 根或多根神经支配区功能完全丧失并持续 3 个月以上（一般 3 个月内 3 级以下损伤患者能够自主恢复）[3,8,24,27]。累及血管的损伤需要紧急手术，针对此类病例，我们需要解决的问题是是否应该尝试同期进行臂丛修复。在大多数情况下，对神经损伤进行二次修复效果要好得多[1,30]。对于假性动脉瘤或动静脉瘘导致的进行性神经功能缺损患者或对原因不明的疼痛保守治疗效果不佳患者，尤其是存在子弹或骨折块的患者，应在受伤后 3 个月内进行早期探查和神经修复[31]。如果在早期探查时发现神

12 周围神经枪伤和其他弹片伤

127

经连续性丧失，应尽早进行二次修复[9]。应该指出的是，在这些病例中，以及近端神经残端纤维化或不适合神经移植的病例中，有可能需要进行神经转位[1,28]。

如果对预后没有不利的影响，修复手术可以延迟长达 6 个月。在这段时间内如果出现以下情况则应该尽早行修复手术：①最初的几个月里没有任何解剖恢复的迹象或恢复停滞不前；②存在分离性恢复，运动功能和感觉功能改善存在差异；③功能恢复不平衡，肌肉功能的恢复没有按照时间规律[9,10,24]。手术结果已证明，如果手术延迟超过 1 年，效果会下降[4,5,9,10,21,24]。成年患者的 C8 和 T1 脊神经、下干、内侧束及其下游（尤其是尺神经）和坐骨神经受到损伤，除非疼痛症状无法忍受且对药物有耐药性，否则适合保守治疗[10,21,24]。

以前由于坐骨神经损伤的预后较差，而且术后有疼痛加重的风险，且神经具有自发恢复的可能，故不推荐修复合并缺损的坐骨神经损伤。另一个原因是，在坐骨神经完全横断后，由于保留了腘绳肌分支，患者仍然能够控制膝关节，因此能够使用矫形器支撑足部和踝关节行走[23,25,31]。坐骨神经损伤的主要并发症是脚底感觉丧失，可导致营养性溃疡的形成。因此，恢复感觉功能是外科修复的首要任务。第二个主要并发症是足下垂，伴有马蹄畸形。由于腓总神经支配的肌肉功能很难达到充分的改善，因此恢复的第二个功能重点是足跖屈。足底屈肌的恢复对于使用矫形器，以及甚至通过胫后肌腱的前移位来恢复踝关节的活动是至关重要的。这 2 种功

能可以通过修复胫侧神经断裂来恢复。因此，成功的神经修复或移植可获得最佳效果[21]。在这种情况下，即使是部分改善也能预防压疮，而且在有限的姑息治疗程序下能产生良好的效果[26]。坐骨神经损伤的最后一个重要并发症是血管舒缩反应迟缓，其特点是腿部垂直位置发绀和不适。

12.5 结果和预后

12.5.1 臂丛神经

Brooks[7] 总结认为，臂丛枪伤的手术"很少有疗效和具有合适的手术理由"，因为只有对上干或 C5 和 C6 脊神经缝合修复才有效果。对其他神经结构的松解术只能在一定程度上缓解疼痛，但很少能够改善神经恢复的水平。Nulsen 和 Slade[8] 发现，缝合上段脊神经和上干后神经功能可能恢复，修复外侧束和后束可以促进近端肌肉功能的恢复。下部神经结构的外科修复和神经移植几无疗效，与此同时，Kline 和 Hudson[22] 发现在 92% 的神经松解治疗患者中获得了有效的功能恢复。预后良好患者神经的恢复概率大约为 96%，预后不良患者恢复率约为 79%。直接缝合的总治愈率为 69%，而神经移植成功率仅为 54%。

对于上段脊神经、上干、外侧束、后束以及其神经来说，神经修复的效果比较好，直接缝合神经有效率为 83%，神经移植有效率为 66%，整体有效率为 50%~100%，此概率的高低主要取决于损伤的神经节段。C7 脊神经和中干的移植修复恢复率为 45%。对于下段脊神经、

下干和内侧束而言，只有内侧束对正中神经的修复可有效恢复，直接缝合有效率达到66.6%，神经移植有效率达到53%。引用这些结果，Kline 和 Hudson[22] 得出结论，枪伤引起的臂丛神经损伤的神经修复不仅是可能的，而且效果尚可。他们进一步得出结论，神经端端修复通常是可以实现的，但也并不一定。最近的报道证实了他们的观点[31]。例如，神经松解术的恢复率为90%~94%，失败案例主要是损伤累及下干或尺、桡神经[9,14,32]。如果神经结构被瘢痕压迫或存在连续性神经瘤，手术松解的效果尤其好[10]。约70%的直接缝合修复的病灶获得有效功能恢复[2]。与此同时，Secer 等[10] 采用直接缝合仅获得36.6%的功能恢复，部分直接缝合获得56.5%的功能恢复。神经移植术用于全部或部分神经连续性丧失的损伤和无神经动作电位传递的连续性损伤[4,31]。采用束间神经移植术进行神经断伤修复，采用相同的技术或改良的缆索神经移植术进行完全神经横断的修复[9]。多数报道的恢复率为70%~89%[1,9,14,32]，但 Secer 等[10] 报道的总恢复率只有16.6%。使用大量劈裂神经修复术移植较短的神经[9]，在受伤后的前3个月内进行手术修复都能获得较好的预后。然而，神经移植进行神经修复最重要的修复效果决定因素是对有可能获得良好预后的神经进行手术，如 C5~C7 脊神经、上干、外侧束和后束、肌皮神经和腋神经[1,9,10,14,32]。对于累及外侧束和肌皮神经的锁骨下病变尤其如此，因为效应肌肉比其他情况下更近[30]。

神经松解和下部神经修复，包括 C8 和 T1 脊神经、下干、内侧束和尺神经，难以改善功能预后[9,10,14]。然而，但这样的修复手术有助于缓解疼痛。尽管如此，Siqueira 等[30] 报道称在50%~60%的患者中出现了腕关节和手指屈肌的神经再支配，而没有检测到手部固有肌肉的神经再生。在正中神经支配的感觉区域中，70%~80%的患者获得了感觉恢复[6,30]。原因不明的疼痛可能与神经部分横断有关，尤其是低位水平神经损伤或瘢痕压迫，而外部和内部的神经松解术对这种疼痛都有很好的效果[1]。

12.5.2 周围神经

Delageniere[15] 引用了他在第一次世界大战期间的一系列研究得出结论，113例接受神经松解术治疗的患者总体效果并不好；另一方面，142例（85.9%）直接缝合神经的患者中122例完全有效，16例部分有效，仅有4例无效。Pollock 和 Davis[16] 报道桡神经修复的成功率为72%，正中神经修复的成功率为69%，尺神经修复的成功率为57%。在这段时间内报道的神经移植术基本上是失败的。

回顾二战期间英国的经验，Seddon[17] 称桡神经损伤修复通常比正中神经或尺神经损伤修复的结果更令人满意。他指出，114次桡神经修复中，36.9%达到了 M4~M5 级水平。此外，他指出，只有8.6%的正中神经损伤修复达到满意的感觉功能恢复效果，而只有4.9%的尺神经损伤修复达到满意的运动功能恢复效果。

Woodhal 和 Beebe[18] 也有类似的发现，他们发现 127 例桡神经修复中只有 21.3% 的患者恢复良好的运动功能。第二次世界大战期间神经移植的不良结果主要是由于神经损伤很严重，伴有较大的神经间隙，以及在没有显微手术条件的情况下使用神经干移植技术。然而，Seddon[17] 报道了正中神经损伤后成功使用电缆式神经束移植。他指出，在正中神经移植手术后，54% 的患者运动功能恢复到 M3~M4 级，63% 的患者感觉功能恢复到 S3~S3+ 级。

在最大宗的越南战争神经损伤病例中，Omer[19] 报道，外部神经松解术的神经功能总恢复率为 55%，其中高速枪伤的恢复率为 37.5%，低速枪伤的恢复率为 76.2%。此外，他还指出，在单纯神经外膜缝合的病例中，总恢复率为 25%，高速枪伤恢复率为 20%，低速枪伤恢复率为 31.2%。大约 75% 的成功的神经缝合术是在受伤后 3~6 个月进行的，80% 的患者年龄为 20 岁或更年轻。然而，19 例神经移植术后患者未观察到明显的神经功能改善。所使用的修复技术包括复合神经束移植和 2 个带蒂移植。Omer 的结论是，在第二次世界大战期间，枪击致神经损伤的修复与他自己的研究结果没有显著差异。手术失败率高与受伤肢体的整体状况、神经损伤的严重程度以及手术延迟有关。Brown[20] 报道的神经缝合术的疗效与之相仿，尺神经的恢复率为 35%，正中神经的恢复率为 50%，桡神经的恢复率为 40%。

Kline 和 Hudson[22] 报道了他们在日常民间枪伤救治中治疗周围神经损伤的经验，其研究的对象包括各类损伤级别和各种手术修复方式。结果指出，桡神经损伤的恢复率为 92.8%，正中神经损伤的恢复率为 89.2%，尺神经损伤的恢复率为 64%，腓神经损伤的恢复率为 80%。手术失败的原因主要与神经移植手术的操作和神经损伤造成的广泛神经缺损有关。此外，Kline 和 Hudson[22] 指出，43.8% 的移植手术完成后，腓神经损伤得到恢复。在这些病例中我们的经验认为患者术后达到 M3 水平的肌力就可以认为获得了有效的恢复。

枪伤的创面和清洁横断的创面进行神经移植间疗效的区别就在于损伤的严重程度和损伤是否累及高位神经。而且对于枪伤神经修复而言，延迟修复对于修复的效果也有影响，此外，值得注意的是，Samardzic 等[9] 的系列枪伤报道中对腓神经损伤的神经移植结果在所有报道系列中恢复率最低。

1972 年，Kline 报道了一组 13 例坐骨神经枪伤病例，称所有的两支神经松解术、胫侧神经缝合术患者和 2/3 的腓侧神经缝合术患者获得功能改善（无具体的恢复分级描述）。同样，1975 年，Seddon 分析了 329 名患者，其中 132 例接受了各种不同方式的手术修复。64% 的病例获得了有效的功能恢复，但他也发现，除小腿三头肌外，腿部较长肌肉功能的恢复效果通常无法令人满意[25]。Millesi 在 1987 年报道了 39 例神经损伤案例，其中 6 例由注射引起。根据他自己的评分系统，6

例神经松解术患者中的 5 例（83.3%）患者、13 例联合神经松解术和神经移植术的患者，以及 14 例单独进行神经移植术患者中的 10 例（71.3%）患者获得了有用的功能恢复[23]。最后，Kline 和 Hudson 报道了他们对枪伤累及胫神经分布区域（43 例）和腓神经分布区域（42 例）患者的手术效果。神经松解术和神经移植术后，胫侧神经功能恢复率分别为 93.3% 和 69.2%，与之类似，腓侧神经功能恢复率分别为 86.2% 和 25%[22]。

Samardzic 等报道了 45 例坐骨神经枪弹伤患者，其中胫侧神经功能恢复率为 86.7%，腓侧神经功能恢复率为 53.3%[24]。通过外科手术治疗的胫侧神经功能恢复率高于腓侧神经。具体而言，使用神经松解术治疗，胫侧神经恢复率为 93.7%，而腓侧神经为 68.7%；同样，使用劈裂修复术治疗的胫腓侧神经功能恢复率分别为 93.3% 和 63.6%；使用神经移植手术治疗的胫腓侧神经功能恢复率分别为 71.4% 和 33.3%。神经移植修复术后胫侧神经功能恢复不良与坐骨神经臀部水平损伤有关。整个坐骨神经复合体的手术修复术后总恢复率为 86.7%。神经松解术和对于部分横断神经的修复术的疗效相似，分别为 90.9% 和 96.0%。对部分神经横断患者的胫腓侧神经两部分分别进行劈裂修复或一部分进行神经松解一部分进行劈裂修复，其获得的预后质量都会好一些。对于胫腓侧神经两部分均实行神经移植术后恢复率均为 55%，明显低于其他 2 种手术方式。

需要强调的是，血管病变、骨折、软组织缺损等伴随损伤的存在对神经修复的效果也有很大影响[3,6]。血管病变造成神经元件的缺血，骨折块造成二次神经损伤或愈合过程中伴随骨痂形成包绕修复的神经[10]。

12.6 总结

结合其他人的经验，我们可以得出以下结论。

- 在多数患者中，臂丛和周围神经的枪伤会产生连续性神经损伤。神经功能不完全丧失者可能自行恢复，神经功能完全丧失者通常不能自行恢复。
- 合并血管损伤是急诊手术探查的适应证。
- 神经自主恢复功能可能性和受伤时对神经损伤的评估很困难，导致手术神经修复延迟直至损伤后 2~4 个月。
- 经过这段时间后，存在以下情况者考虑手术治疗：①神经功能完全丧失；②有不能自主恢复的不完全功能丧失；③伤后 6 个月神经功能恢复进入平台期或仅有部分恢复；④假性动脉瘤或动静脉瘘压迫神经。
- 延迟手术超过 1 年是不合理的。
- 神经松解术可使 90% 以上的保存神经连续性的受损神经得到有效的功能恢复。
- 对预后良好的神经行劈裂修复和神经移植修复能够获得相似的效果，例如 C5 和 C6 脊神经、上干、外侧束和后束及其发出的神经（尺神经除外）和胫神经。

- 由于枪弹伤造成的损伤水平较高和广泛损伤的原因,神经移植对于治疗枪弹伤神经损伤的恢复率低于清洁的神经横断损伤。

- 累及下臂丛神经的损伤,通常需要进行保守治疗,除非患者有持续的原因不明的疼痛。

- 如果伴有长段神经缺失,尤其在臀部水平,则不应该对坐骨神经的腓神经部分进行修复。当整个坐骨神经受到损伤时,首先应保留可用的供体神经以便胫神经部分的重建。

参考文献

[1] Bhandari PS, Sadhotra LP, Bhargava P, et al. Management of missile injuries of the brachial plexus. Indian J. Neurotrauma. 2006; 3(1):49–54

[2] Kim DH, Cho YJ, Tiel RL, Kline DG. Outcomes of surgery in 1 019 brachial plexus lesions treated at Louisiana State University Health Sciences Center. J Neurosurg. 2003; 98(5):1005–1016

[3] Kim DH, Murovic JA, Tiel RL, Kline DG. Penetrating injuries due to gunshot wounds involving the brachial plexus. Neurosurg Focus.2004; 16(5):E3

[4] Kline DG. Civilian gunshot wounds to the brachial plexus. J Neurosurg.1989; 70(2):166–174

[5] Kline DG, Judice DJ. Operative management of selected brachial plexus lesions. J Neurosurg. 1983; 58(5):631–649

[6] Secer HI, Daneyemez M, Tehli O, Gonul E, Izci Y. The clinical, electrophysiologic, and surgical characteristics of peripheral nerve injuries caused by gunshot wounds in adults: a 40-year experience. Surg Neurol. 2008; 69(2):143–152, discussion 152

[7] Brooks DM. Open wounds of the brachial plexus. In: Seddon HJ, ed.Peripheral Nerve Injuries, Medical Research Council Special Report Series. London: Her Majesty's Stationery Office; 1954

[8] Nulsen FE, Slade WW. Recovery following injury to the brachial plexus. In: Woodhal B, Beebe GW, eds. Peripheral Nerve Regeneration:A Follow-Up Study of 3656 World War II Injuries. Washington,DC: Government Printing Office; 1956:389–408

[9] Samardzic MM, Rasulic LG, Grujicic DM. Gunshot injuries to the brachial plexus. J Trauma. 1997; 43(4):645–649

[10] Secer HI, Solmaz I, Anik I, et al. Surgical outcomes of the brachial plexus lesions caused by gunshot wounds in adults. J Brachial Plex Peripher Nerve Inj. 2009; 4:11

[11] Birch RM, Stewart MPM, Eadley WEP. War and gunshot wound injuries of the peripheral nerves. In: Tubbs S, Rizk E, Shoja M, Loukas M, Barbaro N, Spinner R, eds. Nerve and Nerve Injuries. Vol. 2. Amsterdam: Elsevier; 2015:629–653

[12] Kim DH, Murovic JA, Tiel RL, Kline DG. Gunshot wounds involving the brachial plexus: surgical techniques and outcomes. J Reconstr Microsurg.2006; 22(2):67–72

[13] Gousheh J. The treatment of war injuries of the brachial plexus. J Hand Surg Am. 1995; 20(3, Pt 2):S68–S76

[14] Stewart MP, Birch R. Penetrating missile injuries of the brachial plexus. J Bone Joint Surg Br. 2001; 83(4):517–524

[15] Delageniere H. A contribution to the study of

the surgical repair of peripheral nerves. Surg Gynecol Obstet. 1924; 39:543–553

[16] Pollock LJ, Davis L. Peripheral nerve injuries. Am J Surg. 1932;15:179–217

[17] Seddon H. Nerve grafting and other unusual forms of nerve repair. In: Seddon H, ed. Peripheral Nerve Injuries, Medical Research Council Special Report, No 282. London: Her Majesty's Stationery Office;1954:389–417

[18] Woodhal B, Beebe GW. Peripheral Nerve Regeneration: A Follow-up Study of 3656 World War II Injuries. Veterans Administration, Medical Monograph. Washington, DC: US Government Printing Office;1956

[19] Omer GE, Jr. Injuries to nerves of the upper extremity. J Bone Joint Surg Am. 1974; 56(8):1615–1624

[20] Brown PW. The time factor in surgery of upper-extremity peripheral nerve injury. Clin Orthop Relat Res. 1970; 68(68):14–21

[21] Samardzic MM, Rasulic LG, Antunovic V, Grujicic DM. Missile injuries to the peripheral nerves. Eur J Emerg Surg Intensive Care. 1998; 21:173–178

[22] Kline DG, Hudson A. Nerve Injuries. Philadelphia, PA: Saunders;1995

[23] Millesi H. Lower extremity nerve lesions. In: Terzis JK, ed. Microreconstruction of Nerve Injuries. Philadelphia, PA: Saunders; 1987:239–251

[24] Samardzic MM, Rasulić LG, Vucković CD. Missile injuries of the sciatic nerve. Injury.

1999; 30(1):15–20 Gunshot and Other Missile Wounds to the Peripheral Nerves 103 © 2018 by Georg Thieme Verlag KG

[25] Seddon H. Surgical Disorders of the Peripheral Nerves. 2nd ed. Edinburgh: Churchill Livingstone; 1975

[26] Sedel L. Surgical management of the lower extremity nerve lesions (clinical evaluation, surgical technique, results). In: Terzis JK, ed. Microreconstruction of Nerve Injuries. Philadelphia, PA: Saunders; 1987:253–265

[27] Vrettos BC, Rochkind S, Boome RS. Low velocity gun shot wounds of the brachial plexus. J Hand Surg [Br]. 1995; 20(2):212–214

[28] Kline DG, Tiel RL. Direct plexus repair by grafts supplemented by nerve transfers. Hand Clin. 2005; 21(1):55–69, vi

[29] Omer G. Nerve injuries associated with gunshot wounds of the extremities. In: Gelberman RH, ed. Operative Nerve Repair and Reconstruction. Vol. 1. Philadelphia, PA: Lippincott; 1991:655–670

[30] Siqueira MG, Martins RS. Surgical treatment of adult traumatic brachial plexus injuries: an overview. Arq Neuropsiquiatr. 2011; 69(3):528–535

[31] Kline DG. Operative management of major nerve lesions of the lower extremity. Surg Clin North Am. 1972; 52(5):1247–1265

[32] Samadian M, Rezaee O, Haddadian K, et al. Gunshot injuries to the brachial plexus during wartime. Br J Neurosurg. 2009; 23(2):165–169

13 上肢神经卡压伤

作者　Gregor Antoniadis，Christine Brand
译者　郭松波　赵恺

摘要

上肢神经卡压伤较为常见，最常见的是腕管综合征，其次是肘部的尺神经卡压，少见的压迫病变有旋前圆肌综合征和肩胛上神经卡压。直接压迫周围神经可引起神经滋养血管中的血流减少，导致局灶缺血。长期的慢性压迫可导致神经的脱髓鞘和瘢痕生成。周围神经的慢性卡压伤晚期可导致神经功能的丧失。周围神经的卡压损伤常出现在解剖上的缩窄处。反复的运动摩擦刺激或外伤都可能导致神经病变。大多数病例通过病史和体检不难做出诊断，而通过电生理检查则可以确诊。进一步的检查包括超声及磁共振，尤其在一些肿瘤、腱鞘囊肿和外伤病例中。如果保守治疗无效，外科手术是一种有效的办法，治疗主要选择神经减压术，而在初始治疗中切忌行内部松解。这类疾病的预后通常较好，预后较差的病例多是由于误诊、手术减压不充分或者手术干预时间较晚，神经功能已经不可逆性丧失。

13.1 正中神经

13.1.1 腕管综合征

临床症状

腕管综合征是由于腕管内的正中神经被慢性卡压所导致的一系列临床表现[1]。腕管由舟状骨、大多角骨及钩骨等腕骨构成，并被韧带覆盖。拇长屈肌、指浅屈肌、指深屈肌和正中神经从腕管中通过，腕管综合征是最常见的上肢神经卡压病变，发病率约 6%[2]。女性发病率较男性高（3~4：1）。妊娠、肥胖、肾透析都会增加腕管综合征的发病率，临床症状包括拇指、食指、中指和（或）环指桡侧的麻木及前臂、腕部和手掌的疼痛。麻木症状在疾病早期间断发生甚至没有，但随着时间延长症状逐渐加重。通常麻木较常见于睡眠中[3,4]，手部活动后症状消失，甩动或者搓手可以缓解症状。疾病晚期，手掌、腕部和前臂会有烧灼痛，这也是患者的主要症状。如果腕管综合征继续加重，患者会出现鱼际肌萎缩、拇指背屈无力、持续麻木伴有精细触觉和精细运动能力的丧失[5]。神经系统体检中，Tinel 征（手指叩击手腕前部出现刺痛）可能为阳性。Phalen 试验（屈腕试验）也可能为阳性。而电生理检查较以上 2 种试验更为敏感[3,6]。多数病例体检即可明确。确诊需要电生理检查[7]。腕管综合征早期感觉神经传导较运动神经传导测试更为敏感[8]。通常不需要行肌电图检查[9]，超声对于复发腕管综合征的诊断有一定价值[10]，且可用于排除肿瘤性病变。磁共振检查价格较贵，只在特定情况下使用。

治疗时机

非手术方法包括运动理疗、非甾体消炎药、夹板固定（全天或夜间）和皮质类固醇注射，也可使用各种手术方法行腕管减压。在没有神经损害的情况下，对于症状轻微的患者可使用保守治疗。若有夜间感觉异常，掌侧腕关节夹板固定可以暂时缓解症状。类固醇注入腕管也可以缓解症状，通常认为这是一种临时性治疗措施。

若有以下情况则需限期手术：

- 经过 8 周保守治疗无法缓解疼痛和（或）进行性运动或感觉异常[11]。
- 神经功能缺失，如持续性麻木、无力，精细触觉和精细运动丧失。
- 腕管减压的绝对适应证包括临床症状快速进展或急性发病。

手术治疗 1 年后，几乎所有病例（90%~95%）的症状均缓解[12]。预后与术前神经损害程度和症状持续时间相关。手术复发率很低（0.5%~2.2%）[12,13]。

手术方法

腕管减压术可以在全麻、区域或局部麻醉下进行。通常我们在门诊局麻下进行手术。如果患者合并使用抗血小板治疗药物或是肿瘤引起的腕管综合征，以及复发性腕管综合征，则可选择行全麻手术。开放式腕管减压是目前治疗的金标准。内镜技术也已经使用了 20 多年。2 种手术治疗的目标都是打开腕横韧带减压。

腕管开放减压术

局麻药皮下浸润注射后，上肢袖带压迫控制出血。切口位于大鱼际和小鱼际褶皱之间的近端手掌中，总长度为 3~4 cm（图 13.1）。移除脂肪组织以显露手掌筋膜。在此阶段，必须注意保护手掌皮神经的末端分支。切开掌筋膜后，腕横韧带显露在掌纹的远端。直视下分开整个韧带。通常不需要做额外的运动分支减压。神经束内部松解可能导致瘢痕形成并可导致神经纤维束的损伤，因此也不推荐。有报道表明，神经内部松解术和单纯神经外膜切开术疗效并无差异[14]。我们并不推荐将已切开的腕骨韧带减张回位。减压充分后缝合皮肤，包扎手腕。通常无须夹板。

对于开放手术的改良术式被称为"有限开放技术"或"小切口"。通过 1.5~2 cm 的皮肤小切口将腕横韧带切开。该术式仅可对腕管进行有限的检查，可能导致缺乏经验的医生不能完全减压腕横韧带，且容易导致医源性神经损伤。

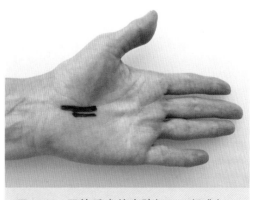

图13.1 开放手术的皮肤切口，标准切口（黑线）和小切口（红线）

内镜腕管减压

内镜腕管减压有 2 种术式：Agee 单通道技术[15] 和 Chow 双通道技术[16]。与开放手术相比，内镜手术在不良反应、并发症和恢复时间上并无差别[17]，手掌部位曾施行手术、肿瘤、关节炎或手腕关节僵硬为手术禁忌。

Agee 单通道技术[15]

该技术的要求与开放技术相同（在局部麻醉下进行减压，门诊护理）。必须行止血带控制。在掌长肌腱的尺侧切开皮肤，切口长度为 1 cm（图 13.2）。分开手掌筋膜后，通过手枪状的内镜探查腕横韧带（图 13.3）。用专门设计的刀片穿过套管顶部开口从远端到向近端横切韧带（图 13.4）。脂肪组织可能会影响视野。

Chow 双通道技术[16,18,19]

此技术为在止血带控制和局部麻醉下进行横向腕骨韧带的减压，需要 2 个皮肤切口。第一个切口像单通道手术一样，第二个切口在手掌中部（图 13.2）。在从对侧皮肤切口放置开槽套管后，从两侧插入内镜（图 13.5）。逆行刀片切断韧带全长，直至脂肪组织突出。

并发症

腕管综合征手术治疗的并发症主要归因于手术技术不佳。内镜手术的并发症发生率约为 5.6%，开放手术的并发症发生率为 2.8%[20]。腕管减压失败的最常见原因

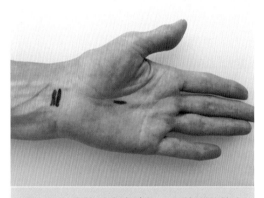

图13.2　内镜手术皮肤切口，单通道技术（黑线）和双通道技术（红线）

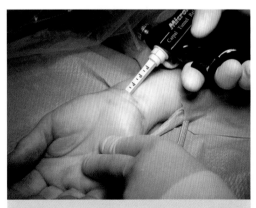

图13.3　插入内镜分开屈肌支持带（Agee单通道技术）

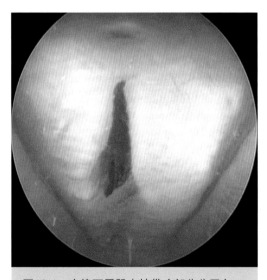

图13.4　内镜下屈肌支持带（部分分开）

是腕横韧带切断不完全。运动和感觉分支的损伤很少见，但会导致手部功能的严重残疾。所谓的瘢痕疼痛现象是有争议的。患者在手术治疗后抱怨手掌疼痛。症状通常在4~6个月后自发缓解。术后复杂区域疼痛综合征（CRPS Ⅰ）很少见，其症状是水肿、疼痛、循环障碍、皮肤变化，最后是手部运动功能受限。Rosenbaum和Ochoa报道了7 000例手术，其中10例发生术后复杂区域疼痛综合征（CRPS Ⅰ）[21]。

13.1.2 肘部正中神经卡压

骨间前神经卡压综合征（Kiloh-Nevin综合征）

临床表现

骨间前神经是正中神经的运动分支，在肘部远端4~8 cm发出。它穿过前侧骨间膜作为正中神经的最后一个主要分支，并支配旋前方肌和控制食指和中指运动的指深屈肌。

通常患者突然出现肘部和前臂的疼痛，可长达数小时，可自发终止。对应于神经支配区域的分布，神经损伤导致拇指和食指远端指骨不能弯曲，伴或不伴中指远端指间关节麻痹。因此，患者不能用拇指和食指尖形成"O形"（图13.6）。另外，可有旋前方肌无力，但没有感觉障碍。

除了肌腱断裂外，另外需要鉴别诊断的是Parsonage-Turner综合征（丛神经炎）。特点是正中神经干或骨间前神经内的神经扭转。

电生理检查可帮助诊断。肌电图可显示由骨间前神经所支配肌肉的去神经支配。感觉神经传导检查正常，因为这种神经没有初级感受器元件。在这种情况下，建议行上臂和臂丛神经区域的磁共振神经成像。

治疗时机

如果保守治疗12周后没有效果，排除其他原因后应该进行神经减压[22-24]。Seror认为病史长1年者可不考虑手术，因为晚期也有可能自行恢复[25]。也有报道表明，手术和保守治疗之间的结果没有差异[26,27]。

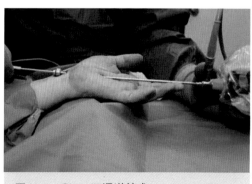

图13.5　Chow双通道技术

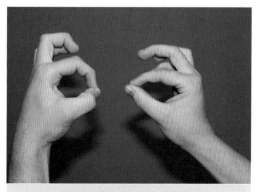

图13.6　骨间前侧神经卡压综合征，右手指长屈肌和指深屈肌肌肉麻痹

手术方法

手术可在全身麻醉和止血带控制下进行。皮肤切口沿旋前圆肌的桡侧缘呈 S 形（图 13.7）。必须保护外侧和内侧前臂皮神经的分支。应该沿着肱二头肌腱的内侧边界分开腱膜纤维。如果存在 Struthers 韧带，应将其切断。神经及其分支应在其远端暴露到屈肌浅弓。遇到纤维带等压迫组织时应将其除去。

旋前圆肌综合征
临床表现

症状可能类似于腕管综合征。通常没有夜间感觉异常。患者手臂用力时肘部和前臂近端区域的疼痛加重（特别是在前臂持续性旋前和旋后时）。感觉症状则不确定。特别是如果涉及骨间前神经，则可能发生手掌无力。触诊前臂近端正中神经时可有疼痛。Spinner 提出了用于确定神经受卡压水平的刺激性测试：在前臂的抗阻力屈曲和旋后时，如果受压水平发生在肱二头肌腱膜或 Struthers 韧带弓的水平，则可以触发疼痛。如果抗阻力伸展旋前的前臂疼痛加剧，则可能卡压部位位于旋前圆肌下方；如果中指抗阻力屈曲受阻意味着受压部位在指浅屈肌腱弓处，这些抗阻运动可以引起前臂近端的疼痛[28]。电生理检查可以显示正中神经支配肌肉的去神经支配。高分辨率超声对诊断有一定价值。

对于是否存在骨间前神经和旋前圆肌综合征仍存在疑问。

治疗时机

治疗取决于症状的严重程度。避免触发动作、使用抗炎药物以及在肘部或手腕处使用夹板可能会有所帮助。如果症状持续超过 6~8 周，则可选择手术治疗。

手术方法

对于这 2 种神经卡压综合征的手术入路都是做一个 S 形切口（图 13.7）。切开皮肤时应小心处理前臂皮神经。正中神经很容易在肱二头肌腱的内侧发现。切开肱二头肌腱膜。必要时需切除肱骨髁上突和（或）Struthers 韧带。旋前圆肌浅头的起源较高可能是神经受卡压的原因，在这种情况下，必须将其分开。必须保留从神经的内侧面进入肌肉的分支。另一个可能的受压点是正中神经外侧的旋前圆肌的深头，其与浅头一起构成纤维弓。切除该弓后，沿正中神经继续解剖。更远端的压迫也可能发生在拇长屈肌（Gantzer 肌肉）的副长头上，必须切除。减压所有潜在可疑结构后，神经本身很易观察，可能在受压部位观察到假性神经瘤、血管形成增多

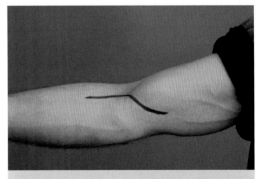

图13.7　骨间前神经卡压综合征皮肤切口

和纤维化区域。

13.2 尺神经

13.2.1 肘部尺神经卡压

临床表现

所谓的肘管是一个纤维—骨通道，其延伸约 10 cm。它起始于距肘部近端 6 cm 处，尺神经从前向后横穿肌间隔。Struthers 描述了肱三头肌内侧头和内侧肌间隔之间的韧带（Struthers 弓）可能是一个潜在的受压点[29,30]。Dellon 则表明无法证实这个 Struthers 弓的存在[31]。当尺神经接近肘部时，其位于肱骨内上髁和鹰嘴之间，由一个称为 Osborne 韧带（或称"弧形韧带"）的腱膜桥接[32]。11% 的病例有残留的肘后肌，而不是 Osborne 韧带[33]。尺神经从深筋膜下横穿尺侧腕屈肌的 2 个头至远端约 5 cm。深筋膜内含有纤维血管带，也可压迫隧道末端的尺神经。另一个导致尺神经卡压的原因是尺神经慢性半脱位或脱位。肱骨骨折后的肘外翻畸形也可能在数年之后导致尺神经卡压症状的出现（迟发性尺神经麻痹）。罕见的原因是肿瘤或腱鞘囊肿。

肘部尺神经卡压是第二常见的卡压综合征[34]。

尺神经分布区域的间歇性感觉减退是最常见的初始症状。此外，患者会有肘部和前臂的疼痛，以及手部和手指的放射痛。精细运动功能的丧失（如写作和转动钥匙）与内在肌肌肉萎缩、无力等情况多发生在后期。

Froment 征阳性是尺神经受损的特征性征象[35]。在患者拇指和食指之间夹一张纸，测试者试图把纸移开。由于拇内收肌、拇短屈肌和第一骨间背侧肌无力，患者无法捏住纸张，通过弯曲拇指的拇长屈肌来补偿维持力量。肘关节弯曲试验是尺神经功能障碍的另一项体检试验[36]。由于肘部尺神经受到直接压迫，会出现感觉减退和刺痛。多数情况下，Tinel 征也是阳性的。

电生理检查有助于诊断。肘部检测到运动神经传导速度降低（<50 m/s）。相比之下，前臂区域运动神经传导速度降低到约 10 m/s。此外，在近侧而非远侧肘管处，刺激后运动反应电位的幅度可显著降低约 20%。

如果有创伤史，肘部 X 线片有助于诊断。尺神经超声可显示假性神经瘤、肿瘤和腱鞘囊肿，压迫神经的瘢痕组织，以及运动中神经的潜在转位。与超声相比，MRI 更特异，但也更昂贵。

尺神经卡压综合征需要与 C8 神经根病、Guyon 综合征、胸廓出口综合征和臂丛神经病变等相鉴别。

治疗时机

和其他卡压综合征一样，治疗决定取决于症状的严重程度。对于轻度和（或）偶尔发作的患者，可以先行非手术治疗，包括避免重复性运动（屈曲和伸展）[37]。夹板通常无效。如果肌肉萎缩或无力持续进展，则首选手术。

手术方法

有多种手术技术可供选择。

• 单纯原位减压（开放和内镜）。

- 皮下神经移位。
- 肌肉下神经移位。
- 肱骨内上髁切除术。
- 肌间神经移位。

最后一项技术目前已不再使用，至少在作者工作的单位是这样。

单纯原位减压

在门诊或住院部局部麻醉下进行减压，可以使用止血带控制出血。切口略微位于内侧髁的前方，总长度为3~4 cm（图13.8）。前臂内侧皮神经的后支常有变异，因此在使用这种方法时必须对它们进行保护。在尺神经沟近端可以看到尺神经，在

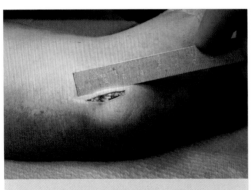

图13.8　肘部尺神经开放减压皮肤切口

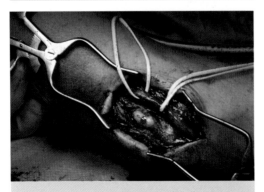

图13.9　神经节囊肿导致神经受压的尺神经扩大减压

远外侧髁突处显露5 cm。为了达到这个目的，需要分开Osborne韧带。如果找到Struthers韧带弓，则需对其减压。应在尺侧腕屈肌的2个头之间探查尺神经，并松解神经周围的肌肉、筋膜及其他挛缩的组织。假性神经瘤可以存在于压迫处的近端。手术后不需要夹板固定。Tsai于1995年首次描述了尺神经的内镜减压术[38]。仅取2 cm的切口用作内镜的端口，可行长达12 cm，从髁后沟至尺神经沟近端6~8 cm的长段减压（图13.9，13.10）。

神经前移

与肌肉下或深层神经移位相比，尺神经的皮下移位对周围组织的损伤较小。不管采取哪种手术方式，尺神经都应被移出原有环境，以保护神经免受反复摩擦引起损伤，从而防止慢性神经病理性改变。如果选择皮下移位术，则在肘管隧道上方做皮肤切口。一般在肱骨上髁的近端可以显露尺神经，沿尺神经松解周边组织，从尺

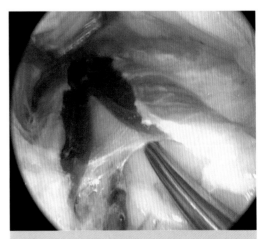

图13.10　肘部尺神经内镜减压后的肌肉下筋膜（深筋膜）

神经沟将尺神经移位到屈肌旋前肌群的前部和表面（图 13.11）。在进行转位之前，应松解尺侧腕屈肌的尺神经分支。必须分开内侧肌间隔和尺侧腕屈肌（肌肉下筋膜）的深筋膜以避免尺神经扭伤。在形成新的组织床之后，必须通过松散地将一部分皮下组织缝合到神经内侧来将神经固定在其新的前部位置。术后建议在 90° 屈曲位置固定肘部 2 周。

肱骨内上髁切除术

术中不需要从尺神经的软组织床上移除神经，减少了对供血血管的损伤，从而确保尺神经血供。首先在肱骨内上髁旁显露尺神经及其分支。然后将周围的肌肉推开，暴露内上髁的干骺端交界处。然后，用咬骨钳或骨凿进行截骨术。肌肉必须在伸展时重新固定到肘部。术后必须避免神经受冲击，特别是在运动中。术后不需要夹板固定。

根据过去 20 年进行的研究，单纯原位减压的并发症发生率低于神经前移，但 2 种手术方式的治疗效果无明显差别，甚至尺神经脱位也是如此。各种手术方法均有

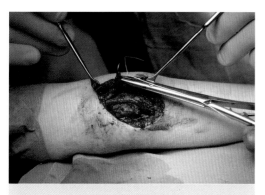

图13.11　肘部尺神经皮下移位

可能复发[39,40]，特别是肌肉内移位术后[41]。

13.2.2 腕部尺骨神经卡压（Guyon 综合征）

临床表现

尺神经卡压最常发生在手腕。腕尺管（Guyon 管）由豌豆骨、钩状骨、腕掌侧韧带和腕横韧带构成，尺神经、尺动脉和静脉由此穿过。与腕管不同的是，Guyon 管内没有肌腱。前臂的神经卡压有可能发生但很少见。如果神经在手腕部位受到卡压，患者既有感觉也有运动方面的症状。相反，神经损伤在更远端的位置导致单纯运动受损，而感觉分支不受影响。临床检查可能发现尺神经支配内在肌肉萎缩和无力、"爪形手"，以及感觉功能的丧失。Tinel 征和 Froment 征可能阳性。电生理检查有助于定位神经卡压部位。仅深（运动）分支受卡压时，小鱼际和第一骨间背侧肌的远端运动潜伏期延长。如果近端尺神经被卡压，则感觉动作电位降低或缺失。腕部尺神经病变的常见病因是慢性反复性损伤。外部创伤见于长距离骑行或来自诸如螺丝刀和钳子之类工具的慢性压力。其他原因包括钩骨钩、掌骨和豌豆骨骨折以及尺动脉血栓形成。腱鞘囊肿也是 Guyon 管内尺神经受压的常见原因。

治疗时机

创伤如骑车导致的尺神经损伤预后良好，可自行恢复。腱鞘囊肿、尺动脉血栓形成和其他肿瘤则应手术治疗。钩骨钩骨折应将其切除并行尺神经减压。如果症状

没有改善或存在严重的瘫痪和萎缩，则需要手术治疗。

手术方法

手术可全麻或局麻在止血带控制下进行。切口与手腕正中神经减压术相似，但在远端切口稍长且朝向尺侧，并且在手腕处呈一定角度。尺神经暴露于尺侧腕屈肌腱的桡侧，之后神经向更远端显露。切除可能存在的掌短肌以及腕掌侧韧带。下一步是确定尺神经分叉的位置。尺神经的深部分支追踪到豆钩韧带，必须将其切开以达到完全减压[42]，最后，如果存在腱鞘囊肿应予以切除。

13.3 桡神经

与腕管和肘管综合征相比，桡神经卡压比较罕见。上臂桡神经损伤多见于肱骨骨折或是桡神经穿过肱外侧肌间隔时发生自发性压迫的结果。

13.3.1 肘部桡神经卡压（骨间后神经卡压综合征）

临床表现

最常见的在肘部对桡神经产生卡压的是旋后肌腱弓（Frohse 弓）[43]。Frohse 弓是来自旋后肌腱的纤维弓，骨间后神经通过该结构下方。在该水平，桡神经已经分为浅部感觉支和深部运动支。这就是患者仅出现运动功能异常的原因，特别是指浅伸肌和拇长伸肌瘫痪。但不涉及桡侧腕伸肌，因为支配该肌肉的神经分支发自压迫部位

近端。通常没有疼痛和感觉障碍。有的患者可能会出现旋后肌隧道区域的触痛，但只有当与对侧的差异非常明显时才有意义。

电生理学检查显示由桡神经深支支配的肌肉去神经支配。旋后肌和桡侧伸肌的电生理是正常的，感觉动作电位也是正常的。

桡神经受压亦可见于肿瘤压迫，例如脂肪瘤和囊肿，可以通过超声或 MRI 检测。

治疗时机

如果存在肿瘤、脂肪瘤或囊肿，则应将其手术切除。其他病因患者可以先行 8~12 周的保守观察。如果没有自发恢复，则需要手术。预后良好的定义是完全康复，可在术后 2~6 个月内完全恢复。

手术方法

手术在全麻或局麻下进行，可以使用止血带控制。有 2 种可用的手术方式：背侧入路和前侧入路。背侧手术可暴露神经进入旋后肌通道的远端部分。因此，在桡侧腕伸肌和指总伸肌的肌腱之间切开皮肤。前路手术更常用。切口从肱肌和肱桡肌之间的肘窝近端开始（图 13.12）。然后在桡骨头位置暴露桡神经，神经在此分叉成浅支和深支。电凝横跨的穿支血管，暴露 Frohse 弓并行减压。直接观察桡神经的深支直到旋后肌通道的末端。如果存在肿瘤、腱鞘囊肿（图 13.13）或脂肪瘤，则予以切除。

13.3.2 桡神经感觉支卡压（Wartenberg综合征，感觉异常性手痛）

临床表现

桡神经浅支走行在远端桡骨的表面。因此，它易受外部压力（手表、手铐）和骨折影响。症状包括手掌和拇指桡背侧的感觉减退。前臂的远端可有触痛。电生理检查中感觉动作电位缺失。最常见的鉴别诊断是Quervain病（桡骨茎突狭窄性腱鞘炎）。

治疗时机

在大多数情况下，去除外部压力源如表带、手铐等即可。若症状持续无改善，则需手术探查。

手术方法

皮肤切口位于手掌和前臂远端的桡侧，总长度为5~6 cm。桡神经浅支在肱桡肌远端部分和桡侧腕伸肌之间，需从筋膜和瘢痕等组织缩窄中松解。

13.4 肩胛上神经卡压

13.4.1 临床表现

肩胛上神经固定在肩胛切迹内。肩胛切迹被肩胛上横韧带覆盖。如果手臂外展并且肩向前移动，则神经被推向韧带，重复动作可能会损伤神经。诸如篮球、排球、网球和手球之类的各种运动是典型重复压迫神经的病因。腱鞘囊肿是罕见的压迫原因，可以在MRI上辨明。Antoniadis等报道了28例肩胛上神经卡压患者，其中16例是运动员，只有3例为腱鞘囊肿[44]。电生理检查很有帮助，可有冈上肌和冈下肌的去神经支配。患者可有肩部深部疼痛以及肩部外展和旋转无力。检查显示冈上肌和冈下肌显著萎缩。

13.4.2 治疗时机

运动员应暂停训练以避免重复动作。如果存在冈下肌和冈上肌的萎缩和无力，则需要进行手术探查。

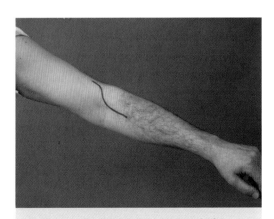

图13.12　骨间后神经卡压综合征皮肤切口

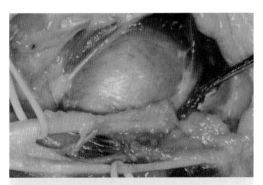

图13.13　骨旁脂肪瘤压迫桡神经深支引起的骨间后神经卡压综合征

13.4.3 手术方法

手术在俯卧位全身麻醉下进行。皮肤切口位于肩胛骨上方2 cm处且平行于肩胛冈（图13.14）。分开斜方肌，拉开冈上肌后，露出肩胛切迹和肩胛上横韧带。

肩胛上静脉和动脉位于韧带上方。肩胛上神经在肩胛上横韧带下方通过，完整切除这条韧带足以减压神经（图13.15）。手术最好在显微镜下进行。

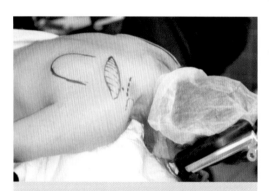

图13.14 肩胛上神经减压术的俯卧位体位。虚线是皮肤切口

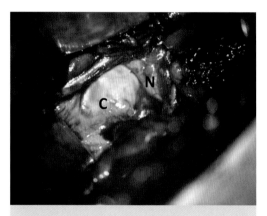

图13.15 肩胛切迹的腱鞘囊肿(C)及受压的肩胛神经（N）

参考文献

[1] Assmus H, Antoniadis G, Bischoff C, et al. Diagnostik und Therapie des Karpaltunnelsyndroms. Germany: Interdisziplinäre Leitlinien der AWMF; 2012. Avaialble at: http://www.awmf.org/leitlinien/detail/ll/005–003.html

[2] de Krom MC, Knipschild PG, Kester AD, Thijs CT, Boekkooi PF, Spaans F. Carpal tunnel syndrome: prevalence in the general population. J Clin Epidemiol. 1992; 45(4):373–376

[3] Phalen GS. The carpal-tunnel syndrome. Seventeen years' experience in diagnosis and treatment of six hundred fifty-four hands. J Bone Joint Surg Am. 1966; 48(2):211–228

[4] Phalen GS. The carpal-tunnel syndrome. Clinical evaluation of 598 hands. Clin Orthop Relat Res. 1972; 83(83):29–40

[5] Padua L, Lo Monaco M, Padua R, Gregori B, Tonali P. Neurophysiological classification of carpal tunnel syndrome: assessment of 600 symptomatic hands. Ital J Neurol Sci. 1997; 18(3):145–150

[6] El Miedany Y, Ashour S, Youssef S, Mehanna A, Meky FA. Clinical diagnosis of carpal tunnel syndrome: old tests-new concepts. Joint Bone Spine. 2008; 75(4):451–457

[7] de Krom MC, Knipschild PG, Kester AD, Spaans F. Efficacy of provocative tests for diagnosis of carpal tunnel syndrome. Lancet. 1990; 335(8686):393–395

[8] Melvin JL, Schuchmann JA, Lanese RR. Diagnostic specificity of motor and sensory nerve conduction variables in the carpal tunnel syndrome. Arch Phys Med Rehabil. 1973; 54(2):69–74

[9] Allieu Y, Mackinnon SE, eds. Nerve Compression Syndromes of the Upper Limb. London: Martin Dunitz; 2002

[10] Kamolz LP, Schrögendorfer KF, Rab M, Girsch W, Gruber H, Frey M. The precision of ultrasound imaging and its relevance for carpal tunnel syndrome. Surg Radiol Anat. 2001; 23(2):117–121

[11] Practice parameter for carpal tunnelsyndrome (summary statement). Report of the Quality Standards Subcommittee of the American Academy of Neurology. Neurology. 1993; 43(11):2406–2409

[12] Chow JC, Hantes ME. Endoscopic carpal tunnel release: thirteen years' experience with the Chow technique. J Hand Surg Am. 2002; 27(6):1011–1018

[13] Kern BC, Brock M, Rudolph KH, Logemann H. The recurrent carpal tunnel syndrome. Zentralbl Neurochir. 1993; 54(2):80–83

[14] Mackinnon SE, McCabe S, Murray JF, et al. Internal neurolysis fails to improve the results of primary carpal tunnel decompression. J Hand Surg Am. 1991; 16(2):211–218 Fig. 13.14 Prone position for decompression of the suprascapular nerve. Skin incision (dashed line). Fig. 13.15 Compressed suprascapular nerve (N) due to a ganglion cyst (C) in the suprascapular notch. Compressive Lesions of the Upper Limb 113 © 2018 by Georg Thieme Verlag KG

[15] Agee JM, McCarroll HR, North ER. Endoscopic carpal tunnel release using the single proximal incision technique. Hand Clin. 1994; 10(4):647–659

[16] Chow JCY. Endoscopic release of the carpal ligament: a new technique for carpal tunnel syndrome. Arthroscopy. 1989; 5(1):19–24

[17] Scholten RJ, Gerritsen AA, Uitdehaag BM, van Geldere D, de Vet HC, Bouter LM. Surgical treatment options for carpal tunnel syndrome. Cochrane Database Syst Rev. 2004; 4(4):CD003905

[18] Chow JCY. The Chow technique of endoscopic release of the carpal ligament for carpal tunnel syndrome: four years of clinical results. Arthroscopy. 1993; 9(3):301–314

[19] Chow JCY. Endoscopic carpal tunnel release. Two-portal technique. Hand Clin. 1994; 10(4):637–646

[20] Thoma A, Veltri K, Haines T, Duku E. A systemic review of reviews comparing the effectiveness of endoscopic and open carpal tunnel decompression. Plast Reconstr Surg. 2004; 113:1184–1191

[21] Rosenbaum RB, Ochoa JL, eds. Carpal Tunnel Syndrome and Other Disorders of the Median Nerve. Amsterdam: Butterworth Heinemann; 2002

[22] Spinner M. The anterior interosseous-nerve syndrome, with special attention to its variations. J Bone Joint Surg Am. 1970; 52(1):84–94

[23] Nigst H, Dick W. Syndromes of compression of the median nerve in the proximal forearm (pronator teres syndrome; anterior interosseous nerve syndrome). Arch Orthop Trauma Surg. 1979; 93(4):307–312

[24] Hill NA, Howard FM, Huffer BR. The incomplete anterior interosseous nerve syndrome. J Hand Surg Am. 1985; 10(1):4–16

[25] Seror P. Anterior interosseous nerve lesions. Clinical and electrophysiological features. J Bone Joint Surg Br. 1996; 78(2):238–241

[26] Nakano KK, Lundergran C, Okihiro MM. Anterior interosseous nerve syndromes. Diagnostic methods and alternative treatments. Arch Neurol. 1977; 34(8):477–480

[27] Sood MK, Burke FD. Anterior interosseous nerve palsy. A review of 16 cases. J Hand Surg [Br]. 1997; 22(1):64–68

[28] Spinner M, ed. Injuries to the Major Branches of Peripheral Nerves of the Forearm. Philadelphia, PA: WB Saunders; 1978

[29] Struthers J. On a particularity of the humerus and humeral artery. Month J Med Sci. 1948; 28:264–267

[30] Struthers J. On some points in the abnormal anatomy of the arm. Br For Med Chir Rev. 1854; 14:170–179

[31] Dellon AL. "Think nerve" in upper extremity reconstruction. Clin Plast Surg. 1989; 16(3):617–627

[32] Osborne GV. The surgical treatment of tardy ulnar neuropathy. J Bone Joint Surg Br. 1957; 39:782

[33] Dellon AL. Musculotendinous variations about the medial humeral epicondyle. J Hand Surg [Br]. 1986; 11(2):175–181

[34] Assmus H, Antoniadis G, Bischoff C, et al. Cubital tunnel syndrome - a review and management guidelines. Cent Eur Neurosurg. 2011; 72(2):90–98

[35] Froment MJ. La paralysie de làdductur du pouce et le signe de la prahnsion. Rev Neurol (Paris). 1915; 28:1236–1240

[36] Fine EJ. The ulnar flexion maneuver. Muscle Nerve. 1985; 8:612

[37] Caliandro P, La Torre G, Padua R, Giannini F, Padua L. Treatment for ulnar neuropathy at the elbow. Cochrane Database Syst Rev. 2011(2): CD006839

[38] Tsai TM, Bonczar M, Tsuruta T, Syed SA. A new operative technique: cubital tunnel decompression with endoscopic assistance. Hand Clin.1995; 11(1):71–80

[39] Barthels RH, Verhagen WI, van der Wilt GJ, Meulstee J, van Rossum LG, Grotenhuis JA. Prospective randomized controlled study comparing simple decompression versus anterior subcutaneous transposition for idiopathic neuropathy of the ulnar nerve at the elbow: Part 1. Neurosurgery. 2005; 56(3):522–530

[40] Gervasio O, Gambardella G, Zaccone C, Branca D. Simple decompression versus anterior submuscular transposition of the ulnar nerve in severe cubital tunnel syndrome: a prospective randomized study. Neurosurgery. 2005; 56(1):108–117, discussion 117

[41] Kraus A, Sinis N, Werdin F, Schaller HE. Is intraoperative luxation of the ulnar nerve a criterion for transposition? Chirurg. 2010; 81(2): 143–147

[42] Ombaba J, Kuo M, Rayan G. Anatomy of the ulnar tunnel and the influence of wrist motion on its morphology. J Hand Surg Am. 2010; 35(5):760–768

[43] Frohse F, ed. Die Muskeln des Menschlichen Armes. Bardelebens Handbuch der Anatomie des Menschlichen. Jena: Fischer; 1908

[44] Antoniadis G, Richter HP, Rath S, Braun V, Moese G. Suprascapular nerve entrapment: experience with 28 cases. J Neurosurg. 1996; 85(6):1020–1025

14 下肢和躯干神经卡压伤

作者 Christian Heinen，Thomas Kretschmer
译者 谭舟彬 王俊文

摘要

神经卡压损伤在下肢的发生率远低于上肢。临床特征包括疼痛、感觉障碍和肌无力。由于在症状上的相似性，神经卡压损伤很容易被误判为更为常见的腰椎综合征。因此，仔细的评估和病史回顾、体格检查、影像学和电生理学检查是极其必要的，以排除脊髓源性因素，确定周围神经受压。

常见的原发性压迫综合征发生在下肢和躯干的解剖学狭窄中，例如梨状肌下孔或髂前上棘、腹股沟韧带和腹股沟管浅环周围、Alcock 管和 Hunter 管出口附近、腓骨头周围，以及前后踝管。

卡压症状多源于继发改变，这些继发改变可能由创伤或医学治疗后的瘢痕形成、囊肿、静脉曲张、肌肉肥大和获得性骨质变化引起。

为了明确诊断并选择最合适的手术策略，我们使用高分辨率磁共振成像（MRI）和神经超声成像，以期对推测狭窄的解剖结构进行辨认。鉴于显著的功能丧失和相关神经的不同恢复潜力，选择适当的减压时机非常重要。

14.1 坐骨神经

14.1.1 概述

作为体内最大的神经，坐骨神经通常由 L4~S3 构成。在盆腔内经过骶骨、膀胱、直肠和髂血管附近后，在梨状肌与上孖肌之间的坐骨大切迹通过梨状肌下孔离开骨盆。坐骨神经经梨状肌上方 / 内部 / 下方的不同走行均有报道[1]。

尽管看起来像一根神经，但坐骨神经在梨状肌下孔水平就已经分为不同神经根来源组成的腓侧和胫侧部分两支。

坐骨神经的腓侧部位于外侧，而胫侧部在内侧。在不同的表现形式中，这 2 个部分之间的分隔凹槽已经可以在梨状肌下孔水平处看到。

坐骨神经与髋关节的密切关系使其易受到创伤性或医源性损伤，并且腓侧部更常累及。

近端坐骨神经损伤的一个主要诊断难点是由于其位置深在，不利于医学成像和电生理学术前检查。对于有手术史和金属移植物的患者，可能不利于磁共振成像（MRI）显像。高分辨率神经超声检查缺乏组织穿透深度，这阻碍了对神经的详细评估。因此，确切的压迫或病变水平通常并不清楚，这往往需要采用术中探查和评估的方法。可以通过我们描述的内镜方法以最小的手术创伤来实现[2]。使用经臀下褶皱的 3 cm 小切口，通过内镜沿着神经由远及近进行手术探查。这种方法可以容易地实现对瘢痕、粘连和静脉束缚的简单减压。同样的手术切口允许向尾端相反的方向探查大腿近端。

14.1.2 深臀肌下综合征 / 梨状肌综合征

对于梨状肌综合征的正确诊断、评估及治疗尚存在争议[3]。有些学者引入了深臀肌下综合征（DSS）的概念，更能充分反映导致坐骨神经卡压的各种原因[4]。

经典的梨状肌综合征由肌肉肥大或者肌腱边缘锐利导致，除此之外，其他许多病理致病因素也有报道，如纤维压缩带、解剖学变异以及周围肌肉（闭孔内肌、内方肌、孖肌、腘绳肌等）获得性的改变。髋关节 / 坐骨结节先天性或获得性的骨性改变，以及血管异常（如周围生成穿支静脉曲张）都可能是潜在的致病因素。

临床症状：包括臀深部疼痛，胫神经、腓神经、股背皮神经的感觉运动异常。外旋、屈髋以及同时伸膝可诱发症状。当患者处侧身俯卧位，髋关节和膝关节屈曲，小腿内旋（"四分位"，伸展坐骨同时将坐骨神经提升至更表浅水平）时，按压臀深部坐骨出口以及坐骨神经梨状肌水平可诱发典型的疼痛。患者经常不能用受影响的一侧臀部正常坐下，而被迫采取一种非对称的坐姿以缓解患侧的压力。

对于影像学检查，MRI 是金标准，可评估或者排除引起空间占位效应的病变。

高分辨率神经超声检查由于组织穿透性能不足，其应用受到限制。

一些研究报道在不同位置通过电生理检测到病理性 H 反射可能提示 DSS。当只有坐骨神经腓部受累时，肌电图（EMG）结果可能具有误导性。

保守治疗包括理疗、抗炎药物，以及超声引导下对相关肌肉局部糖皮质激素及肉毒素注射。

根据文献报道，保守治疗和手术治疗似乎都是有效的[5,6]，并且传统观点认为只有当保守治疗无效时才考虑手术。我们认为这种一般做法更应该区分对待。纤维血管卡压或者上述继发性原因引起的卡压只能通过手术解决。

成功治疗的关键仍然是排除或识别机械性侵占，虽然这有时难以达到。对于造成极度痛苦以及严重功能丧失的病例,（早期）手术探查是合理的。

14.1.3 手术方法

各种入路均有报道，如臀上、经臀、臀下入路（图 14.1）[2,7,8]。

体位通常采取俯卧位，利用皮肤记号笔将解剖学标志物以及神经走行标注出来（中线、臀下皮肤皱褶、尾骨、髂后上棘）。

在臀下皱褶部采取小的水平切口，在大腿近端，进入股二头肌长头和半腱肌之间的间隙，坐骨神经可以很容易地被探查到。这种方法可以实现远端及近端 2 个方向对神经进行探查。如果需要的话，可以做一额外的臀部切口，以便经臀部对神经显露和减压。

内镜经臀下切口可以实现对神经及其周围组织的分离，并且很容易地识别神经背侧皮支。即使是在体型较大的患者中，对于压迫组织的可视化以及相应的高达梨

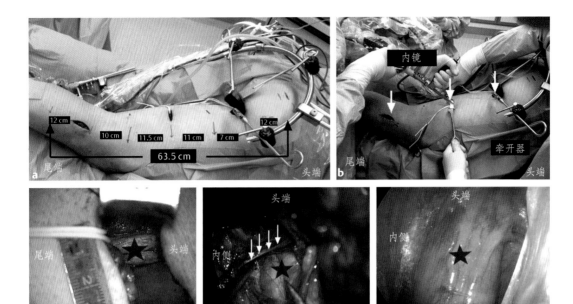

图14.1 a.图中厘米标识说明了从臀下水平开始三出口卡压的范围,白点表示梨状肌下孔水平。
b.坐骨神经/腓神经三出口卡压(箭头提示手术入路)。c.通过臀上切口显露坐骨神经(星号)。
d.内镜下上升的结缔组织(箭头)压迫坐骨神经(星号)。e.内镜下坐骨神经在梨状肌下孔水平
(星号)受到卡压

状肌下孔水平的手术都是可能的。如果梨
状肌是症状的罪魁祸首,它可以被部分或
者完全分离切除,并且无继发步态失调[6]。
这对于孖肌似乎也奏效。当沿当前入路内
镜突然终止或者不能继续前进时,我们可
以很容易快速地增加一个经臀部入路。于
此,我们采用坐骨神经走行上方经臀部的
斜切口。

对于严重的创伤,这2条入路可以联
通形成一个经典的大问号形状的皮肤切口
(Henry经典入路)。这虽然可以提供对
整个区域更为广阔的视野,但是代价是臀
部肌肉的大面积剥离。手术相关损伤是这
种入路主要的缺点。即使是进行臀部水平
的坐骨神经重建或者肿瘤手术,我们认为
也没有必要采取此手术入路。

我们通过在神经上方以垂直于神经走
行方向对臀部肌肉进行无创钝性分离以避
免对臀部肌肉进行切割,在臀下入路通道
中可见神经。对臀部筋膜进行锐性切开后,
肌肉的分离和臀大肌纤维走行一致。需要
注意的是,应当避开臀部神经分支和血管
平面。适当应用神经刺激器探测神经分支
是十分有帮助的。

对于体型较大的患者,带有长钝边缘
叶片的固定撑开器系统很有用。

近端的骨盆内压迫综合征较罕见。骨
盆内坐骨神经压迫综合征病例见于文献报
道,如坐骨神经子宫内膜异位症(月经相
关综合征)、腱鞘囊肿、静脉曲张以及术
后瘢痕形成。治疗包括激素、抗炎药物。
对于手术治疗,可采用经腹部或者微创方

法[9]。

14.2 腓神经

14.2.1 概述

解剖

从坐骨神经分支出来以后，腓神经沿着股二头肌内侧缘下降。紧接着朝外侧向腓骨头处走向浅表。它的位置靠近骨骼、膝关节以及胫腓关节，使得它容易受到损伤。腓神经紧接着在腓骨头处进入腓骨长肌2个头之间的空隙。这是实际的解剖学切迹。

在该水平，神经分为3个分支（从内到外）：胫腓关节支、深支、浅支。深支支配胫前肌和趾伸肌（包括蹯趾），并支配蹯趾和第二趾之间的指间隙。浅支支配足外翻的腓骨长短肌、下外侧小腿以及足背。

临床表现

腓骨头处腓神经压迫是下肢最常见的神经损害[10]。突然出现的无痛性功能缺失是主要的临床症状。然而对于它的发病率似乎并无可信的数据支持。[11]

进行不熟悉的运动、跪姿持续工作（"收割者麻痹"）、跷二郎腿、不寻常的姿势、长时间石膏固定可于切迹处压迫腓神经。如果加重已经存在的压迫，将会出现神经水肿反应，进一步增大局部压力造成更严重的水肿，形成恶性循环。

此外，系统疾病如糖尿病和多发性神经病变更容易出现腓神经损害。如果患者在非创伤性损害中出现了疼痛的症状，应当排除肿瘤、神经内腱鞘囊肿。神经内腱鞘囊肿在腓神经压迫综合征中起到了重要作用。对于神经外/内或者混合性的腱鞘囊肿的起源，存在很多不同理论，包括退行性、滑膜性、肿瘤源性。近年来，"神经内腱鞘囊肿的一体化关节（滑膜）起源"学说被建立起来[12]。该学说认为胫腓关节滑膜到关节神经分支的连接使得滑膜液进入神经内部结构，让神经内部空间的液体扩张成为可能。滑膜液体和胶状物进行性的填充造成神经内压力的形成和增高，导致内部压迫综合征。

临床症状：多种多样，可表现为累及完全性/不完全性，整体/局部神经，包括足/趾下垂、足外翻无力、感觉损害、疼痛等。全面的体格检查往往可以提示神经受损的水平（神经障碍模式、Hoffmann-Tinel征、疼痛、可触及的占位）。值得注意的是，胫后肌肉（足内翻）受胫神经支配。这对于区分单纯腓神经损害和胫腓神经联合损害、坐骨神经损害以及L5损害有重要临床意义。

影像学检查包括磁共振神经成像、高分辨率神经超声显像，能够显示压迫部位处神经直径的改变以及占位损害如神经内/神经外腱鞘囊肿、静脉曲张、腘动脉瘤、籽骨（"腓肠豆"）等。神经超声对于下肢神经有着高达1 mm的分辨率，并且易于实施，能够对囊肿和经典压迫或肿瘤进行快速鉴别。

电生理检查可对神经损害进一步评估，EMG和传导试验可提供神经功能状态的线索（完全/不完全损害，随意肌电位缺失）。

多发性神经病和糖尿病似乎加重了压迫，但是这些患者仍然能够从手术中获益。[13]

14.2.2 手术方法

手术方法由潜在的病理因素决定。手术时机取决于症状的严重程度，因为腓神经的恢复潜力有限。

对于症状严重和完全足下垂患者，我们推荐即刻手术。在不完全性神经创伤损害连接处，以及其他压迫因素（解剖学切迹、限制性瘢痕）存在的地方，外界的压迫还可阻碍内部神经结构完整的神经再生（Sunderland Ⅰ～Ⅲ级，Millesi A 或 B）。在这些病例中，减压可以促使或者至少有利于神经恢复。这就是为什么当我们要进行腓骨头切迹处简单的减压手术时，我们会毫不犹豫。因为获益是巨大的，而风险很小，并且手术操作简单。

患者采取俯卧位，这有利于必要时往头端和尾端 2 个方向对神经进行减压。一些学者更倾向于侧卧位或者仰卧位，并且小腿保持屈曲和稍内旋状态。于腓骨头处神经前方取一半月形切口，防止在神经上直接形成瘢痕。在筋膜水平，于腓骨头内后方可用手指触及神经走行。随后切开并打开筋膜。通常情况下，神经被周围脂肪组织包绕，应当对脂肪组织予以保留，避免额外操作和电凝，因为其为神经提供了保护和血供并且允许神经在腿部运动过程中做被动移动。

沿神经向远侧部探查，腓骨长肌表浅筋膜插入腓骨头处，对筋膜进行辨认、切开和分离。打开表浅筋膜以及深层。然后可在保护周围组织的情况下对神经的三支分叉进行操作。电刺激可被用于识别和检测单分支神经反应。剥离器可用于保证减压适当。

缝合伤口后，我们倾向于使用加压包扎而不是伤口引流。患者可立即开始活动，以避免瘢痕形成造成新的粘连。

对于神经内的腱鞘囊肿，需要采用不同的入路和方法（图 14.2）。

通常感觉运动损害起始迅速并且严重。手术时机非常关键，应当尽快安排手术，因为只有极少数患者能够自发充分恢复。

我们习惯采取俯卧位，显微操作装置包括显微镜、电刺激、术中电生理、神经超声。皮肤切口由损害的范围决定。暴露的范围应当包含整个受损段神经以及损害段头侧和尾侧各一段正常的神经。这种做法可以探查正常的神经段，更重要的是可以顺着神经探查至囊内部分。

手术目标是通过神经外膜切开和囊肿开窗对神经进行减压，同时可以通过阻断滋养关节支防止复发（关闭水闸）。尽量靠近胫腓关节处对滋养关节支进行彻底的结扎和横断可达成这一目标。为了增大关节和神经之间的距离，我们习惯于切取较大节段用于组织病理学检查。

切断被认为是防止囊肿复发最有效的手段。鉴于可能存在多条关节支，我们应当排除这种情况以将风险最小化。

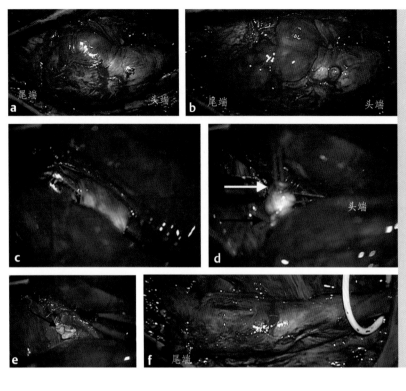

图14.2 a.术中见膨大的神经呈现不规则形状。b.神经外膜切开术后对神经内囊肿进行排空。c.可见滋养关节支。d.结扎滋养关节支。e.注意解剖后膨大的滋养关节支囊腔。f.减压后的腓神经

由于囊肿壁不能从神经外膜上分离，如果尝试对囊肿进行完全性切除无疑会导致神经束损伤，这是手术禁忌。囊肿的治疗仅限于对囊肿壁显微开窗，开窗选在无神经束的靠近神经外膜表面的部位。

部分患者存在一个巨大交通性的神经内（如神经外膜内）囊肿，压迫神经束，使之错位、变薄。此类患者可通过一个大的开窗被很容易地治疗。

然而多发和多叶的囊肿也是存在的，这使得手术变得复杂，表现为需要更多的开窗，而并不是所有的囊肿都能被打开。这部分患者的术后复发率更高。术中超声可帮助探测深在的囊腔。

我们尽量避免神经内的电凝止血，而用棉片轻轻局部按压代之。

部分患者存在潜在的骨性畸形如外生骨疣、骨片或者额外骨质（腓肠豆），手术包括骨质去除、神经减压以及通过自体脂肪垫形成新的光滑的神经支撑，以便于神经能够在小腿运动时柔顺地被动移动。

神经内静脉曲张是一种罕见的腓神经功能缺损致病原因，通常需要细致的筋膜间显微分离以及将血管剥离神经外膜。

14.2.3 预后

对于单纯的神经卡压，仅有一些系统性研究，并且患者数量较小。这些研究报道的手术结局较好，并发症发生率较低[14,15]。这样的结局归因于患者的症状较轻[16]。

相对于感觉异常，疼痛和运动障碍似乎改善更明显[17]。神经内腱鞘囊肿

手术的预后不同于单纯减压手术。手术能够改善大部分患者的疼痛症状。感觉运动功能的改善取决于术前症状严重程度、持续时间以及损害的范围，改善率为50%~64%[18]。

囊肿复发是一个重要问题，复发率可高达24%[19]。对滋养关节支的离断是一种可防止囊肿复发的手段[20]。

通常情况下腓神经的再生能力较弱[21]。因此对于神经功能部分恢复或者恢复不足的患者，应考虑二次手术，如胫骨后肌腱移位术，这对于改善患者步态至关重要。我们有必要对患者提供这方面的建议和手术。

14.2.4 前踝管卡压

这种罕见的卡压症状是在十字韧带处或者跙短伸肌腱下方影响腓深神经终末支。内侧支（支配第一趾间隙）和外侧支（支配足背）均可受累，引起不同的症状。糖尿病患者似乎更易感。腰骶神经根病、足部畸形与此症有关[22]。局部和运动关联的疼痛和感觉异常是主要症状。

保守治疗包括抗炎药物、局部注射麻醉剂和激素，以及足部矫形器。当症状持续不能缓解时，可对神经进行手术减压。沿着足背动脉纵向或横向的皮肤切口是最重要的解剖学标志物。随后对十字韧带和伸肌腱进行分离，通过切断十字韧带识别神经并对其减压。罕见情况下，需要切断部分肌腱。在无血的视野下，手术是非常轻松的。疼痛可以在高达80%的患者中得到缓解[23]。

14.2.5 腓浅神经卡压

单独的腓浅神经卡压可能发生于腓骨头远侧端，常常发生在神经穿行小腿深部筋膜处[24]。

MRI和神经超声可帮助检测卡压病理情况。电生理可表现为传导速度降低或者腓骨肌群病理性EMG。

皮肤切口选在胫骨外侧缘外侧5 cm处。随后打开筋膜对神经减压。有报道描述术后疼痛即刻缓解，并且体重指数是手术成功的负性预测指标[25]。

14.2.6 腓肠神经

原发性腓肠神经卡压极其罕见。卡压可发生于整个神经走行，临床可表现为疼痛和感觉障碍。由于其走行极长，神经损害可继发于骨折及骨折后的治疗。电传导实验提供腓肠神经病理性信息。影像学检查如MRI和神经超声可发现骨性或者血管异常以及继发性瘢痕。当保守治疗无效时，可以很容易地在外侧踝关节和跟腱之间找到神经并对其进行减压[26]。诊断性腓肠神经活检有导致疼痛性神经瘤形成的风险。因为大部分情况下仅仅需要采集几厘米标本用于组织病理分析，近端神经瘤常常处于筋膜远侧的表浅位置。当接触患处和运动时，临床症状如疼痛和感觉迟钝可发生在19%的患者中[27]。保守治疗包括药物、超声引导下局部序贯性麻醉剂和（或）激素浸润注射[28]。当保守治疗无效时，可施行神经瘤切除术。然而术后仍然有可能形成新的神经瘤。表浅神经瘤容易发生异位神经活动和疼痛性转变。因此手术目的在于高位神经离断并将残端深埋入肌腔隙，这意味着需将离断水平扩增至小腿中部以上。

14.3 胫神经

14.3.1 解剖

和腓神经不同，胫神经伴胫动脉以直线走行至小腿，随后改变方向至内踝的背侧，分支成内侧和外侧跖神经，支配足底及内在肌肉群。

通常 L5~S2 神经支配胫神经的功能，包括所有的足和趾屈肌（包含胫后肌群，足内翻）以及足底和足跟的感觉（跟骨支）。胫神经在膝关节水平通过比目鱼肌韧带（屈肌褶皱 2~3 横指以下），随后在内踝后方进入踝管。

跟骨支通常在进入踝管前或在踝管内从主干分支出来。

胫神经在进入屈肌支持带之前或之后分支成内侧感觉运动支和外侧跖神经支。经常存在不同的解剖学狭窄，最重要的在踝部的踝管内。

14.3.2 近端比目鱼肌韧带

连结比目鱼肌胫骨和腓骨头的筋膜可压迫胫神经。除了特发性的原因，创伤和糖尿病源性的原因也被描述过。临床表现为小腿疼痛、感觉异常以及 Hoffmann - Tinel 征。踇长屈肌可呈现无力状态。MRI 可通过识别该部位神经肿胀和局部高信号帮助确定比目鱼肌韧带综合征[29]。由于这种卡压综合征非常罕见，患者可能在此诊断之前已经历过踝管手术。

手术包括小腿内侧的皮肤切口以及腓肠肌筋膜的分离，在识别出腓肠肌和比目鱼肌近端部的空隙后，比目鱼肌韧带可被分离出来[30]。

14.3.3 后踝管综合征

近端踝管综合征（TTS）可和远端区分开来。在近 80% 的患者中，TTS 的病因为神经周围腱鞘囊肿、脂肪瘤和神经鞘膜瘤。

临床上近端踝管综合征也可影响跟骨支，因此导致后跟部感觉异常，这和远端踝管综合征是相反的。足趾屈曲和外展可能受到影响，足底可能变平，Hoffmann - Tinel 征可在神经走行踝管的部分被诱发出来[31]。

影像学检查应当包括磁共振神经成像和高分辨率神经超声。电生理检查如果出现外侧和内侧足底神经传导速度下降，并且合并趾屈肌 EMG 改变有助于诊断。

对于原发性踝管综合征，保守治疗如抗炎药物、理疗、夹板固定是首选。

如果症状持续存在或者恶化，可能需要考虑减压手术治疗。这同样适用于占位病变引起的继发性踝管综合征。沿神经走行的半月形皮肤切口选在内踝后侧。应当对整个屈肌支持带进行分离解剖，可以兼顾对神经主干和内外侧跖神经的减压。然而，这样的长切口有导致伤口愈合不良的风险（皮肤高张力、血供不足、组织水肿、静脉回流不畅）。因此我们倾向于选择 1~2 个短的皮肤水平切口，第一个选在踝管近端，第二个选在踝管远端。二者之间的皮肤连接可被 Langenbeck 牵开器拉起或者可由近及远使用牵开器固定的内镜。保护跟骨支神经是至关重要的。

手术可选择开放性的或者内镜辅助完成[32]。尤其在糖尿病患者和静脉功能不全的患者中，必须保护静脉和动脉，以防止伤口愈合不良。

我们通常建议患者在前 1~2 周的运动中间歇性地抬高患肢并在拐杖辅助下行走，以防止整个身体的重量对患肢产生压力。

预后通常有很大的差别，相对于特发性因素，由继发原因导致的患者通常获益更多[33,34]。

14.3.4 远侧胫神经卡压综合征

考虑到完整性，远侧部内侧跖神经卡压("jogger 足")和外侧跖神经卡压("Baxter 神经病变")比较罕见，在这里我们仅仅将其包含进来，文献当中有所提及[35]。

14.3.5 莫顿神经瘤

即便内侧和外侧跖神经在远侧卡压更为常见，它主要还是影响第二和第三或者第三和第四跖骨之间的神经。对神经和邻近跖趾间囊的慢性刺激可诱发疼痛性的假性神经瘤和慢性滑囊炎。女性发病率是男性的 4 倍，并且多发性莫顿神经瘤比较常见。有文献报道它和足部畸形相关[36]。关节炎和其他退行性骨病应当被排除。

患者常喜欢裸足步行，因为鞋子的狭窄可能会诱发症状。临床上，除了疼痛和感觉异常，典型的 Mulder 征是此病的主要特征。可由内侧向外侧方向按压足弓并同时在受累跖骨间足底以点状按压诱发此征。

MRI 检查可确诊。高分辨率超声也能探测到此病变[37]。

除了药物治疗、理疗和夹板固定，诊断性封闭治疗也是可行的。局部封闭可简单地通过背侧趾间入路完成，这种方法疼痛小，可以借助或者不用超声引导。局部麻醉剂和激素序贯性浸润是为了减少疼痛和炎症反应。然而我们认为这对严重的莫顿神经疼痛的长期缓解效果有限。相反，神经瘤的手术切除成功率是非常高的。

对于手术，可选择足背和足底入路[38]。我们推崇足背趾间趾蹼入路，因为它避免了非常疼痛的足底切口，而后者限制了早期负重并且有非常高的伤口感染率。大部分学者使用足背入路，切除假性神经瘤或者对其减压[35]。假性神经瘤位于跖骨头突起之间的跖骨横韧带下方。

从受累趾根部之间到近端做一 3 cm 长的纵向切口。发现引起跖骨痛的病灶以后，用小的牵开器置于骨头上将其推开。可见跖骨横韧带构成假性神经瘤的顶部。可以直接从顶部切开韧带后对假性神经瘤进行切除，也可以从更加靠前的入路对其进行完整剥离。假性神经瘤、滑囊和增厚的趾端感觉神经末端形成的混合物可被解剖分离并切除。无血的术野让手术很轻松，手术可以直接在局部麻醉下完成。

即使是长远来看，预后也是很好的[36,38~40]。

14.4 股外侧皮神经（感觉异常性股痛）

感觉异常性股痛（MP）的发病率据估计为（4~10）/10 000。平均发病年龄为30~40岁，并且有文献报道其和妊娠以及腕管综合征相关[41]。7%~10%的患者表现为双侧症状[42]。手术取俯卧位、体重变化、衣着过紧等似乎和此症也存在相关性[43]。由于是纯感觉神经，患者常常在大腿前外侧部出现感觉异常或者感觉迟钝，并且取决于姿势。患者经常感觉疼痛为烧灼感或者刺痛感。传统的观点认为后屈姿势可诱发疼痛。据我们观察，后屈姿势和屈髋或者坐位都可诱发疼痛。诊断明确的病例中，髂前棘附近存在一个最大的疼痛刺激点（PM），当手指按压此处时可诱发典型的疼痛，并且向大腿前外侧扩散。PM应当和股外侧皮神经（LFCN）走行对应，并且被认为是神经的受压点。

电生理可提示LFCN传导速率减慢，高分辨率神经超声可显示神经以及压迫部位。此外，MRI可协助排除神经附近的压迫性病理改变。

LFCN神经起源于L1~L2，随后在腹膜后于髂筋膜下往髂前上棘（SAIS）方向走行[44]。于此处形成接近90°的拐弯，在腹股沟韧带以下进入大腿，缝匠肌边缘外侧，在85%的病例中有大腿筋膜的覆盖[45]。

神经走行存在一些变异，包括骨盆内和腹股沟下。LFCN可在韧带下方、韧带中、韧带下方穿过。同时可以穿过缝匠肌。有时候会经过髂棘上方，有一个骨性的顶或

者自身的骨性髂管[46]。

鉴别诊断包括一般的神经病理改变、脊柱问题、腰丛病变以及骨盆内的原因。

在大约25%的患者中，症状可以得到自发缓解，尤其是和妊娠相关时。

除了减肥、改变穿衣习惯，使用局部麻醉剂和激素浸润是可以被采纳的方法，成功率较高[47]。对于保守治疗无效或者难以缓解的疼痛，可采用手术治疗。

有2种手术方法可选：一种是在腹股沟韧带水平进行单纯的减压，另一种是腹内神经离断。没有哪种方法被证明更优越[48,49]。

我们手术首选减压，神经离断作为减压失败和遗留严重疼痛的补救手段。患者取仰卧位，从髂前上棘往内做一4 cm长的皮肤横切口。这样可以实现腹股沟上和腹股沟下的探查。钝性分离皮下组织，游离筋膜，分辨腹股沟韧带、缝匠肌外侧缘以及阔筋膜。一旦筋膜被打开，LFCN可在一解剖学三角内被找到，三角外侧为SAIS，上方为腹股沟韧带，内侧为缝匠肌。继续朝腹股沟韧带方向随神经分离到压迫点。此时可通过切开腹股沟韧带、缝匠肌及其他压迫性的结构逐步减压。有时神经在从腹腔到大腿的途中可被它自己的筋膜层覆盖，此筋膜也应该被一并切开。

如果采取腹膜后入路，可以髂前上棘为中心，于腹股沟韧带上方做其平行切口。随后分离腹外斜肌腱膜。解剖腹内斜肌和腹横肌纤维以便于髂筋膜下神经的识别[50]。在此处可施行减压术。通过这种更加侵入性的入路作者认为神经

探查[51]的可行性更高。假如神经在腹腔内被离断，残端在腹腔深处应当避免任何压迫（如髂筋膜）。

总之，绝大部分患者能够通过保守治疗得到缓解，并且仅有一过性症状。对于难治性病例，手术是选择之一。腹股沟水平的单纯减压是我们手术的第一选择。对于术后复发患者，可选择盆腔内神经离断。于此，我们可以选择韧带下入路，使用撑开器或者撑开器固定的内镜探查神经盆腔内走行。然而，对于采用腹股沟上还是腹股沟下入路，尚存在争议。此外，减压或者神经切断是否是最合适的主要手术方法，也存在争议。目前尚无可靠的大样本数据评判哪种方法更好[47,49]。

14.5 髂腹股沟神经／髂腹下神经／生殖股神经

这些神经起源于T12~L3。临床上这些神经支配的区域存在较大变异，并且和阴部神经支配区域存在重叠，这些因素都增加了确诊的难度。MRI和超声可排除占位性病变。然而现实中这些神经的卡压较罕见。大部分神经病变继发于医源性操作[52]。二次手术时，想要在瘢痕中找到这些神经非常难，因为它们的直径较小。类似于莫顿神经瘤和股痛，可以考虑深部的神经切断。

14.6 股神经

股神经来自L1~L4神经根，沿着腰大肌外后侧走行，伴随股血管于腹股沟韧带下进入大腿。在此处，股神经的分支存在变异。

虽然腹股沟韧带下空间狭窄，但是原发性的股神经压迫比较少见。当由于创伤或手术、特殊姿势、血肿（腹股沟或者腹膜后）导致医源性损伤时，股神经对于继发性压迫非常敏感（例如瘢痕）[53]。由于股四头肌和髂腰肌无力，出现不同程度伸膝屈髋，这取决于损伤发生的水平。感觉受损区域由内侧股神经皮支和隐神经支配。

MRI和超声可排除继发性病因。电生理评估可提示神经损害的深度。

治疗取决于病理原因，需要经腹股沟或经腹／腹膜后入路对神经减压。如果怀疑腹股沟韧带附近有压迫，可做一与其平行的切口，实现对神经盆腔内和盆腔外部分的探查。通常神经位于股静脉和股动脉外侧。通过触诊或者超声，可以很容易地在体表定位血管。

切开皮肤后，移开皮下脂肪，可见及筋膜。切开筋膜可很好地暴露血管和神经。神经在分支形态和水平上存在较大的变异。因此对于支配肌肉和感觉的小神经分支应当非常小心，注意避免损伤，其他神经如生殖股神经的股部分支也应得到保护。腹股沟韧带此时可被部分切开以进行适当减压。由于腹股沟处皮肤非常松弛，同一皮肤切口可实现对腹股沟上（如腹膜后）股神经的探查和减压。此外，切口还可以很容易地沿着腹侧髂骨延长成半月形。移开脂肪以后，腹外斜肌腱膜、腹内斜肌和腹直肌可在必要时钝性分离。识别出腹膜后，可通过自动牵开器对其牵开以显露髂腰肌。股神经通常可在此肌肉内侧缘的肌肉筋膜内被找到。腰大肌血肿是导致股神经损害的原因之一，在这些病例中，筋膜切开和血肿清除能显著改善症状。可沿着神经往尾侧探查至腹股沟韧带。我们已经在前面详细描述过股外侧皮神经，同样的，通过抬高腹股沟韧带能够显示骨盆外至骨盆内股神经。

带有 30° 角镜头的内镜能够经腹股沟下入路沿神经走行进行探查，避免了经腹壁肌肉层入路（图 14.3）。

一般不推荐完全的腹股沟韧带离断，以防止腹股沟疝的形成，需要二次手术治疗。幸运的是，股神经具有很高的再生潜能[54]。

因此对于无自发缓解的患者，可以尝试对神经进行减压，以促进神经的再生。

隐神经

隐神经是股神经的终末感觉支，于腹股沟韧带以下很短距离发出，支配大腿远内侧部和腓肠感觉。

髌下神经是其分支之一，于膝水平稍往上绕过隐神经，穿入缝匠肌远侧。解剖学狭窄收肌管（"亨特管"）内的压迫可诱发相应区域的疼痛或感觉损害。

MRI 和超声可排除继发性损害（静脉曲张、肿瘤）。

当包括麻醉封闭在内的保守治疗无效时，通过缝匠肌前缘小的皮肤切口进行单纯减压可帮助改善症状[55]。应当于手术前标记引起最大不适的部位，因为此分支直径小（1~2 mm），一个无血的术野可极大地帮助对其进行辨认。

真正的特发性髌下神经卡压非常罕见，仅见于部分病例报道，而医源性损伤更为常见[56,57]。

14.7 闭孔神经

闭孔神经源自 L2~L4，沿着腰大肌内侧缘往远端走行，经闭孔出骨盆后，神经分为 2 个主要的分支。前支支配股薄肌、长收肌、短收肌和耻骨肌。关节支支配髋关节和内侧大腿。闭孔外肌和大收肌以及膝关节以上大腿内侧受后支支配。

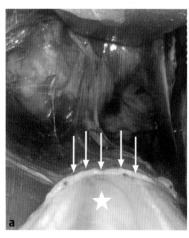
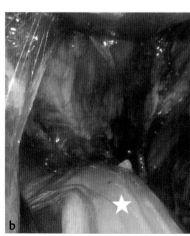

图14.3 a.内镜下：瘢痕组织（箭头）压迫股神经（星号）。b.内镜下：股神经（星号）减压后

原发性闭孔神经卡压罕见。神经卡压主要发生在运动员中，短收肌增厚的筋膜增加了闭孔神经卡压的风险[58]。其次，肿瘤、囊肿、子宫内膜异位和增厚的肌肉可导致闭孔神经卡压。此外，闭孔神经损害可发生于髋关节或骨盆手术后[59]。

患者临床上可表现为大腿内侧疼痛、感觉障碍以及小腿内收无力。电生理检查显示内收肌 EMG 随意肌动作电位减少。磁共振和神经超声可探测压迫的部位和原因，可从腹膜后神经起始探测到盆腔和小腿。

治疗取决于病理致病原因。首选非甾体消炎药和理疗，避免诱发疼痛的动作。如果疼痛持续存在，感觉运动障碍加重，并且排除了继发性病因，可对神经的骨盆外部分进行减压[58]。

于长收肌外侧做一斜切口，可在耻骨肌/长收肌与短收肌之间对神经进行钝性分离。

随后可在 2 个方向上对神经进行适当的减压（图 14.4）。

另有学者描述了腹腔镜下对盆腔内神经减压的方法[60]。肿瘤和神经外膜腱鞘囊肿的手术方法不同。根据损伤的范围，有时甚至需要双通道入路（腹膜后—大腿）。

对于患者的术后结局，尚无可靠的数据。临床决策一般高度个体化，诊断性检查可借助 MRI 排除盆腔或者腰骶新生物和炎症性疾病。应当通过电生理检查确定闭孔神经支配肌肉的病变。

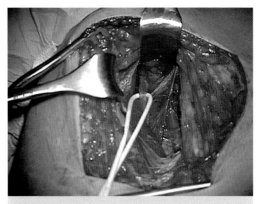

图14.4 闭孔神经（黄绳）位于耻骨肌和内收肌之间

14.8 阴部神经/阴部神经痛

阴部神经通常由 S2~S4 神经根组成。作为运动—感觉—自主混合神经，它主要分为 3 支：阴蒂/阴茎背神经、会阴神经和肛下神经。它们支配肛门、尿道括约肌以及盆底肌肉，同时支配生殖（阴蒂—外阴—阴道/阴囊—睾丸—阴茎）和会阴区域的感觉[61]。

原发性阴部神经痛有许多不同的压迫机制，包括骶棘韧带和骶结节韧带（单独或合并）、闭孔筋膜形成的镰状突、梨状肌和坐骨棘[62]。此外更远侧的压迫可在 Alcock 管内发生[63]。

临床症状主要包括生殖部、会阴部和肛门部的疼痛，坐位可加重感觉障碍。排便和性行为可诱发疼痛，对于生活质量影响较大。疼痛一般为烧灼感、扭转或者异物感。

大部分患者无法使用自行车，但坐在环形坐垫上会有所缓解。感觉损害包括上述所有区域，这在临床上使得和其他神经引起的症状难以鉴别。继发性的神经卡压可由手术、肿瘤或者创伤导致。

影像学检查主要包括 MRI，可排除其他病理情况如肿瘤、静脉曲张、骨性改变。电生理检查可提示传导速率改变或者括约肌和球海绵体肌 EMG 改变。

大部分学者认为可采取 CT 或 MRI 引导下的诊断性封闭治疗，可选在脊柱起始部位或 Alcock 管内注射治疗[61]。

手术可采取多种入路：经臀部、经会阴、经腹（开放或者腹腔镜）或者经坐骨直肠。通过对骶结节韧带和骶棘韧带压迫部分进行松解达到对神经减压的目的。这

似乎对骨盆的稳定性没有影响。一些学者在同一节段将神经移位至坐骨棘前方[64]。

直接前路手术针对所谓的 Alcock 管内的远端卡压综合征。我们倾向于经臀入路手术。在尾骨旁正中 2~3 cm 处做一 5~6 cm 的斜切口。钝性分离臀大肌，可见骶结节韧带和骶棘韧带。神经可见于骶结节韧带头侧边缘处，进入两韧带之间的空隙。在此处可通过切断 2 条韧带来对神经进行细致的减压（图 14.5）。

在我们的体系中，我们使用术中括约肌肌电图确定神经。应当注意伴行神经的血管。此外，骶神经根和坐骨神经邻近阴

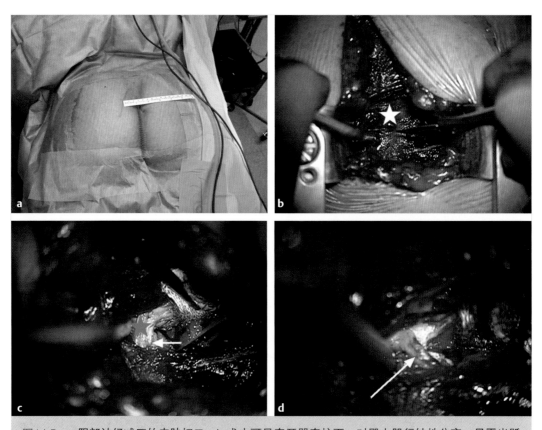

图14.5　a.阴部神经减压的皮肤切口。b.术中可见牵开器牵拉下，对臀大肌行钝性分离，暴露出骶结节韧带。c.术中可见部分解剖出来的骶结节韧带（星号）和阴部神经（箭头）。d.术中可见韧带完全分离后暴露出的阴部神经（箭头）

部神经外侧，应当对其周围予以保护。逐层缝合切口后，患者可立即进行活动。

对于大部分慢性疼痛的患者，手术方式的慎重选择保证了神经减压后症状的改善，这种改善甚至是长期的[65,66]。神经调节疗法可作为一项补救性措施[67]。

参考文献

[1] Pokorný D, Jahoda D, Veigl D, Pinskerová V, Sosna A. Topographic variations of the relationship of the sciatic nerve and the piriformis muscle and its relevance to palsy after total hip arthroplasty. Surg Radiol Anat. 2006; 28(1):88–91

[2] Giuliano Heinen CP, Schmidt T, Kretschmer T. Endoscopically assisted piriformis-to-knee surgery of sciatic, peroneal, and tibial nerves:technical note. Neurosurgery. 2015; 11 Suppl 2:37–42, discussion 42

[3] Cassidy L, Walters A, Bubb K, Shoja MM, Tubbs RS, Loukas M. Piriformis syndrome: implications of anatomical variations, diagnostic techniques, and treatment options. Surg Radiol Anat. 2012; 34(6):479–486

[4] Hernando MF, Cerezal L, Pérez-Carro L, Abascal F, Canga A. Deep gluteal syndrome: anatomy, imaging, and management of sciatic nerve entrapments in the subgluteal space. Skeletal Radiol. 2015; 44(7):919–934

[5] Reus M, de Dios Berná J, Vázquez V, Redondo MV, Alonso J. Piriformis syndrome: a simple technique for US-guided infiltration of the perisciatic nerve. Preliminary results. Eur Radiol. 2008; 18(3):616–620

[6] Filler AG. Piriformis and related entrapment syndromes: diagnosis & management. Neurosurg Clin N Am. 2008; 19(4):609–622, vii

[7] Patil PG, Friedman AH. Surgical exposure of the sciatic nerve in the gluteal region: anatomic and historical comparison of two approaches. Neurosurgery. 2005; 56(1) Suppl:165–171, discussion 165–171

[8] Socolovsky M, Garategui L, Campero A, Conesa H, Basso A. Exposure of the sciatic nerve in the gluteal region without sectioning the gluteus maximus: an anatomical and microsurgical study. Acta Neurochir Suppl (Wien). 2011; 108:233–240

[9] Possover M, Forman A. Pelvic neuralgias by neuro-vascular entrapment: anatomical findings in a series of 97 consecutive patients treated by laparoscopic nerve decompression. Pain Physician. 2015;18(6):E1139–E1143

[10] Poage C, Roth C, Scott B. Peroneal nerve palsy: evaluation and management. J Am Acad Orthop Surg. 2016; 24(1):1–10

[11] Aprile I, Tonali P, Caliandro P, et al. Italian CTS and other entrapments Study Group. Italian multicentre study of peroneal mononeuropathy: multiperspective follow-up. Neurol Sci. 2009; 30(1):37–44

[12] Spinner RJ, Scheithauer BW, Amrami KK. The unifying articular (synovial) origin of intraneural ganglia: evolution-revelation-revolution. Neurosurgery. 2009; 65(4) Suppl:A115–A124

[13] Baltodano PA, Basdag B, Bailey CR, et al. The positive effect of neurolysis on diabetic patients with compressed nerves of the lower extremities: a systematic review and meta-analysis. Plast Reconstr Surg Glob Open. 2013; 1(4):e24–e29

[14] Maalla R, Youssef M, Ben Lassoued N, Sebai MA, Essadam H. Peroneal nerve entrapment at the fibular head: outcomes of neurolysis. Orthop Traumatol Surg Res. 2013; 99(6):719–722

[15] Ramanan M, Chandran KN. Common peroneal nerve decompression. ANZ J Surg. 2011; 81(10):707–712

[16] Mont MA, Dellon AL, Chen F, Hungerford MW, Krackow KA, Hungerford DS. The operative treatment of peroneal nerve palsy. J Bone Joint Surg Am. 1996; 78(6):863–869

[17] Humphreys DB, Novak CB, Mackinnon SE. Patient outcome after common peroneal nerve decompression. J Neurosurg. 2007; 107(2):314–318

[18] Harbaugh KS, Tiel RL, Kline DG. Ganglion cyst involvement of peripheral nerves. J Neurosurg. 1997; 87(3):403–408

[19] Nucci F, Artico M, Santoro A, et al. Intraneural synovial cyst of the peroneal nerve: report of two cases and review of the literature. Neurosurgery. 1990; 26(2):339–344

[20] Spinner RJ, Atkinson JLD, Scheithauer BW, et al. Peroneal intraneural ganglia: the importance of the articular branch. Clinical series. J Neurosurg. 2003; 99(2):319–329

[21] Roganovic Z, Pavlicevic G. Difference in recovery potential of peripheral nerves after graft repairs. Neurosurgery. 2006; 59(3):621–633, discussion 621–633

[22] Zheng C, Zhu Y, Jiang J, et al. The prevalence of tarsal tunnel syndrome in patients with lumbosacral radiculopathy. Eur Spine J. 2016; 25(3):895–905

[23] Dellon AL. Deep peroneal nerve entrapment on the dorsum of the foot. Foot Ankle. 1990; 11(2):73–80

[24] Styf J, Morberg P. The superficial peroneal tunnel syndrome. Results of treatment by decompression. J Bone Joint Surg Br. 1997; 79(5):801–803

[25] Franco MJ, Phillips BZ, Lalchandani GR, Mackinnon SE. Decompression of the superficial peroneal nerve: clinical outcomes and anatomical study. J Neurosurg. 2017; 126(1):330–335

[26] Yuebing L, Lederman RJ. Sural mononeuropathy: a report of 36 cases. Muscle Nerve. 2014; 49(3):443–445

[27] Flachenecker P, Janka M, Goldbrunner R, Toyka KV. Clinical outcome of sural nerve biopsy: a retrospective study. J Neurol. 1999; 246(2):93–96

[28] Ruth A, Schulmeyer FJ, Roesch M, Woertgen C, Brawanski A. Diagnostic and therapeutic value due to suspected diagnosis, long-term complications, and indication for sural nerve biopsy. Clin Neurol Neurosurg. 2005; 107(3):214–217

[29] Chhabra A, Williams EH, Subhawong TK, et al. MR neurography findings of soleal sling entrapment. AJR Am J Roentgenol. 2011; 196(3): : W290–W297

[30] Williams EH, Rosson GD, Hagan RR, Hashemi SS, Dellon AL. Soleal sling syndrome (proximal tibial nerve compression): results of surgical decompression. Plast Reconstr Surg. 2012; 129(2):454–462

[31] Logullo F, Ganino C, Lupidi F, Perozzi C, Di Bella P, Provinciali L. Anterior tarsal tunnel syndrome: a misunderstood and a misleading entrapment neuropathy. Neurol Sci. 2014; 35(5):773–775

[32] Krishnan KG, Pinzer T, Schackert G. A novel endoscopic technique in treating single nerve entrapment syndromes with special attention to ulnar nerve transposition and tarsal tunnel release: clinical application. Neurosurgery. 2006; 59(1) Suppl 1:ONS89–ONS100, discussion ONS89–ONS100

[33] Ahmad M, Tsang K, Mackenney PJ, Adedapo AO. Tarsal tunnel syndrome: A literature review. Foot Ankle Surg. 2012; 18(3):149–152

[34] Takakura Y, Kitada C, Sugimoto K, Tanaka Y, Tamai S. Tarsal tunnel syndrome. Causes and results of operative treatment. J Bone Joint Surg Br. 1991; 73(1):125–128

[35] Pomeroy G, Wilton J, Anthony S. Entrapment neuropathy about the foot and ankle: an update. J Am Acad Orthop Surg. 2015; 23(1):58–66

[36] Valero J, Gallart J, González D, Deus J, Lahoz M, PhD JV. Multiple interdigital neuromas: a retrospective study of 279 feet with 462 neuromas. J Foot Ankle Surg. 2015; 54(3):320–322

[37] Xu Z, Duan X, Yu X, Wang H, Dong X, Xiang Z. The accuracy of ultrasonography and magnetic resonance imaging for the diagnosis of Morton's neuroma: a systematic review. Clin Radiol. 2015; 70(4): 351–358

[38] Kasparek M, Schneider W. Surgical treatment of Morton's neuroma: clinical results after open excision. Int Orthop. 2013; 37(9):1857–1861– (SICOT)

[39] Pace A, Scammell B, Dhar S. The outcome of Morton's neurectomy in the treatment of metatarsalgia. Int Orthop. 2010; 34(4):511–515

[40] Assmus H. Morton metatarsalgia. Results of surgical treatment in 54 cases. Nervenarzt. 1994; 65(4):238–240 Compressive Lesions of the Lower Limb and Trunk 126 © 2018 by Georg Thieme Verlag KG

[41] van Slobbe AM, Bohnen AM, Bernsen RM, Koes BW, Bierma-Zeinstra SM. Incidence rates and determinants in meralgia paresthetica in general practice. J Neurol. 2004; 251(3):294–297

[42] Kitchen C, Simpson J. Meralgia paresthetica. A review of 67 patients. Acta Neurol Scand. 1972; 48(5):547–555

[43] Omichi Y, Tonogai I, Kaji S, Sangawa T, Sairyo K. Meralgia paresthetica caused by entrapment of the lateral femoral subcutaneous nerve at the fascia lata of the thigh: a case report and literature review. J Med Invest. 2015; 62(3–4):248–250

[44] Ghent WR. Meralgia paraesthetica. Can Med Assoc J. 1959; 81(8):631–633

[45] Carai A, Fenu G, Sechi E, Crotti FM, Montella A. Anatomical variability of the lateral femoral cutaneous nerve: findings from a surgical series. Clin Anat. 2009; 22(3):365–370

[46] Ghent WR. Further studies on meralgia paresthetica. Can Med Assoc J. 1961; 85(16):871–875

[47] Williams PH, Trzil KP. Management of meralgia paresthetica. J Neurosurg. 1991; 74(1):76–80

[48] Cheatham SW, Kolber MJ, Salamh PA. Meralgia paresthetica: a review of the literature. Int J Sports Phys Ther. 2013; 8(6):883–893

[49] de Ruiter GCW, Wurzer JAL, Kloet A. Decision making in the surgical treatment of meralgia paresthetica: neurolysis versus neurectomy. Acta Neurochir (Wien). 2012; 154(10):1765–1772

[50] Aldrich EF, van den Heever CM. Suprainguinal

ligament approach for surgical treatment of meralgia paresthetica. Technical note. J Neurosurg. 1989; 70(3):492–494

[51] Alberti O, Wickboldt J, Becker R. Suprainguinal retroperitoneal approach for the successful surgical treatment of meralgia paresthetica. J Neurosurg. 2009; 110(4):768–774

[52] Kretschmer T, Antoniadis G, Börm W, Richter HP. Iatrogenic nerve injuries. Part 1: Frequency distribution, new aspects, and timing of microsurgical treatment. Chirurg. 2004; 75(11):1104–1112

[53] Craig A. Entrapment neuropathies of the lower extremity. PM R. 2013; 5(5) Suppl:S31–S40

[54] Kim DH, Kline DG. Surgical outcome for intra- and extrapelvic femoral nerve lesions. J Neurosurg. 1995; 83(5):783–790

[55] Kalenak A. Saphenous nerve entrapment. Oper Tech Sports Med.1996; 4(1):40–45

[56] House JH, Ahmed K. Entrapment neuropathy of the infrapatellar branch of the saphenous nerve. Am J Sports Med. 1977; 5(5):217–224

[57] Figueroa D, Calvo R, Vaisman A, Campero M, Moraga C. Injury to the infrapatellar branch of the saphenous nerve in ACL reconstruction with the hamstrings technique: clinical and electrophysiological study. Knee. 2008; 15(5):360–363

[58] Bradshaw C, McCrory P, Bell S, Brukner P. Obturator nerve entrapment. A cause of groin pain in athletes. Am J Sports Med. 1997; 25(3):402–408

[59] Tipton JS. Obturator neuropathy. Curr Rev Musculoskelet Med. 2008; 1(3–4):234–237

[60] Rigaud J, Labat J-J, Riant T, Bouchot O, Robert R. Obturator nerve entrapment: diagnosis and laparoscopic treatment: technical case report. Neurosurgery. 2007; 61(1):E175–, discussion E175

[61] Popeney C, Ansell V, Renney K. Pudendal entrapment as an etiology of chronic perineal pain: Diagnosis and treatment. Neurourol Urodyn. 2007; 26(6):820–827

[62] Robert R, Prat-Pradal D, Labat JJ, et al. Anatomic basis of chronic perineal pain: role of the pudendal nerve. Surg Radiol Anat. 1998; 20(2):93–98

[63] Hruby S, Ebmer J, Dellon AL, Aszmann OC. Anatomy of pudendal nerve at urogenital diaphragm–new critical site for nerve entrapment. Urology. 2005; 66(5):949–952

[64] Robert R, Labat J-J, Bensignor M, et al. Decompression and transposition of the pudendal nerve in pudendal neuralgia: a randomized controlled trial and long-term evaluation. Eur Urol. 2005; 47(3):403–408

[65] Stav K, Dwyer PL, Roberts L. Pudendal neuralgia. Fact or fiction? Obstet Gynecol Surv. 2009; 64(3):190–199

[66] Hruby S, Dellon L, Ebmer J, Höltl W, Aszmann OC. Sensory recovery after decompression of the distal pudendal nerve: anatomical review and quantitative neurosensory data of a prospective clinical study. Microsurgery. 2009; 29(4):270–274

[67] Valovska A, Peccora CD, Philip CN, Kaye AD, Urman RD. Sacral neuromodulation as a treatment for pudendal neuralgia. Pain Physician. 2014; 17(5):E645–E650

15 胸廓出口综合征

作者　Mariano Socolovsky, Daniela Binaghi，Ricardo Reisin
译者　孙守家　王俊文

摘 要

胸廓出口综合征（TOS），定义为臂丛神经自下颈部进入腋窝时受到压迫。这一定义一直饱受争议。这种争议并非源于以手部内在肌群肌肉萎缩为特征的所谓"真正的神经源性胸廓出口综合征"（TNTOS），而是源于"有争议的神经源性胸廓出口综合征"（DNTOS）变体，在这种情况下患者只有感觉症状。TNTOS是由解剖压迫引起的，通常可以在影像学上看到压迫，特别是在磁共振成像中。引起解剖压迫的结构包含颈部肋骨、额外肌肉、异常韧带等。TNTOS表现为手部内在肌肉组织明确客观的失神经支配，确诊后需要立即进行减压手术。相反，DNTOS可能伴有或不伴有 MRI 或 CT 扫描的阳性病理发现，因此在很大程度上被认为是一种排除性诊断。一般来说，DNTOS 需保守治疗，除非有记录显示长期保守治疗无效。虽然腋窝入路也被广泛地用于治疗这2 种TOS，但如同众多神经丛（周围神经）外科医生一样，本文作者更倾向于锁骨上入路减压。

15.1 简介

胸廓出口综合征（TOS）是一种慢性神经压迫，可能会影响臂丛神经或锁骨下血管（包括动脉和静脉）。TOS的临床表现、诊断和治疗方面都缺乏绝对的共识，因此这是一种极具争议的综合征。臂丛神经在主干水平近侧可被压迫于斜角肌间隙内或在次主干水平压迫于肋锁和胸后间隙。"胸廓出口综合征"一词最早由 Peet 于 1956年提出[1]。然而，这一现象早在 1742 年的文献中就被多次提及。最早认为第一肋骨是压迫的主要结构。然而，随着时间的推移，一些其他的压迫解剖结构标志也被认识——斜角肌，西布逊（Sibson）切迹筋膜，其他韧带、血管和异常肌肉，以及 C7 横突肥大等。因为有许多潜在的压迫性结构，这可能是为什么这种综合征在其漫长历史中会有如此多不同的名称，如斜角肌综合征、冗余肋骨综合征、颈肋综合征、肋锁综合征以及目前可能更准确的TOS。

该综合征大致可分为血管性 TOS 和神经源性 TOS（NTOS）。血管性 TOS 可压迫锁骨下动脉，引起远端缺血，也可压迫锁骨下静脉，导致以运动时反复血栓形成为特点的 Paget-Schroetter 综合征。本章节的主题是神经源性 TOS，其通常会影响下部神经主干，也可能多变。近年来，将神经源性 TOS 分为所谓的真神经源性 TOS（TNTOS）和有争议的神经源性 TOS（DNTOS）的亚分类已被广泛接受。其中，前者有运动改变，包括大鱼际和小鱼际隆起同时萎缩，以及下神经主干分布区的感觉丧失（所谓的吉里亚特—萨姆纳手，Gilliatt–Sumner hand）[2]。相反，DNTOS的特点是仅限上肢的感觉变化，包括典型的下神经主干分布区域的疼痛，但也可影响整个上肢、颈部和（或）肩部。根据定义，DNTOS与手部肌肉萎缩或感觉丧失无关，以免被称为TNTOS。

诊断TOS的第一步是怀疑它。根据我们的经验，许多患者在不同的医生之间来回奔波，接受各种无效治疗。一旦做出正确的诊断，治疗将取决于受累及的解剖因素、病因和受压部位。

15.2 TOS 的诊断和治疗

15.2.1 关于 TOS 的重要概念

TNTOS定义明确清晰，使得它相对容易诊断和治疗。它通常影响年龄在15~35岁的青年人。其主要症状包括运动和感觉两方面：常见表现是吉里亚特—萨姆纳手，大鱼际和小鱼际隆起的萎缩（图15.1），疼痛、感觉迟钝、感觉异常或下神经干支配区麻木，包括小指和无名指内侧、前臂内侧、手臂，但手的其余部位感觉保留，原因是其余部位由未受压迫的臂丛上干支配。该临床表现几乎是特异病症性的（可确定诊断的），因为很少有其他疾病也有这种表现。髓内或髓外—硬膜下肿瘤、影响前角神经元的退行性疾病，可具有部分上述临床表现，但无感觉障碍。此外，尺神经病变也可以具有TOS的某些表现，但尺神经病变中不会出现累及鱼际隆起以及前臂感觉障碍。

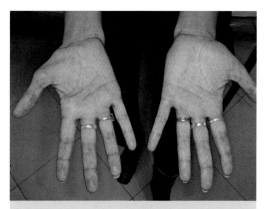

图15.1　吉里亚特—萨姆纳手。注意右手大鱼际和小鱼际隆起处萎缩。

有许多可鉴别诊断TNTOS和DNTOS的临床症状和试验，如Adson试验、Wright试验、Roos试验和Halsted试验等。对于临床实践来说，值得注意的是，这些测试都不是高度特异或敏感的，因为在正常人群中也可出现许多阳性测试结果。根据我们的经验，有2种很好的方法可解释胸廓出口内的紧张或压迫，一种是锁骨上叩击臂丛和斜角肌间隙，另一种是手臂外展同时头部向对侧旋转，这2种方法都会产生感觉症状。尽管如此，这些迹象同样既不敏感也不特异。

典型的TNTOS患者是奋拉着肩膀的瘦高女性，虽然并不总是如此，但在临床上看到身材矮小的超重男性患者是非常罕见的，因为其解剖结构使其下神经干不易受到压迫，即使在有颈肋骨的情况下也是如此。

当然，神经生理学监测会展示这类患者的异常，例如很容易显示出大鱼际肌和小鱼际肌的失神经支配，也包括第四和第五指的指深屈肌和尺侧腕屈肌。同时，还可以发现其他神经生理异常，如尺神经和前臂内侧皮神经的感觉反应减弱或缺失。

影像学检查在 TNTOS 和 DNTOS 的治疗中起着非常重要的作用。TNTOS 总是与受压位点相关，如颈肋、第一肋、异常韧带和冗余肌肉。获得高质量的 CT 胸廓出口骨窗像和高质量的 MRI 是非常重要的。这 2 种检查都有助于确定压迫部位，明确诊断并指导后续手术的规划（图15.2~15.4）。

重要的一点是颈肋骨在正常人群中所占比例较高[3]。因此，颈肋骨的存在本身并不能证明患有 TOS。同样，当临床表现与神经生理表现相符而影像学上缺乏明确的病理表现时并不能排除 TOS 的诊断，因为多达 1/3 的受压结构是在手术中发现的，其中大多数为术前 MRI 难以显示的异常韧带。

一旦诊断 TNTOS，我们把手术减压作为患者的一线治疗方法。对于 DNTOS，我们则采用完全不同的策略。在 TNTOS中，患者已经有近端肢体神经压迫引起的远端运动和感觉损害。任何延迟对臂丛神经的减压都会影响最终的运动恢复，因为即使在减压之后，神经纤维也要经过很长一段距离才能到达手部（接近 1 m，生长

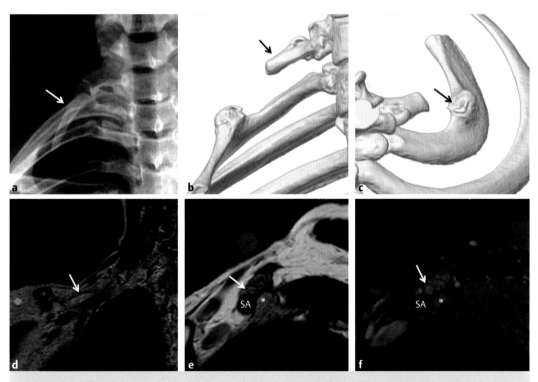

图15.2　a.右侧颈肋正位X线片（箭头）。b.术后CT冠状位重建图像显示部分切除（箭头）。c.轴位重建图像显示一个与颈部肋骨融合的突出结节。d.冠状位STIR序列成像显示继发于压迫的臂丛下干（箭头)信号轻度增加。e.矢状位T2加权像显示下干（箭头）位于锁骨下动脉（SA)上方，并与第一肋骨结节（星号)接触。f.矢状位PDSPIR序列成像显示典型的束神经外观轻度消失和下干的信号轻度增加

速度为 1 mm/d）。

我们首选的手术入路是标准的锁骨上入路。首先取 6 cm 长的颈部横切口，这个切口比我们通常在臂丛外伤病例中暴露臂丛的切口要短一些。在解剖颈阔肌和颈腱膜后，拉开肩胛舌骨肌以提供进入臂丛的间隙。在切除操作前，用刺激器分割定位臂丛神经的三支主干及锁骨下动脉是极其重要的，以尽量降低意外损伤任何神经血管结构的风险，通常是被颈肋骨和其他异常结构压迫的下干。触诊可以帮助确定受压部位，特别是当受压部位位于斜角肌间隙内时。

此外，术中活动上肢可能有助于检测臂丛神经自锁骨下通向手臂途中的狭

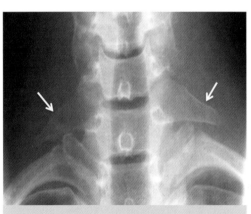

图15.3　正位X线片显示双侧C7横突延长（箭头）

窄。如果压迫是由韧带引起的，单纯割开应该足以纠正这个问题。然而，如果需要切除颈肋骨或第一肋骨，则应谨慎地使用 Kerrison 咬骨钳来切除骨结构，注意避免损伤神经丛和周围的血管。在肋骨切除前去除骨膜有一些优点，包括减少出血和创建一个没有神经血管结构的清晰手术平面（图 15.5）。

手术减压的效果明显取决于手术过程中观察到的解剖发现和手术技术。我们收治的大多数患者的疼痛和运动无力都得到了很好的恢复[4]。感觉迟钝并不总能恢复得很好。从理论上讲，在确诊后早期接受手术的年轻患者恢复得更快。疼痛症状的缓解程度和缓解速度各异。部分患者术后几乎可以立即恢复正常感觉和（或）疼痛缓解；与此同时，另一些患者，尤其是术前严重疼痛持续超过 6 个月的患者，术后症状会比术前更差。这些患者感觉症状的恶化可能是由于术中操作臂丛引起的，特别是操作臂丛下干，如必须切除第一肋骨等较大的结构时。然而，所有患者都应在手术后短时间内感觉症状得到缓解，除非发生了真正的神经损伤。部分患者在短时间内需要服用治疗神经性疼痛的药物，如普瑞巴林。

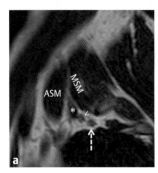
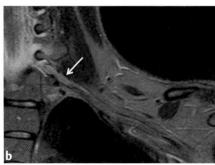

图15.4　a.矢状面T2加权像显示位于前斜角肌（ASM）和中斜角肌（MSM）之间，位于C8（箭头）和T1（虚线箭头）神经前方的斜三角形上的小斜角肌（星号）。b.冠状位STIR成像显示C8神经信号增加（箭头）

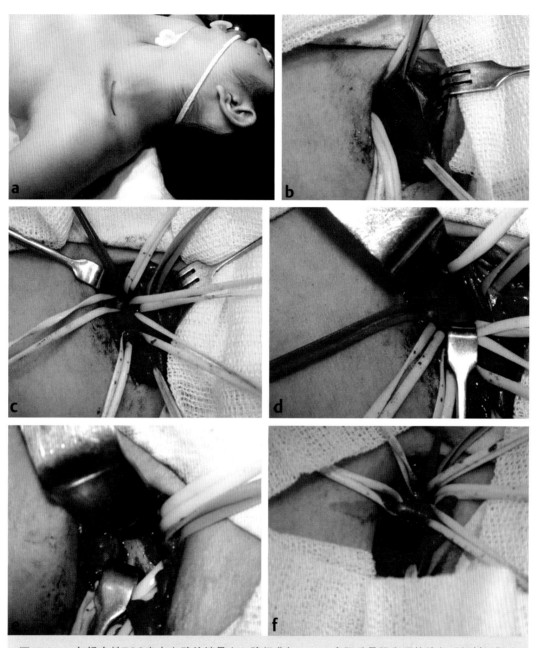

图15.5　a.年轻女性TOS患者左臂丛锁骨上入路经典切口。b.肩胛舌骨肌和颈静脉向后倾斜以便显露臂丛。c.确定了臂丛3支主干及其分支（黄环）。d.解剖锁骨下动脉（红圈),颈肋骨位于锁骨下动脉下方。e.在颈肋骨切除前先将肋骨骨膜分离。f.颈肋骨切除后，可观察到减压的臂丛结构，并可通过运动刺激监测

　　部分外科医生，尤其是血管和胸外科医生，更喜欢腋窝入路。在文献报道和我们自己的经验中，这2种方法治疗TOS患者都足以减压臂丛神经。我们大多采用锁骨上入路，主要是因为我们更熟悉该入路，就像大多数臂丛神经外科医生一样。

此外，腋窝入路中由于神经和血管位于压迫结构的前面，有时需要更大程度的牵拉。

15.2.2 DNTOS 中的重要概念

DNTOS是一个极具争议的疾病定义。没有科学文献充分记载其存在和手术治疗的益处。DNTOS 和 TNTOS 是完全不同的2种情况。因此，这2种疾病的治疗完全不同。

所谓的 DNTOS 患者的典型临床表现是颈部疼痛并向下辐射至肩部和同侧上肢，肢体疼痛或表现为根性分布或为更典型下干支配区分布。DNTOS 患者往往比 TNTOS 患者年龄大，可能是因为 DNTOS 通常与某些先天性解剖变异（如颈肋骨和异常韧带）无关，而是与臂丛神经结构的退行性压迫有关。

同样的临床症状可以用于诊断 DNTOS 和 TNTOS，但它们既不特异也不敏感。因此，我们面对的 DNTOS 患者有颈部和上肢疼痛，但颈椎和神经生理学研究是正常的（再次强调，如果有这样的失神经支配，正确的诊断应该是 TNTOS）。在这种情况下，影像学再次发挥了非常重要的诊断作用。MRI 上若显示存在明确的臂丛神经压迫（例如由副斜角肌或异常韧带引起），则 DNTOS 的诊断是明确的。然而，通常这些图像是不确定的，并且由于感觉症状的主观性，仍然需要排除一长串的鉴别诊断。需要鉴别的疾病包括其他压迫综合征，如肘部、腕部尺神经和正中神经分别受压；纤维肌痛症，顾名思义，也与其他部位的疼痛有关；与工作相关的

重复性劳损综合征；以及各种身心状况。一旦排除了所有的其他鉴别诊断，我们就可以假定正确的诊断是 DNTOS。一个特别不确定的情形是当患者遭受2种类型卡压，即所谓的"双重卡压综合征"时，会使诊断更加困难。

建议在证据不确定的情况下（例如颈肋骨仅伴有疼痛放射至下干分布区），先开始内科保守治疗，而不是像 TNTOS 一样计划手术。我们这样说有2个主要原因。首先，绝大多数患者给予保守治疗症状会改善。其次，即使在 MRI 上显示有机械性压迫，没有手部萎缩和感觉缺失也可以将无创治疗作为首选。疼痛非常严重和 MRI 或 CT 扫描上显示有明显压迫结构的患者，该时间窗可以缩短。初期治疗应当包括教导患者避免某些加重症状的姿势、物理治疗（包括颈部肌肉放松和伸展）、运动，以及止痛药（剂量根据患者的疼痛程度使用）。当多种标准保守治疗措施都失败时，肉毒杆菌毒素注射已被建议作为一种有效的姑息治疗方式。然而，所有这些措施都需要持续应用很长一段时间——因为首先它们可能会成功；其次它们可能有助于排除工作、社交或其他可能导致疼痛的问题。在此期间也可以向风湿病专家、疼痛专家、精神病学家和（或）神经科医生咨询。在考虑任何的 DNTOS 手术之前，建议至少进行6个月的保守治疗。

当以上治疗措施均失败时，应考虑手术治疗。对于这种情况，采取的手术入路与 TNTOS 相同。同样，我们更喜欢前面描述的锁骨上切口。如果在诊断期间发现

有明显异常的结构，那么后期所有的努力都需要针对异常结构减压。然而，整个臂丛，包括锁骨下间隙，都应该通过这一入路仔细检查，因为有时可能会发现影像上未发现的其他压迫结构。当没有发现异常的压迫结构时，应行前斜角肌切除术以减压臂丛和锁骨下血管。这种手术操作不仅需要切断肌肉，实际上还需要切除部分肌肉，以避免后期自发性粘连。为了避免压迫性血肿、继发性纤维化或二者兼顾，缝合伤口前必须进行细致的止血。

复发并不罕见，是由于上述提及的自发性粘连或是因为形成了新的纤维组织包裹神经结构。针对此类患者，新的诊断检查可能会发现新的压迫存在，此时，如果有必要，可以为患者进行二次减压手术，应采取明确的治疗措施以避免新的纤维化。

15.3 文献报道中的 TOS

在最近的 Cochrane 系统综述中，Povlsen 等[5] 分析了 1966—2009 年发表的英文文献。将各项研究和治疗方法进行比较很困难，因为学者没有就疾病的诊断或治疗达成共识；因此，诊断和治疗决策采用了不同的标准。作者的最终结论是，在治疗 TOS 中，没有公开的证据表明保守治疗优于手术治疗，反之亦然。绝大多数论文未能区分 TNTOS 和 DNTOS，这使得治疗之间的比较更加困难。作者最终得出结论，TOS 可能是医学界最具争议的问题之一。

从流行病学的角度来看，TOS 的发病率尚不清楚，部分作者估计其患病率为 10/10 万[6]。值得注意的是，在一项关于尸体解剖的研究中，只有 10% 的人具有所谓的"正常解剖结构"[7]。据估计有 5% 的病例是血管性 TOS（动脉或静脉），其余病例为神经性 TOS。其中，只有 1%~3% 可以认为是 TNTOS，而其余为 DNTOS[3]。在美国，90% 的 TOS 手术病例都有 DNTOS，这说明了 TNTOS 的罕见性，也为 Povlsen 等的研究结果提供了一个可能的解释。DNTOS 患者的预后通常较差，尤其是在症状缓解方面。一方面，这是因为有时在手术中找不到压迫结构；另一方面，因为有些接受手术的患者还有其他漏诊疾病[8]。

Cochrane 系统综述中另一个有趣的发现是，尽管这种疾病早在 18 世纪 40 年代就已被描述，但只有一项前瞻性随机研究发表了。这项由 Sheth 和 Campbell 进行的研究存在方法学的缺陷[9]，包括仅含有 DNTOS 患者，排除颈肋骨患者，没有对照组，没有双盲。此外，仅由一位外科医生做出诊断。该研究对 24 例经锁骨上入路手术患者与 25 例经腋窝入路手术患者进行了比较。两组患者的症状均较基线有所改善，但腋窝入路组疼痛评分的改善略好于锁骨上入路组。

其余发表的关于 TOS 的研究多是回顾性的，只有少数例外，如 Lindgren 的研究[10]，其报道 88% 的患者对物理治疗有积极的反应，但研究设计存在问题。Jordan 等报道了 64% 的患者接受肉毒杆菌毒素浸润治疗后反应良好，优于利多卡因或皮质类固醇浸润[11]。其他前瞻性研究[12~16]发现手术治疗有良好到极好的反应，尽管它们也有方法学问题，如非随机化、诊断标准不确定和缺乏双盲分析。遗憾的是，目前这些明显非结论性的数据是我们拥有的最有力的证据，表明手术比疾病自然转归或保守/药物治疗要好。

15.4 总结

TNTOS 是一种由于臂丛下干被某些异常结构压迫所致的非常罕见的临床综合征，其特点是手固有肌萎缩，下干分布区感觉丧失。为此，及时早期减压是必要的，以避免永久性损害。相反，DNTOS 是非常有争议的。其诊断过程应使用排除法，初期应予以保守治疗，包括物理治疗和可能的疼痛控制药物治疗。只有在保守治疗至少 6 个月失败并仔细甄别患者后，才能决定是否接受 DNTOS 手术。目前，对 2 种 TOS 的手术治疗存在相当多的回顾性研究，但缺乏前瞻性证据，尽管这类手术被广泛接受，但在统计学上二者没有显著性差异。

参考文献

[1] Peet RM, Henriksen JD, Anderson TP, Martin GM. Thoracic-outlet syndrome: evaluation of a therapeutic exercise program. Proc Staff Meet Mayo Clin. 1956; 31(9):281–287

[2] Gilliatt RW, Le Quesne PM, Logue V, Sumner AJ. Wasting of the hand associated with a cervical rib or band. J Neurol Neurosurg Psychiatry. 1970; 33(5):615–624

[3] Fechter JD, Kuschner SH. The thoracic outlet syndrome. Orthopedics.1993; 16(11):1243–1251 Thoracic Outlet Syndrome 133 © 2018 by Georg Thieme Verlag KG

[4] Socolovsky M, Di Masi G, Binaghi D, Campero A, Páez MD, Dubrovsky A. Thoracic Outlet Syndrome: is it always a surgical condition? Analysis of a series of 31 cases operated by the supraclavicular route. Surg Neurol Int. 2014; 5 Suppl 5:S247–S255

[5] Povlsen B, Belzberg A, Hansson T, Dorsi M. Treatment for thoracic outlet syndrome. Cochrane Database Syst Rev. 2010; 20(1):CD007218

[6] Edwards DP, Mulkern E, Raja AN, Barker P. Trans-axillary first rib excision for thoracic outlet syndrome. J R Coll Surg Edinb. 1999;44(6):362–365

[7] Juvonen T, Satta J, Laitala P, Luukkonen K, Nissinen J. Anomalies at the thoracic outlet are frequent in the general population. Am J Surg.1995; 170(1):33–37

[8] Wilbourn AJ. The thoracic outlet syndrome is overdiagnosed. Arch Neurol. 1990; 47(3):328–330

[9] Sheth RN, Campbell JN. Surgical treatment of thoracic outlet syndrome: a randomized trial comparing two operations. J Neurosurg Spine. 2005; 3(5):355–363

[10] Lindgren KA. Conservative treatment of thoracic outlet syndrome: a 2-year follow-up. Arch Phys Med Rehabil. 1997; 78(4):373–378

[11] Jordan SE, Ahn SS, Freischlag JA, Gelabert HA, Machleder HI. Selective botulinum chemodenervation of the scalene muscles for treatment of neurogenic thoracic outlet syndrome. Ann Vasc Surg. 2000; 14(4): 365–369

[12] Bhattacharya V, Hansrani M, Wyatt MG,

Lambert D, Jones NAG. Outcome following surgery for thoracic outlet syndrome. Eur J Vasc Endovasc Surg. 2003; 26(2):170–175

[13] Landry GJ, Moneta GL, Taylor LM, Jr, Edwards JM, Porter JM. Long-term functional outcome of neurogenic thoracic outlet syndrome in surgically and conservatively treated patients. J Vasc Surg. 2001; 33(2):312–317, discussion 317–319

[14] Martens V, Bugden C. Thoracic outlet syndrome: a review of 67 cases. Can J Surg. 1980; 23(4):357–358

[15] Redenbach DM, Nelems B. A comparative study of structures comprising the thoracic outlet in 250 human cadavers and 72 surgical cases of thoracic outlet syndrome. Eur J Cardiothorac Surg. 1998;13(4):353–360

[16] Sällström J, Gjöres JE. Surgical treatment of the thoracic outlet syndrome. Acta Chir Scand. 1983; 149(6):555–560

16 创伤性臂丛神经损伤：
临床表现、评估与手术修复时机

作者 Mario G. Siqueira，Roberto S. Martins
译者 陶本章 王俊文

摘要

成人创伤性臂丛神经损伤是灾难性的，常见于青年男性摩托车事故伤。

本章我们将讨论术前评估的基本内容，这些评估对于患者的诊断和最终手术适应证的选择是很有必要的。

本章内容从临床表现开始（损伤的类型和机制、损伤和疼痛的部位），再介绍患者的评估（体格检查、影像学和电生理检查），最后讨论手术修复的指征和时机，我们将大致涵盖这类创伤性疾病最重要的术前表现。

本章将为读者提供创伤性臂丛损伤临床管理的基本知识，为是否手术提供决策依据。

16.1 简介

成人创伤后臂丛神经麻痹是相当常见的一种损伤，可严重影响肌力。创伤性臂丛神经损伤（TIBP）患者常表现为上肢运动功能和感觉消失，常伴有失用性神经痛。每年发生此类损伤的具体数字难以确定。北美一项针对三级创伤机构 4 538 名多发伤患者的研究发现，1.2% 的患者存在臂丛神经损伤[1]。美国国家创伤数据库 2015 年年报[2] 显示，共 356 522 人遭受中至重度创伤（创伤严重程度评分 9~24 分），若我们按照这些创伤患者中臂丛神经损伤

发生率为 1.2% 进行估计，美国每年发生臂丛神经损伤的人数约为 4 000 人。另一项调查[3] 显示英国每年发生 450~500 例闭合性锁骨上损伤。尽管臂丛神经损伤发生率缺少准确的数字，但随着高速机动车事故的增长，尤其是摩托车事故的不断增长，其发生率必然也呈上升趋势。近几十年来，周围神经外科技术的发展使得臂丛神经损伤的治疗效果得到极大改善。目前，现代外科技术可帮助许多病例恢复肢体有用功能，甚至是完全瘫痪的肢体。然而，尽管已取得了显著进展，成人创伤性臂丛神经损伤的外科治疗效果仍不够理想。

16.2 损伤类型和机制

典型的臂丛神经损伤见于摩托车事故中的青年男性，尽管头盔可在很多情况下挽救其生命，但当其撞击地面时，头盔对于避免臂丛神经损伤是无效的。

损伤的程度取决于受力能量的大小和受力相对于肩部、上肢的方向。低能量损伤（如跌倒时肩部着地）多为可逆性损伤（牵拉伤），而高能量损伤（如摩托车事故）多导致严重损伤（断裂和撕脱伤）。

闭合性损伤导致牵拉 / 挫伤是最为常见的 TIBP 损伤类型（73%）[4]。绝大多数闭合性 TIBP 与大功率发动机的机动车

事故相关，主要是摩托车事故（79%）[5]。闭合性 TIBP 通常与牵拉机制有关，这里的牵拉是由于上肢和肩部受到强大的背离颈部或躯干方向的外力而导致的。肩部和上肢突然受到向尾侧的牵拉通常先损伤臂丛上根（C5、C6、C7），受到向头侧的牵拉通常主要损伤下根（C8 和 T1）。当巨大的动能被转化时，所有臂丛神经根都有可能受到损伤，导致连枷上肢（类似于连枷臂综合征表现）。冲击力首先作用于脊柱到上肢之间走行较直的结构（C8、T1 和由它们组成的下干）。从颈椎固定点到手臂和肩部固定点之间最长解剖距离的结构（C5、C6 和由它们组成的上干）承受最后的冲击。C7 神经根和它延续而来的中干承受冲击在二者之间。因此，臂丛下方结构的损伤（如神经根撕脱伤）往往比邻近部位的损伤更为严重。应注意的是，即便是同一患者，臂丛的不同结构，损伤的严重程度也可不同。

开放性 TIBP 相对少见（27%）[4]，可见于切割伤或枪伤。臂丛切割伤可由锐器（刀或玻璃）或钝器（汽车的金属碎片、风扇或发动机叶片、动物咬伤或肩部开放性骨折）造成臂丛部分（最为常见）或全部离断而导致。臂丛切割伤常合并血管损伤。枪伤导致的贯通伤也常合并血管损伤。手枪导致的低速火器伤常导致连续性损伤，但也可导致臂丛结构的切割伤。损伤相关的作用力是可变的，取决于武器的口径、子弹的速度和射入的角度。低速的破碎弹片导致的火器伤是由于神经受到弹片的直接冲击而导致，因此其所导致的臂丛

损伤相对较轻。高速枪伤对神经结构的损伤主要有三方面的机制：直接冲击（少见）、冲击波效应和空穴效应，后二者可引发神经的压迫和牵拉[6]。此类创伤更为严重，且常无法自然恢复。

Narakas[7] 总结了他 18 年来收治的 1 068 例患者的经验，提出了臂丛神经损伤的流行病学规律，称为"7 个 70 法则"：约 70% 为机动车交通事故伤；这些交通事故中，约 70% 为摩托车或自行车事故；摩托车或自行车骑手中，约 70% 存在多发伤；约 70% 为锁骨上损伤；锁骨上损伤中，约 70% 存在 1 个或以上神经根撕脱伤；约 70% 神经撕脱伤累及下方神经根水平（C7、C8、T1）；约 70% 撕脱伤后期发展为慢性疼痛。

16.3 损伤部位

成人创伤性臂丛神经损伤可为锁骨上段损伤或锁骨下段损伤。锁骨上段损伤（72%）[4] 累及脊神经和臂丛主干。将这些损伤按照与背根神经节的关系可细分为节前损伤和节后损伤，这一分类对预后评估和治疗方案的制订具有一定意义。节前神经损伤本质上导致的是神经根的永久性损伤，无法直接修复；而节后神经是由可再生的远端轴突组成的，因此节后损伤是可修复的。以下征象或体征提示节前神经损伤[8]：①锁骨上区域 Tinel 征缺失（脊神经近端残端缺失）；②Horner 综合征（交感神经节损伤 / T1 水平）；③极近端臂丛神经的损伤，如肩胛背神经（菱形肌萎缩）、胸长神经（翼状肩胛）、膈神经（同侧膈

半膈肌麻痹）；④颈椎椎旁肌无力或失神经支配（肌电图检查可见），颈后部感觉缺失（颈神经根背支损伤）；⑤影像学检查见假性脊膜膨出（神经根袖撕裂愈合后形成的硬脊膜憩室发展而来）；⑥感觉缺失区的感觉神经活动电位完整（由于感觉神经细胞位于背根神经节，感觉神经轴突未发生沃勒变性）；⑦感觉缺失的肢体剧烈疼痛。节前、节后损伤可能同时存在，除手术探查外难以明确病变的全部范围。锁骨下损伤（28%）[4]常发生于束支和终末支水平。约10%患者锁骨上/下损伤可能合并存在。

运动神经功能障碍可根据损伤累及不同神经根来区分（表16.1），但损伤的类型通常依损伤的水平决定[9]。锁骨上损伤可导致4种损伤类型：①上臂型（C5、C6神经根，上干），导致肩部外展和肘部屈曲不能，合并肩部、臂外侧和拇指感觉缺失；②扩大上臂型（C5、C6、C7神经根，上干和中干），除与前一种类型相同的肩肘运动障碍外，还表现为肘部伸展不能，偶见腕部伸展不能（变异的C8也可支配腕伸肌）；③上臂下段型（C8、T1神经根，下干），患者肩、肘关节力量尚可，但出现手功能

丧失，至少伴有无名指和小指的麻木；④全臂型（C5~T1神经根，上、中、下干），患者表现为整个上肢的完全瘫，通常称之为"连枷臂"。锁骨下损伤也可导致3种损伤类型：①外侧束/肌皮神经损伤，导致肘关节屈曲不能；②内侧束/正中神经和尺神经损伤，导致指屈无力和手部固有功能缺失；③后束/腋神经和桡神经损伤，患者丧失肩部外展功能（部分），以及肘、腕关节伸展功能。

感觉检查在定位病变部位时也很重要，因为深感觉可能是无运动功能或其他感觉功能神经连续性的唯一指征。当检查人员在指甲根部施加压力，并将患者的手指向外牵拉时，任何灼伤感的存在都表明测试神经是连续的。拇指与C6神经根有关，中指与C7有关，小指与C8有关。

16.4 疼痛

在臂丛神经损伤的成年患者中，疼痛的发生率高达80%[10]。通常情况下，疼痛可以通过药物合理控制并在数月内消退。当疼痛剧烈且出现较早时，应诊断为感觉分离和可能的根性撕脱。这种严重的神经性疼痛对传统疗法反应不佳，有2个

表 16.1 神经根相关的运动功能

神经根	运动功能
C5	肩关节外展、伸展和外旋，部分曲肘
C6	肘关节屈曲，前臂旋前、旋后、部分伸腕
C7	不伴有特定肌肉群全瘫的肢体末端功能丧失，伸肘，辅助背阔肌运动
C8	伸指，屈指，屈腕，手内在肌的功能
T1	手内在肌的功能

不同的特点：持续的烧灼疼痛背景和周期性的剧烈发作性放射痛。相当多的根性撕脱伤和严重的疼痛类型患者需要采取脊髓背根入髓区电凝毁损术处理。

16.5 臂丛功能的评估与诊断

臂丛功能评估的目的是尽可能准确地确定病变的位置和程度。根据评估得出的信息，通常可以决定患者应选择早期手术还是进一步观察。应进行体检、电生理和影像学评估。无论临床表现如何，所有在损伤后30 d仍未显示恢复迹象的臂丛创伤性麻痹患者都应接受额外的检查，包括电生理诊断测试和影像学评估，以便做出需否手术的决定。

16.5.1 体格检查

应尽早对患者进行评估，但这通常是不可能的，因为就诊延迟或在许多情况下，臂丛病变只是多发伤的一部分，在治疗危及生命的损伤时，功能缺陷有可能被忽略或评估被推迟[11]。应遵循标准的创伤救治流程。头部、头盔或肩膀的擦伤提示锁骨上段可能损伤，而Horner综合征（上睑下垂、眼球内陷和瞳孔缩小）则提示神经丛下部损伤，T1水平交感神经节损伤。脉搏减弱或消失表明血管损伤。早期患者的损伤后神经系统状态允许神经外科医生在随后的临床评估中确定神经系统的演变。损伤机制和相关合并损伤的详细信息对病变定位和制定治疗计划至关重要。关于疼痛类型和严重程度的信息也很重要，应予以记录。考虑到相关脊柱和脊髓损伤的可能性，

应进行彻底的神经系统检查。应记录上肢的主动和被动运动范围，以及是否存在反射。根据医学研究委员会系统评分表，从0级到5级，评估和记录与伤肢臂丛相关的每一块肌肉的运动能力。做运动检查时，谨记多数人的肌肉由多个有髓节段的神经支配。受影响肢体的敏感性也被评估和记录。对一些关键感觉区的检查可提供有关受影响神经根的精确信息（表16.2）。重要的是要注意什么是真正的感觉丧失，什么是患者感觉到的感觉改变。皮肤干燥是出汗运动功能丧失的迹象。当检查人员沿着受影响的神经丛元件拍打时，若产生一种枪击放电样感觉（Tinel征），则表明离脊髓较远的部位有损伤。随着时间的推移，如果Tinel征的位置沿着手臂向下移动到手的位置，则表明损伤正在自我修复。

这些临床评估允许对神经丛完全或部分受损的患者进行诊断。然而，重要的是，这种分级不是静态的，在大多数情况下，臂丛损伤是完全和不完全损伤因素的混合。临床病例应进行重复（每月）的随访检查。

16.5.2 影像学检查

颈部和肩部的普通X线片可显示第

表 16.2　**主要感觉区域**

神经根	主要感觉区域
C5	三角肌区皮肤
C6	拇指和食指
C7	中指
C8	尺侧两指，主要是小指
T1	手臂内侧

一和第二肋骨骨折、锁骨骨折、颈椎横突骨折、肩胛骨骨折以及枪伤造成的与臂丛损伤相关的弹片。吸气相和呼气相胸部X线片可以证实是否存在一侧膈肌抬高和不动，提示膈神经损伤和可能的C5近端损伤（图16.1）。计算机断层扫描脊髓造影（CTM）报告神经根状态（存在、中断或缺失）和伪脑膜膨出形成的准确度超过90%[12,13]，尤其是结合临床检查数据，（图16.2）。为了证明这些憩室是由充满鞘内造影剂的撕裂神经套愈合引起的，检查应在损伤后至少1个月进行，以留出时间待其形成，并等待神经根区域的水肿和血凝块得以消除。尽管这些伪脑膜膨出具有

高度的提示性，但不能提供细根撕脱的证据，这种检查显示假阳性和假阴性的结果发生率为5%~10%。CTM的缺点是仅能显示近端病变（直到椎间孔）（图16.3）及其有创性。虽然CTM仍然被一些学者认为是研究神经根病变的"金标准"，但是检查无创性和整个臂丛细节图像清晰是MRI日益流行的原因。利用稳态采集的快速成像、磁共振神经造影和高场3T磁共振成像等技术，可以清晰显示神经根撕脱，媲美CTM的诊断精度[13,14]。除了可以无创地显示神经根撕脱外，在T2加权像上可以很容易地显示脑脊液在假脑膜膨出的地方富集（图16.4）。在T2加权像中，MRI

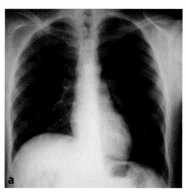
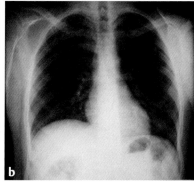

图16.1 吸气相（a）和呼气相（b）胸部X线片显示右半膈肌抬高和不动，提示膈神经损伤

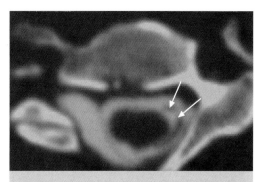

图16.2 颈部CTM轴位图像显示右侧腹、背根完全撕裂，形成伪脑膜膨出。注意左侧的正常神经根（箭头）

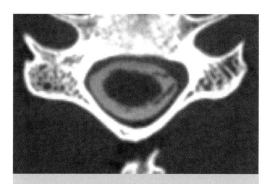

图16.3 颈部CTM的轴位图像显示右腹侧和背侧神经根完全撕裂

还可以显示脊髓水肿（神经根撕脱的间接迹象）、节后病变，如损伤后纤维化和神经瘤，以及相关炎症或水肿（图16.5）。虽然磁共振成像可能会成为评估臂丛神经损伤最重要的方法，但假阳性的可能性仍然是该技术的缺点之一。据报道，TBPI中合并大血管损伤的概率高达23%锁骨下病变中发生率更高，通常累及锁骨下动脉和静脉或腋动脉。如果怀疑有动脉损伤，应进行常规血管造影、CT血管造影或磁共振血管造影。由于可能出现早期血管损伤和后期假性动脉瘤的形成，因此在枪击伤的情况下，应进行血管造影。

16.5.3 电生理诊断研究

术前电生理诊断通常包括神经传导研究和针刺肌电图检查。除了前面提到的神经传导速度分析在诊断节前病变中的重要性外，这些评估对于研究神经失用损伤也很有用。受损的运动轴突持续数天产生动作电位，但随着沃勒变性的进行，这种能力消失。如果在这段时间后远端运动传导呈阳性，即使相关肌肉仍处于瘫痪状态，

损伤也可能是传导阻滞（神经麻痹）。肌电图可以确定损伤的分布和程度，可以评估难以临床测试的肌肉，并可以量化去神经的程度。由于沃勒变性，神经损伤后3~4周[15]才能可靠地显示去神经支配的肌电信号（多相、纤颤、正锐波），因此，不应过早进行检查。肌电图检查的另一个重要用途是对损伤进行一系列评估，以寻找神经再支配的迹象，这些迹象在可检测到的自发性肌肉收缩开始前几周即出现。

16.6 手术适应证

直到20世纪60年代，大多数臂丛病变都选择保守治疗。对患者进行超过12~18个月的功能恢复监测，在此之后，任何残余缺陷均被认为永久性缺陷。当决定手术治疗（不常见）时，当时常用的技术有肩融合、肘融合、手腕和手指肌腱固定以及经肱骨截肢。20世纪60年代末，随着手术显微镜的引入，手术效果得到了改善，臂丛手术增多。

对于多发伤患者，目前的最初治疗计划是针对相关的危及生命的情况，包括头

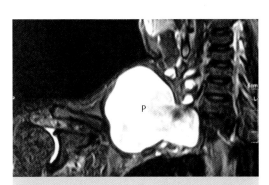

图16.4 冠状位磁共振T2加权像显示与臂丛下根相关的巨大假性脑膜膨出（P）

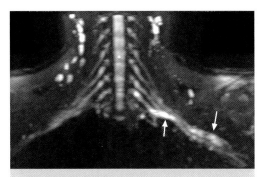

图16.5 MRI（扩散序列）显示下干和脊髓连续性的节后病变（箭头）

部、脊柱、胸部和血管损伤。臂丛病变的外科治疗需要取决于初步再生的程度：大约 2/3 的病例会在第一个月内自行恢复。手术应在没有临床实质性自发性恢复或电生理恢复证据的情况下进行，也可在自发性恢复不可能的情况下进行。在可变观察期，应提供物理治疗，以防止挛缩和加强功能肌肉。几乎所有没有明显自发恢复的患者都可以从臂丛的显微外科重建中获益，但确实存在一些手术禁忌证：关节挛缩、晚期转诊、高龄、合并其他损伤或疾病、缺乏坚持长期康复训练耐心的患者，以及缺乏对手术目的理解的患者。

16.7 手术时机

为了在创伤性臂丛神经损伤的外科治疗中取得良好的效果，手术时机的选择至关重要。手术过晚时，失去神经支配的肌肉将经历去神经萎缩的过程并难以从神经再生中恢复。另一方面，过早手术可能会干扰自我修复的过程。

仅在急性开放性损伤时才对臂丛进行即刻或早期（损伤后 3~4 周）的探查和修复。约 1/3 的臂丛撕裂伤患者因怀疑或血管造影证实合并血管损伤而接受急诊手术探查，神经外科医生应参与这一紧急手术，首先评估神经损伤，其次指导血管外科医生解剖与臂丛神经关系密切的血管。如果只有部分神经丛被锐性切断，没有残端挫伤，应立即修复。如果受伤部位出现任何挫伤迹象，应将其固定在邻近筋膜上，以减少收缩，并在 3~4 周后重新探查。这个时间段允许更好地识别神经残端的损伤

区。早期干预也适用于神经功能缺损加重的病例，这可能与血肿、动静脉瘘或假性动脉瘤引起的进行性疼痛有关。

Kline[16] 在其大宗手术病例中观察到，在臂丛闭合性牵扯 / 挫伤中，约 40% 的 C5~C6 损伤和 15% 的 C5~C7 损伤在 3~4 个月内自行修复。尽管牵拉损伤的手术时间有争议，但根据 Kline 的观察，在损伤后 4~6 个月内对这些损伤进行手术似乎是合理的。在此期间，在不可逆的运动终板退变发生之前，可发生自行修复，轴突再生可到达靶肌。然而，在同一时程，只有 5% 的 C5~T1（连枷臂）损伤有功能恢复，这一发现鼓励早期探索和修复闭合性完全损伤，特别是当检测到多节段节前病变时。一般情况下，损伤后 3 个月对完全损伤进行探查和修复。低速枪伤通常在 3~4 个月后进行治疗，就像牵扯 / 挫伤的情况一样，因为这些损伤中的大多数都有神经麻痹成分。另一方面，高速枪伤通常合并显著的软组织损伤，有时也合并血管损伤，因此需要早期进行手术探查。

16.8 治疗

创伤性臂丛损伤的外科治疗基于对损伤类型、重建可能性和外科医生个人理念的综合分析，将在下一章中详细讨论。

参考文献

[1] Midha R. Epidemiology of brachial plexus injuries in a multitrauma population. Neurosurgery. 1997; 40(6):1182–1188, discussion 1188–1189

[2] American College of Surgeons. National Trauma

Data Bank Annual Report. Chicago, IL; 2015

[3] Goldie BS, Coates CJ. Brachial plexus injury: a survey of incidence and referral pattern. J Hand Surg [Br]. 1992; 17(1):86–88

[4] Kim DH, Cho Y-J, Tiel RL, Kline DG. Outcomes of surgery in 1019 brachial plexus lesions treated at Louisiana State University Health Sciences Center. J Neurosurg. 2003; 98(5):1005–1016

[5] Faglioni W, Jr, Siqueira MG, Martins RS, Heise CO, Foroni L. The epidemiology of adult traumatic brachial plexus lesions in a large metropolis. Acta Neurochir (Wien). 2014; 156(5):1025–1028

[6] Samardzic MM, Rasulic LG, Grujicic DM. Gunshot injuries to the brachial plexus. J Trauma. 1997; 43(4):645–649

[7] Narakas AO. The treatment of brachial plexus injuries. Int Orthop. 1985; 9(1):29–36

[8] Songcharoen P, Shin AY. Brachial plexus injury: acute diagnosis and treatment. In: Berger RA, Weiss AP, eds. Hand Surgery. Philadelphia, PA: Lippincott Williams & Wilkins; 2003:1005–1025

[9] Spinner RJ, Shin AY, Hébert-Blouin M, et al. Traumatic brachial plexus injury. In: Wolfe SW, Hotchkiss RN, Pederson WC, eds. Green's Operative Hand Surgery. 6th ed. Philadelphia, PA: Churchill Livingstone Elsevier; 2010:1235–

1292

[10] Bruxelle J, Travers V, Thiebaut JB. Occurrence and treatment of pain after brachial plexus injury. Clin Orthop Relat Res. 1988(237):87–95

[11] McGillicuddy JE. Surgical anatomy and management of brachial plexus injury. In: Tindall GT, Cooper PR, Barrow DL, eds. The Practice of Neurosurgery. Vol. 3. Baltimore, MD: Williams & Wilkins 1996:2859–2877

[12] Amrami KK, Port JD. Imaging the brachial plexus. Hand Clin. 2005; 21 (1):25–37

[13] Doi K, Otsuka K, Okamoto Y, Fujii H, Hattori Y, Baliarsing AS. Cervical nerve root avulsion in brachial plexus injuries: magnetic resonance imaging classification and comparison with myelography and computerized tomography myelography. J Neurosurg. 2002; 96(3) Suppl:277–284

[14] Nakamura T, Yabe Y, Horiuchi Y, Takayama S. Magnetic resonance myelography in brachial plexus injury. J Bone Joint Surg Br. 1997; 79 (5):764–769

[15] Warren J, Gutmann L, Figueroa AF, Jr, Bloor BM. Electromyographic changes of brachial plexus root avulsions. J Neurosurg. 1969; 31(2):137–140

[16] Kline DG. Timing for brachial plexus injury: a personal experience. Neurosurg Clin N Am. 2009; 20(1):24–26, v

17 创伤性臂丛神经损伤：手术技术和策略

作者　Debora Garozzo
译者　黄逸民　王俊文

摘要

大多数臂丛神经损伤无法自行恢复，需要手术治疗。诊断评估基于区分节前和节后神经损伤，这是正确决定手术治疗的先决条件。众所周知，臂丛神经微重建的时机对于确定手术结果至关重要，特别是存在根部撕脱时。尽管近年来影像技术取得了显著进步，彻底的手术探查仍然具有其实用性，因为修复策略最终还是取决于臂丛损伤的总体范围和严重程度。直至20世纪90年代初，臂丛神经手术主要基于解剖移植重建，但不幸的是，该重建手术包含了技术本身固有的不可忽略的失败率，并且不适用于撕裂伤。近几十年来，在 Oberlin 创造性地开启了臂丛神经重建的新时代之后,由于神经移位的大量引入,该外科亚专业重新引起了学者的兴趣：这些新技术显著改进了其手术效果。然而，目前仍没有指南指导不同损伤模式的最佳修复策略，这意味着外科医生仍需根据他们的经验和文化背景决定采用哪种技术。

17.1 臂丛神经损伤修复策略的主要原则

17.1.1 神经再支配优先

必须说明的是，全臂丛损伤后上肢功能不可能完全恢复，重建方案需遵循优先权，通常把肘关节屈曲和肩关节功能（稳定、外展和外旋）作为主要的神经再支配术目标，而肘部伸展和手部保护性敏感性的恢复还有争议[1]。尽管有些亚洲外科医生发表了一些有希望的报道[2]，但上肢远端及末端的神经功能重建仍然无法完全实现。然而，必须强调的是，即使在最好的情况下，最终也只能恢复基本功能，与正常手的灵活性依旧无法比拟。

17.1.2 手术入路

臂丛神经探查一直被认为是必须的，直到最近一些外科医生开始质疑其有效性，原因是成像技术的显著进展和神经移位术已大多取代移植重建术[3,4]。尤其是在部分损伤的情况下，远端神经植入以恢复功能可能是唯一的修复策略，因此对神经根部损伤的范围和严重程度的评估不再是一个主要问题。然而，我们的观点是，手术探查仍然保留其价值，我们经常进行手术探查。我们还认为，无论神经移位术的整体效果如何，解剖移植重建仍然有其优点，不应该被完全放弃。

臂丛探查可通过2种基本入路：后路和前路。尽管最早较流行后入路，但其手术适应证有限。现在基本采用前入路为探查入路。

17.2 修复策略

为了选择可获得最佳功能恢复的策略，必须首先明确评估神经丛所受的损伤类型，因此，每个步骤都需根据手术探查发现而个体化设计重建方案。由于至今没有指南可供参考，外科医生还是主要依靠个人知识和专业经验。

手术方法基本上意味着 2 种选择：移植重建和神经植入。移植重建术可以用于神经根与脊髓仍然保持连续时，例如在完全神经破裂或严重的拉伸损伤导致神经瘤形成的情况下[1,5-7]。通常使用腓肠神经（在完全受伤的情况下，桡神经感觉支、内侧皮神经，甚至尺神经都可以使用）用于制备电缆式移植物，以桥接神经的 2 个功能保留的残端。

对于撕脱性损伤，移植重建显然不适合，而神经植入（也称神经移位）就成了可行的选择[8-22]。神经植入技术背后的主要概念是，仍然与脊髓连续的神经（"供体"）的近端残端被接纳到被认为应优先恢复的神经远端残端（"受体"）。一般来说，供体神经功能的效用较小或者其支配功能可由另外的肌肉代偿。供体和受体神经的选择应尽量紧密接近，从而避免需要插入神经移植物或至少尽可能减少其长度。神经植入有 3 种模式：神经丛—神经丛植入、外部神经植入、远端神经植入。

神经丛—神经丛植入术中，神经根在从椎间孔中穿出后撕裂[3,5]。最常见的情况是其他神经根可能被撕裂而 C5 神经根保留着与脊髓的联系：从 C5 近端残端，插入移植物桥接到上干前支以恢复二头肌

收缩功能。在外部神经植入术中，供体神经不来源于神经丛。表 17.1 列举了最常用的供体神经来源及其最合适的对应受体神经。

法国外科医生 Christophe Oberlin 创造性地发明了远端神经再支配术，被认为是臂丛神经手术中的创新性革命：依赖直接刺激从正常神经中选择神经束，分离，切断并与受体神经的远端干接合[14]。表 17.2 说明了被归为远端神经再支配术的最常用技术[15-21]。

根据受伤类型决定修复策略

在上臂丛神经损伤中，手术旨在重新恢复肩部肌肉（棘肌和三角肌）和肱二头肌的神经支配。外科医生通常依靠副神经脊髓支进行肩胛上神经移位以恢复棘肌；肱二头肌通过 Oberlin 移位术或其改良重建神经支配三角肌通过 Somsak 手术恢复，肱二头肌的替代选择是使用胸肌肌皮神经移位重建和锁骨下或胸背神经移位到腋神经移位恢复三角肌神经支配[13-18]。如果存在可用的近端神经根时，有些外科医生倾向于将上干的移植物重建与神经移位结合，并声称预后更好还能够恢复胸肌和手内侧的触觉敏感性。

一般来说，3 个臂丛上部根部神经的同时撕裂比较罕见。如果出现这种情况，修复策略可以包括用于棘肌的副神经有髓支到肩胛上神经移位的副神经、Oberlin 恢复肱二头肌的方法，以及肋间神经移位到胸长神经以功能上恢复前锯肌（从而提供更稳定的肩部）或是移位到腋神经重新

表 17.1 臂丛神经修复术最常用的外来供体神经

供体神经	历史背景	受体神经	优点	缺点	备注	术者的经验体会
脊髓副神经（XI）	1913 年 Tuttle 在美国首次提到，1963 年由 Kotani 在日本广泛推广	肩胛上神经（SS）/肌皮神经（MC）	肩胛上神经最好的供体	需要在副神经和肌皮神经接插入移植物	副神经—肩胛上神经桥接可通过前路或后路进行；根据一些作者的说法，后者结果更好，因为它更靠近目标—肩胛上神经并更容易对肩胛功能肌肉减压	前路方案常规于重新支配棘肌。后路方案仅在前路探查发现肩胛上神经远端断裂而无法实施副神经—肩胛上神经直接移位时使用
膈神经	20 世纪 80 年代由中国的 Gu 等提出	主要用于恢复二头肌功能	有效	3 岁以下儿童禁用，易导致呼吸道感染，胸廓畸形等并发症。缺少针对老年患者的随后呼吸功能评估的随访研究	膈神经可以通过从锁骨上区域分离获得，也可以通过胸腔镜辅助操作获得	3 岁以上患者不必要担心发生呼吸系统并发症
胸神经	由 Kline 在美国广泛推广	主要用于恢复二头肌功能	有效	胸肌去神经化导致排除了后续肌肉转接的可能性	其他肌肉功能不受协同支持的影响	很少使用，完全的去神经化明显改变外观
胸背神经	20 世纪 20 年代后期由 Foester 推出	腋神经，肌皮神经	有效	背阔肌去神经化导致排除了后续肌肉转接的可能性	其他肌肉功能不受协同支持的影响	常规应用于 Somsak 操作桥接腋神经
肩胛下神经	20 世纪 20 年代后期由 Foester 推出后由 Steindler 于 20 世纪 40 年代在美国广泛推广	腋神经，肌皮神经	有效	无	同上	同上

表 17.1（续）

供体神经	历史背景	受体神经	优点	缺点	备注	术者的经验体会
助间神经	最初由 Casserini 在意大利用于尝试恢复截瘫患者的运动功能，后来由日本学者 Kotani、Hara 和 Tsuyama 推广	主要是肌皮神经，其他受体：桡神经、腋神经、胸长神经	有效	多发助骨骨折、颈髓损伤或布朗一塞卡损伤患者不可使用	神经再支配的肌肉最初由呼吸运动引发和同步运动，自主化的运动恢复需要 1 年左右	主要用于完全性损伤（见正文中）
健侧 C7 神经（cC7）	20 世纪 80 年代末由 Gu 在上海提出。后来由 Xu Lei 和 Wang Shu Feng 改进为"有椎前路"的手术，根据不同的手术方式，外科医生可以收获整个 cC7 或中干的 2 个分区之一（前部或后部）	主要用于手部功能的恢复	有效，基于供体神经轴突数量多	虽然获取 cC7 段神经大多比较安全，但偶尔会导致伸肌缺陷。不过亚洲外科医生也报道了后期功能康复的可能性，可能伴随永久性供体侧手部绕侧疼痛和感觉异常	恢复神经再支配肢体的自主化供体肢体同步运动可能需要 5 年以上并且效果不能保证	如果符合以下标准，则多用于发性撕脱病变：患者年龄小于 30 岁，身材苗条，无严重颅脑损伤，创伤后 6 个月内进行手术对于恢复上干撕脱或下干神经根撕脱的情况可以用此办法用于恢复上干区域的神经再支配神经根部撕脱的神经再支配以尝试恢复手部功能配以 cC7 段的分离始终在术中电生理检测中进行，以避免可能对供体肢体造成损害。主要借鉴 Gu 医生之经验

表 17.2　最常用的远端神经移植术

相关技术及其历史背景	供体神经束	受体神经	优点	缺点	备注	作者经验
尺神经移位肌皮神经术：由 Oberlin 在 20 世纪 90 年代初开创，一般称为 "Oberlin 移位"	来自尺神经的尺侧腕屈肌的分支	肌皮神经的肌肉分支	即使在上根部撕脱也有可能恢复良好的肱二头肌功能	只恢复肱二头肌再支配	甚至可以在晚期转诊案例中成功使用	我们开始根据原始描述应用这个肌皮神经转移，后来我们习惯整个肌皮神经作为受体，偶尔选择正中神经作为供体
双神经移植术：由 Oberlin 于 2004 年引入的上述方法的改进技术，主要由 Mc Kinnon 推广	来自尺神经的尺侧腕屈肌的分支和用于旋前肌的正中神经分支	尺神经的尺侧腕屈肌被衔接到肌皮神经的肌肉分支，而来自正中神经的神经束被衔接到肱肌	肱二头肌和肱肌神经再支配，增加手部时关节屈伸强度	可能出现手部并发症	可用于晚期转诊病例	无
内侧索到肌皮神经锁骨下移位：由 Ferraresi 和 Garozzo 在意大利开创	来自肉侧索的旋前圆肌或腕屈肌的分支	分离的整个肌皮神经	同时对肱肌和肱二头肌进行有效的神经再支配	在侧臂的解剖学变异的情况下不可用	尽管神经再支配时间比 Oberlin 移位术要长几个月，但并不影响结果	在开发这种 Oberlin 移位术的改良术式后，我们常规使用，并认为它是最好的选择
肱肌分支移位到正中神经：由 Accoli 开创，并由 Palazzi 在西班牙改良并推广	肌皮神经的肱肌分支	正中神经的骨间前神经（AIN）和指浅屈肌（FDS）的分支	手指屈肌的有效神经再支配	肱肌的去神经支配	AIN 和 FDS 的神经束位于正中神经的后部 可以在手术中添加使用前臂外侧皮神经以改善正中神经支配区域的敏感性	经验有限但目前病例手术效果较好

表 17.2（续）

相关技术及其历史背景	供体神经束	受体神经	优点	缺点	备注	作者经验
肱三头肌到三角肌神经移位：一般称为 Somsak 手术。20 世纪 90 年代由 Leechavenvongs（Somsak 是他的名）在泰国推出，Mckinnon 在美国，Bertelli 在巴西推广并改良	使用肱三头肌长头的神经分支 在 Mckinnon 改良术中，使用内侧头的分支	腋神经	有效的三角肌神经再支配	手术后数周/月内肱三头肌强度降低，不适用于肱三头肌虚弱的情况	通常经后入路进行手术，Bertelli 改良法通过腋窝水平的前入路进行	经验有限，结果不如文献报道

支配三角肌。如果 C7 损伤合并手腕下垂的症状，肌腱移位通常被认为是标准选择，但最近已经提倡远端神经移位（例如正中神经到骨间后神经移位）[21]。C7、C8、T1 臂丛神经损伤时，肌肉移位是过去的选择，现在，神经移位（例如肌皮神经肱肌肌支移位到正中神经以恢复手指屈曲，

图 17.1）是众多外科医生的首选方案[19~22]。

在完全麻痹情况下，无论连枷臂的临床表现如何，都可以分为 4 种不同的情况[6]。约 20% 的创伤后即刻完全性麻痹患者的部分手部屈肌会在接下来的几周内自发恢复：根据我们的经验，当手腕和手指在初始瘫痪后屈肌评分为 M3/M3+ 时，可以考

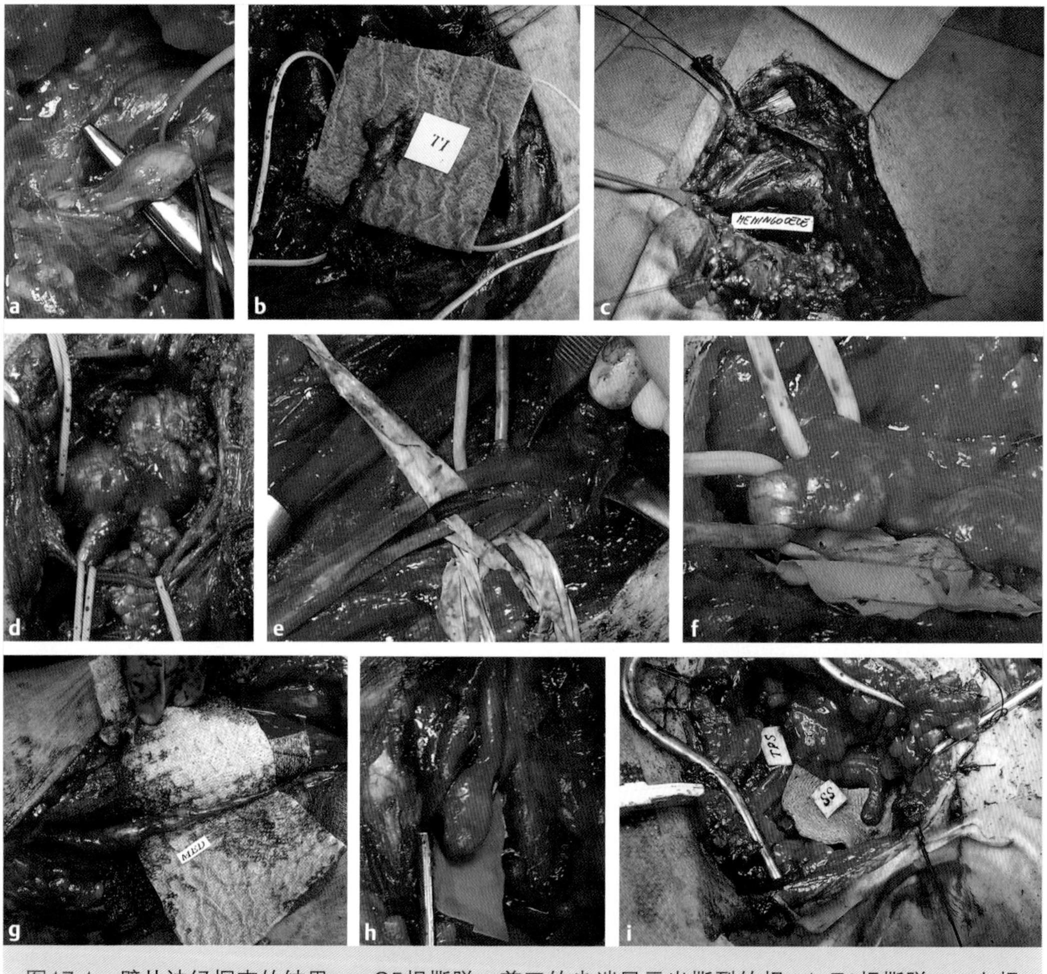

图17.1　臂丛神经探查的结果。a.C5根撕脱，剪刀的尖端显示出撕裂的根。b.T1根撕脱。c.上根创伤后假膜膨出。d.上干庞大的神经瘤，注意在其远端分裂成上干的末端分支（肩胛上神经）。e.枪伤导致的与血管损伤相关侧索的连续性神经瘤（先前由血管外科医生修复），胸大肌的肱骨终端被分离以更好地控制手术区域。请注意，该患者存在一种解剖学变异，侧索的末端分支发生在近端臂的水平而不是锁骨下。f.正中神经延续部分的神经瘤，影响侧根和内侧根。g.锁骨下损伤相关的正中神经牵拉伤。h.腋神经进入四方孔处断裂形成的神经瘤。i.肩锁上水平的肩胛上神经断裂

虑采取与上文描述受伤类型类似的修复策略（例如副神经有髓支移位以恢复棘肌和锁骨下神经移位以恢复肱二头肌）。然而，必须清楚的是，这类损伤的预后较差，并且恢复效果不如单纯上神经丛损伤。

在超过50%的完全麻痹病例中，手术探查证实仍有可以使用的神经残根，通常为C5神经。针对肱二头肌的神经丛—神经丛移植和副神经有髓支到肩胛上神经移位恢复棘肌可重建肩部功能和肘关节屈曲功能。当2个神经干可用时，由于整个臂丛上干的重建，残端三角肌神经再支配。而在第二阶段，可以选择使用肋间神经移位到到肱三头肌。如果旨在使手部神经再支配，可以选择对侧C7和（或）游离股薄肌移位作为替代选择[2,22]。

在其余的情况下，如果发现臂丛的所有5个根都撕裂或者上部根与脊髓保留连续，则其近端残端的严重纤维化和瘢痕形成，以至于无法进行神经丛—神经丛重建。在这种情况下，手术技术通常采用神经丛外的神经移位，即副神经脊髓根和肋间神经移位。我们的策略是将副神经脊髓根与肩胛上神经移位以恢复棘肌功能，从T3~T6获取4个肋间神经。T3用于胸长神经，以利于前锯肌神经再支配，从而增强肩关节稳定性。T4~T6肋间神经的运动分支移位到肌皮神经，用于恢复肘关节屈曲功能，而将其相应区域的感觉神经移位至正中神经，从而恢复手部的敏感性。2个受体神经需从外侧索发出处分离并切断以供使用[15]。

必须注意的是，肋间神经移位并非

总是可行（我们发现约在5%的病例中不可行），即当患者出现严重的胸部创伤并伴有多处肋骨骨折和（或）颈椎损伤、Brown-Sequard综合征（由多次撕脱引起）时不可行肋间神经。这些病例可供选择的治疗方案非常局限，特别是在过去，许多外科医生会放弃肩关节神经重建，只关注恢复肱二头肌功能，使用副神经有髓支进行肌皮神经移植。在我们看来，应该放弃这种策略：如果不恢复肩关节稳定性（在这种情况下，完全去神经支配也排除了进行肩关节融合固定术的可能性），尽管实现了肱二头肌神经再支配，肘关节屈曲仍不太可能有效恢复。针对这些病例的选择之一是对侧C7及游离肌肉移位的协同使用，但这种手术方案明显存在其他功能限制（见表17.1）[2,23]。在锁骨下损伤中，手术主要集中在移植修复[3,5]。

17.3 神经再支配手术效果

臂丛神经显微重建的结果明显受到损伤严重程度及由此确定的修复策略的影响，但也受其他因素的影响[24,25]。手术的时机是决定手术效果的最重要因素。特别是在撕裂性损伤中，手术不应该被拖延：任何时间的拖延都只会促进去神经支配肌肉的退行性改变，从而危及术后神经再支配的功能有效性。已经有文献清楚地报道，结果最好是在受伤后3~6个月内进行的手术，而成功率在创伤后1年逐渐下降[1,5,7]。神经再支配通常被认为以每天1 mm的速度推进，因此，总体结果在术后1.5~2年内比较明显，术后 5 年观察到功能进一步改善的迹象。如今，即使在根部撕脱的情况下，上臂丛损伤的手术效果仍较好：90% 以上的病例恢复有效的肩部和肘部屈曲功能。甚至下臂丛神经损伤（尽管由于发病率低而病例较少）似乎在使用神经移位术后也呈现出较好的效果[6,21]。相反，对于完全麻痹的情况，我们必须承认这些患者实际上不能完全恢复上肢的有效功能，而且手术效果不佳。此外，约 60% 的患者能够恢复近端手臂的有效功能[6]。最后补充说明的是，当我们估计有其他可能进一步提高臂丛神经重建手术效果时或在神经修复手术结果不成功的情况下，姑息性手术仍然有可能改善功能结果。

参考文献

[1] Siqueira M, Malessy M. Lesiones traumaticas del plexo braquial:aspectos clinicos y quirurgicos. In: Socolovsky M., Siqueira M., Malessy, eds. Introduccion a la cirugia de los nervios perifericos. Buenos Aires. Ediciones Journal; 2013:121–136

[2] Wang SF, Li PC, Xue YH, Yiu HW, Li YC, Wang HH. Contralateral C7 nerve transfer with direct coaptation to restore lower trunk function after traumatic brachial plexus avulsion. J Bone Joint Surg Am. 2013;95(9):821–827, S1–S2

[3] Garg R, Merrell GA, Hillstrom HJ, Wolfe SW. Comparison of nerve transfers and nerve grafting for traumatic upper plexus palsy: a systematic review and analysis. J Bone Joint Surg Am. 2011; 93(9):819–829

[4] Heiner C, Kretschmer T. Adult brachial plexus injuries: surgical techniques and approaches. In: Mahapatra Ak, Midha R, Sinha S, eds. Surgery of Brachial Plexus. Delhi: Thieme; 2016:101–114

[5] Millesi H. Brachial plexus injury in adults. In: Gelbermann RH, ed. Operative Nerve Repair and Reconstruction. Philadelphia, PA:Lippincott; 1991:1285–1328

[6] Garozzo D, Basso E, Gasparotti R, et al. Brachial plexus injuries in adults: management and repair strategies in our experience. Results from the analysis of 428 supraclavicular palsies. J Neurol Neurophysiol. 2013; 5:180

[7] Narakas A. Neurotization in the treatment of brachial plexus injuries. In: Gelberman R, ed. Operative Nerve Repair and reconstruction. Philadelphia, PA: J.B. Lippincott Company; 1991:1329–1358

[8] Kotani PT, Matsuda H, Suzuki T. Trial surgical procedures of nerve transfer to avulsion injuries of plexus brachialis. Proceedings of the 12th Congress of the International Society of Orthopaedic Surgery and Traumatology. Excerpta Med. 1972:348–350

[9] Songcharoen P, Mahaisavariya B, Chotigavanich C. Spinal accessory neurotization for restoration of elbow flexion in avulsion injuries of the brachial plexus. J Hand Surg Am. 1996; 21(3):387–390

[10] Gu YD, Wu MM, Zhen YL, et al. Phrenic nerve transfer for brachial plexus motor neurotization. Microsurgery. 1989; 10(4):287–289

[11] Xu WD, Gu YD, Xu JG, Tan LJ. Full-length phrenic nerve transfer by means of video-assisted thoracic surgery in treating brachial plexus avulsion injury. Plast Reconstr Surg. 2002; 110(1):104–109, discussion 110–111

[12] Tsuyama N, Hara T. Intercostal nerve transfer in the treatment of brachial plexus injury of root avulsion type. In: Delchef J, de Marneffe

R, Vander Elst E, eds. Orthopaedic surgery and traumatology. International Congress Series No. 291. Amsterdam: Excerpta Medica;1973:351–353

[13] Samardzic M, Rasulic LG, Grujicic DM, Bacetic DT, Milicic BR. Nerve transfers using collateral branches of the brachial plexus as donors in patients with upper palsy–thirty years' experience. Acta Neurochir (Wien). 2011; 153(10):2009–2019, discussion 2019

[14] Oberlin C, Béal D, Leechavengvongs S, Salon A, Dauge MC, Sarcy JJ. Nerve transfer to biceps muscle using a part of ulnar nerve for C5-C6 avulsion of the brachial plexus: anatomical study and report of four cases. J Hand Surg Am. 1994; 19(2):232–237

[15] Ferraresi S, Garozzo D, Buffatti P. Reinnervation of the biceps in C5–7 brachial plexus avulsion injuries: results after distal bypass surgery. Neurosurg Focus. 2004; 16(5):E6

[16] Ferraresi S, Garozzo D, Basso E, Maistrello L, Lucchin F, Di Pasquale P. The medial cord to musculocutaneous (MCMc) nerve transfer: a new method to reanimate elbow flexion after C5-C6-C7-(C8) avulsive injuries of the brachial plexus–technique and results. Neurosurg Rev. 2014; 37(2):321–329, discussion 329

[17] Leechavengvongs S, Witoonchart K, Uerpairojkit C, Thuvasethakul P. Nerve transfer to deltoid muscle using the nerve to the long head of the triceps, part II: a report of 7 cases. J Hand Surg Am. 2003; 28(4):633–638

[18] Bertelli JA, Kechele PR, Santos MA, Duarte H, Ghizoni MF. Axillary nerve repair by triceps motor branch transfer through an axillary access: anatomical basis and clinical results. J Neurosurg.

2007; 107(2):370–377

[19] Accioli ZA (1999). Neurotisation de la branche epitrochleenne du median par le brachial anterieur. These doctorale. Universite' Rene'Descartes

[20] Palazzi S, Palazzi JL, Caceres JP. Neurotization with the brachialismuscle motor nerve. Microsurgery. 2006; 26(4):330–333

[21] Gutierrez Olivera N, De La Red Gallego MA, Gilbert A. In: Mahapatra AK, Midha R, Sinha S, eds. Surgery of Brachial Plexus. Delhi: Thieme;2016:131–151

[22] Garozzo D. Nerve transfers for shoulder and elbow in adult brachial plexus injuries. In: Mahapatra AK, Midha R, Sinha S, eds. Surgery of Brachial Plexus. Delhi: Thieme; 2016:115–129 Traumatic Brachial Plexus Injuries: Surgical Techniques and Strategies 147 © 2018 by Georg Thieme Verlag KG

[23] Tu YK, Chung KC. Surgical procedures for recovery of hand function. In: Chung KC, Yang LJS, McGillicuddy JE, eds. Practical Management of Pediatric and Adult Brachial Plexus Palsies. New York: Elsevier Saunders; 2012:271–300

[24] Socolovsky M, Di Masi G, Battaglia D. Use of long autologous nerve grafts in brachial plexus reconstruction: factors that affect the outcome. Acta Neurochir (Wien). 2011; 153(11):2231–2240

[25] Socolovsky M, Paez MD. A literature review of intercostal –to-musculocutaneous nerve transfers in brachial plexus injury patients: does body mass index influence result in Eastern versus Western countries? Surg Neurol Int r. 2013; 4:152

18 新生儿臂丛神经麻痹：临床表现和评估

作者　Thomas J. Wilson，Lynda J-S Yang
译者　淦超　王俊文

摘要

在本章中，我们将回顾新生儿臂丛神经麻痹（neonatal brachial plexus palsy，NBPP）的流行病学、危险因素和典型临床表现。我们区分了 NBPP 发病率和持续状态的不同，并讨论这些差异对治疗医生的意义。然后，我们讨论了 NBPP 患者的典型评估方案，包括体格检查、电生理诊断和影像学研究。针对 NBPP 患者群体设计的各种身体检查测试和分级量表，我们也进行了讨论。我们还进一步讨论了超声、CT 脊髓造影和磁共振脊髓造影在评估中的应用。最后，我们通过讨论如何确定哪些 NBPP 患者应手术而哪些不应手术来总结这些评估方法。

18.1 流行病学和风险因素

新生儿臂丛神经麻痹（NBPP）是指在分娩前后全过程发生的臂丛神经损伤。报道的发病率为每千名活产婴儿 0.5~5[1-8]。其中最常见的损伤模式是臂丛上干损伤，这是由于在分娩前后全过程，肩部和头部之间的角度强行增加导致上干过度牵拉（图 18.1），从而导致肩外展、外旋和肘屈曲的功能丧失。总的来说，患者临床表现差异较大，取决于受损的臂丛神经部位。幸运的是，遭受臂丛神经损伤的患者，大多数会自行恢复。尽管对于如何定义持续状态存在差异，但大多数研究报道称，20%~30% 的患者存在持续性功能缺陷[9,10]。

确定 NBPP 发生的风险因素属于产科医生的范畴，因为识别这些风险因素可能有助于预防 NBPP。到目前为止，人们已经找到了 NBPP 发生的各种风险因素，包括高龄产妇、肥胖、糖尿病、第

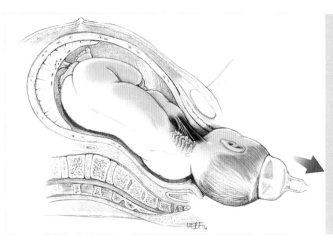

图18.1　正如在这个肩难产通过真空牵引辅助分娩的例子中看到的那样，在分娩前后全过程，肩部和头部之间角度的强行增加经常导致臂丛神经上干的损伤

二产程异常、真空抽吸或产钳辅助分娩、肩娩出困难[11~15]。相反，多胎和剖宫产都被提示是 NBPP 的保护因素[16]。如何将这些已确定的风险因素最优化纳入降低 NBPP 总体发病率的管理策略仍有待研究。

相比之下，NBPP 持续状态风险因素的识别属于神经外科医生和康复科医生等治疗医生的范畴，因为识别这些风险因素才能开发有助于优化康复的预测算法。我们最近发现了与 NBPP 持续状态相关的几个因素，但需要进一步研究以充分阐明其与持续状态相关的机制。我们发现，头部形状、诱导或加速分娩、出生体重 >4 kg，以及临床检查中霍纳综合征的存在都增加了 1 年内持续状态的可能性。相反，剖宫产和 Narakas I / II 级损伤均减低了持续状态发生的可能性。

考虑到发病率并且持续率并非微不足道，康复科医生和神经外科医生可能会遇到这些患者。然后他们需要决定如何评估这些患者，以便最好地制订个体化治疗方案。对这些患者的评估涉及完整的病史和体格检查、电生理诊断、影像学研究在内的临床评估，以及最终的总体评估，以确定是否需要手术干预。在本章中，我们将讨论 NBPP 患者的临床表现和评估。

18.2 临床评估

除了可能的臂丛外症状（如膈肌麻痹或霍纳综合征）外，患者还会出现运动、感觉和本体感觉缺陷。特定的缺陷模式由受损的臂丛节段（和可能的臂丛外节段）

决定。包括彻底的询问病史和体格检查在内的临床评估至关重要，这仍然是评估的主要依据。不应将影像学研究和电生理诊断视为诊断和评估的主要手段，而应将其视为体格检查的补充。询问病史和体格检查应解决 5 个主要目的：①记录是否存在持续状态的风险因素；②定位受损的臂丛神经和臂丛外节段；③如果考虑神经移位，确定可用的丛神经或丛神经外供体；④在连续检查中记录自发恢复与否的证据；⑤确定是否需要进行手术干预。

临床评估始于彻底的病史采集，病史采集应该同时关注新生儿病史和孕产史。随着持续状态的风险因素继续得到确认并可能纳入预测算法，这些信息在优化治疗中将变得越来越重要。产科记录需记录这些病史信息，并供治疗理疗师或神经外科医生查阅。由于这是一个不断更新的领域，并且特定因素对治疗的重要性仍待进一步阐明，因此获得完整的孕产史和新生儿史显得非常重要。

评估中最重要的部分是体格检查。新生儿的详细检查很难跳过这样一个事实，即典型的详细神经系统检查需要患者自主配合，而这在新生儿是不可能的。因此，必须采用替代方法来实现相同的评估效果，最常见的策略是利用玩耍或响应刺激进行密切观察。应观察新生儿在玩耍或响应刺激性刺激时特定肌肉群的活动，并应注意每个肌肉群的活动程度和范围。除了观察肌肉活动外，还应注意一些额外的体征，比如，不对称的胸部扩张，这可能与膈神经麻痹有关；瞳孔缩小和上睑下垂，可能与霍纳综合征有关；存在任何经典姿势，例如服务员小费姿势，可能有助于定位臂丛神经的损伤节段。非常重要的一点是，不要对特定肌肉的评估采用二元论（即活动与不活动），而是应尽可能精确地对活动程度进行分级，因为这在确定手术需求以及考虑特定神经是否是神经移位的可行供体时都可能变得非常重要。尽管存在刺激活动，但可能因为强度太弱使得特定的神经作为供体不那么具有吸引力。另外，除了主动运动范围外，还应检查被动运动范围。一般来说，关节半脱位和挛缩需要几个月的时间才会出现，而早期关节半脱位或挛缩的出现可能表明存在其他的肌肉骨骼问题[1,17]。一些临床检查结果往往提示自我恢复的希望渺茫，包括连枷臂的出现提示全臂丛神经损伤、存在霍纳综合征提示神经节前损伤。在除此之外的情况下，重要的是多次记录体格检查并随时间进行比较以确定是否存在进行性的自行恢复，单次的体格检查远不及随着时间推移的多次检查有意义。

已经开发了多种用于评估 NBPP 的评估量表。虽然这些量表通常在术前应用，但现在更常用于术后评估康复效果。最常用的运动分级量表是医学研究委员会（Medical Research Council，MRC）分级量表。然而，该量表的应用需要患者的自主参与，不适用于评估新生儿。为了解决这一局限性，有学者提出了主动运动量表（active movement scale，AMS）（表18.1）[18]。该量表着重于重力运动范围和重力消除情况下运动范围，得分范围为

0（在重力消除情况下无肌肉收缩）至7（抗重力的全范围运动）。已经发现该量表具有高度的评估者间信度，而与评估者的经验无关，对于 AMS，每个动作都有一个单独的分数。另外，Mallet 还开发了一个分级量表，但不是侧重于每个动作，而是关注整个肢体的功能（表18.2）[19]。该量表的组成部分包括主动肩外展、肩部外旋、手到头、手到背和手到嘴。然而，该量表有几个明显的缺点。首先，它具有与 MRC 分级量表相同的限制，因为它需要患者的主动参与，因此只能在3岁以上患儿中使用。其次，已经发现评估者相互间的可靠性在不同活动评估中是可变的[20]。最后，该量表集中在肩部和肘部运动上而忽略了手部功能，虽然有一定局限性，但

表 18.1　主动运动量表（AMS）

体征	肌肉等级
重力消除	
没有收缩	0
收缩但没有动作	1
运动 ≤ 1/2 范围	2
运动 > 1/2 范围	3
水平随意运动	4
对抗重力	
运动 ≤ 1/2 范围	5
运动 > 1/2 范围	6
随意运动	7

表 18.2　Mallet 肩部评分

	2 级	3 级	4 级
主动外展	<30°	30°~90°	> 90°
外旋	0°	1°~20°	> 20°
手到头	不可能	困难	容易
手到背	不可能	S1	T12
手到嘴	不可能	困难	容易

其适用于上丛神经损伤（最常见的损伤形式）。另外，人们已经开发了若干其他评估量表来评估特定的运动或关节，包括用于肩部功能的 Gilbert 量表，用于肘部功能的 Gilbert 和 Raimondi 量表，以及用于手部功能的 Raimondi 量表。

与 NBPP 相关的大多数评估指标侧重于评估运动功能随时间的变化。虽然评估运动功能很重要，但如果只评估运动功能，可能还有其他同样重要的因素被忽略。而可纳入未来评估指标可能的很重要的其他因素包括感觉、手臂偏好、本体感觉、手指功能运用、认知发展、疼痛、生活质量和语言发育[21]。展望未来，确定除运动功能外的最佳评估方法和范围也变得很重要。

18.3 影像学

影像学研究可以作为评估 NBPP 患者的一个有价值的补充，但应该被认为是神经系统检查的延伸，而不是其取代。目前尚无关于选择恰当的诊断成像技术的共识。可供选择的技术包括 CT 脊髓造影、MR 脊髓造影和超声。磁共振神经成像越来越普及，但是其作用目前尚不清楚。

通常采用影像学技术来寻找神经根撕脱或神经断裂的证据，从而为不可逆的损伤提供判断依据。历史上，最常用的成像技术是 CT 脊髓造影，与神经断裂相反，CT 脊髓造影在检测神经根撕脱中意义最大。我们已经证明，CT 脊髓造影对神经断裂的灵敏度仅为 58.3%，而神经根撕脱的敏感度为 72.2%[22]。通过 CT 脊髓造影有时可能难以下定论，甚至对用于

神经根撕脱的诊断标准依然存在争论。2 种最常用的诊断标准分别是假性脊膜膨出的存在与合并神经根缺失的假性脊膜膨出。有关哪种诊断标准更好只有一些模棱两可的数据。Tse 等将这 2 个诊断标准进行了比较，发现假性脊膜膨出与假性脊膜膨出合并神经根缺失的灵敏度分别为 73% 和 68%。这表明无论采用哪个标准，CT 脊髓造影对于神经根撕脱的诊断不是非常敏感。尽管如此，CT 脊髓造影是非常具有特异性的，无论使用哪个诊断标准，Tse 等报道的特异性达到了 96%[23]。而 Chow 等之前曾报道，使用假性脑膜膨出合并神经根缺失的特异性（98%）明显优于单独使用假性脑膨出（85%）[24]。回过来想，可能由于患者队列中 Narakas Ⅲ / Ⅳ级损伤的比例很高，导致了 Tse 等并没有发现类似的增加。而究其原因，因为包括了更多 C8 和 T1 损伤的患者，其研究对象撕脱伤比例较高，在他们的研究中，19 例假性脑膨出中 18 例合并神经根缺失[23]。如果他们的研究人群在损伤水平和严重程度方面更加异质，他们可能观察到使用假性脑膜膨出合并神经根缺失作为诊断标准的特异性增加。尽管如此，对于应该使用哪种诊断标准尚未达成共识。然而，很明显的是，CT 脊髓造影在检测神经断裂方面效果很差，而对于神经根撕脱的检测敏感中等，但有很高的特异度，CT 脊髓造影的其他缺点还包括操作的侵入性、与注射鞘内造影剂相关的风险以及暴露于电离辐射。

CT 脊髓造影术的另一种替代是 MR

脊髓造影术。MR 脊髓造影与 CT 脊髓造影相比具有相似的灵敏度和特异度，分别为 68% 和 96%[23]。另外，MR 脊髓造影具有优于 CT 脊髓造影的显著优势，包括操作的无创性、无须鞘内注射造影剂和没有电离辐射。然而，一些困难依然制约着 MR 脊髓造影的应用，包括仍然缺乏用于诊断神经根撕脱的共识；类似于 CT 脊髓造影，MR 脊髓造影无法对远端神经成像，使其成为最适合检查撕脱而不是神经断裂的成像方式。最后，鉴于 MR 脊髓造影的显著优势以及相当的灵敏度和特异度，我们现在利用 MR 脊髓造影代替 CT 脊髓造影来评估 NBPP 患者。

另外，CT 和 MR 脊髓造影都不能很好地成像椎间孔外神经根，为了观察臂丛的这个组成部分，我们应用超声进行辅助。超声在评估上干和中干时最有用，而在评估下干时不太可靠。我们发现，对于上干和中干区，检测神经瘤的灵敏度为 84%，而下干仅为 68%。超声还可以提供有关近端损伤范围的信息。超声可用于评估前锯肌和菱形肌的萎缩程度，这些肌肉萎缩表明近端损伤，不太适合神经移植修复，当我们发现这些肌肉萎缩时，我们采用神经移位进行修复[25]。超声目前是评估椎间孔外结构的首选诊断模式，但随着磁共振神经成像的不断改进，它仍有可能取代超声成像。另外，磁共振神经成像一直在发展，并且在评估臂丛神经的一些研究中取得了成功[26~28]。然而，到目前为止，它尚未在 NBPP 患者中进行评估，因此其效果仍不清楚。

18.4 电生理诊断

评估 NBPP 患者的最后一种方法是电生理诊断检查。在成人中，电生理诊断是评估的主要依据，并且作为对臂丛神经损伤部位进行定位体检的补充。然而，电生理诊断在新生儿中应用困难。肌电图在新生儿中难以解释，并且通常这些发现与临床表现不一致。例如，人们期望在伴随肱二头肌麻痹的上干损伤的情况下出现运动单元电位的丧失和失神经支配活动的存在。然而，在肱二头肌麻痹的情况下，运动单位电位存在和失神经支配活动的消失并不罕见。Malessy 等提出了这些结果不一致的 5 个原因：①临床检查不充分，②高估运动单元电位数，③多支神经支配，④中枢运动障碍，⑤异常神经分支[29]。

尽管有这些困难，我们仍然常规开展这项检查，因为我们相信它仍能提供一些有用信息。虽然有经验的肌电师在分析这些检查时很有用，但我们发现，不同评估者的可靠性非常高[30]。我们把电生理诊断检查视为 CT/MR 脊髓造影的一种补充。电生理诊断检查在检测神经根撕脱方面效果很差，在之前的研究中，我们发现其灵敏度仅为 27.8%。与 CT/MR 脊髓造影相反，电生理诊断检查在检测神经断裂方面效果最好，电生理诊断在术中对神经断裂的灵敏度为 92.8%[22]。另外，电生理诊断在序列模式下检测对诊断自发恢复也大有用处。通常，电生理诊断提示的恢复证据早于体格检查证据，尽管如此，在做出关于手术干预的决定时，我们总是依赖体检证据而不是电生理诊断依据。

18.5 手术评估

评估完成后，我们将评估哪些患者推荐外科手术干预，但目前没有基于手术干预的共识准则。根据过往经验，大多通过3个月时的恢复程度决定是否需要手术干预。Gilbert等早前证实，若肱二头肌功能未能在3个月内自发恢复，患者5岁时运动功能较差[31,32]。基于这个理论，大多数人使用3个月这一时间点作为评估的关键时间点。Michelow等后来研究的结果可能支持延迟手术的决定，因为他们发现，3个月时使用肱二头肌功能缺失来预测长期肱二头肌恢复时，12%是不正确的。通过将3个月时的多个运动评估纳入总分，不正确预测的百分比可以降低到5%[33]。这其中的主要问题是一些患者将在3~6个月之间继续加强肱二头肌功能恢复，尽管这种恢复的意义是不确定的。也有数据表明，在这段时间内恢复并不具有临床意义，因为5个月后发生肱二头肌功能恢复的患者

已显示出手术相较于非手术治疗的结果改善[34,35]。基于以上研究，无论是3个月还是6个月的评估时间点都已成为常态。在做决定时需要权衡的是，选择早期手术获得更好的预后，还是让患者在之后的时间点继续恢复而避免不必要手术的可能性。

有人提出可以在这些时间点进行一些非常针对性的评估以确定是否需要进行手术干预，特别是对于上干损伤。2个典型的评估是毛巾测试和曲奇测试。在毛巾测试中，将毛巾放在婴儿的脸上，观察婴儿是否能够用受伤的手臂移除毛巾[36]。在曲奇测试中，给予婴儿一块小曲奇并将其上臂放于身体一侧，然后观察婴儿能否将曲奇放入嘴中[37]。密歇根大学NBPP治疗流程如图18.2所示，我们整合了影像学研究、电生理诊断和体格检查（包括曲奇测试的应用），以便评估6个月大时是否需手术治疗。

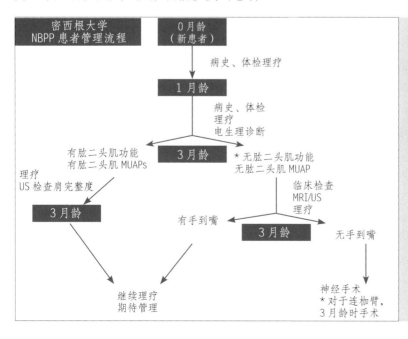

图18.2 密歇根大学确定新生儿臂丛神经麻痹（NBPP）患者管理时使用的治疗流程。MRI：磁共振成像，MUAP：运动单元动作电位(motor unit action potential)，US：超声

参考文献

[1] Hoeksma AF, Ter Steeg AM, Dijkstra P, Nelissen RG, Beelen A, de Jong BA. Shoulder contracture and osseous deformity in obstetrical brachial plexus injuries. J Bone Joint Surg Am. 2003; 85-A(2):316–322

[2] Hoeksma AF, ter Steeg AM, Nelissen RG, van Ouwerkerk WJ, Lankhorst GJ, de Jong BA. Neurological recovery in obstetric brachial plexus injuries: an historical cohort study. Dev Med Child Neurol.2004; 46(2):76–83

[3] van der Sluijs JA, van Ouwerkerk WJ, de Gast A, Wuisman PI, Nollet F, Manoliu RA. Deformities of the shoulder in infants younger than 12 months with an obstetric lesion of the brachial plexus. J Bone Joint Surg Br. 2001; 83(4):551–555

[4] Moukoko D, Ezaki M, Wilkes D, Carter P. Posterior shoulder dislocation in infants with neonatal brachial plexus palsy. J Bone Joint Surg Am. 2004; 86-A(4):787–793

[5] Saifuddin A, Heffernan G, Birch R. Ultrasound diagnosis of shoulder congruity in chronic obstetric brachial plexus palsy. J Bone Joint Surg Br. 2002; 84(1):100–103

[6] Kon DS, Darakjian AB, Pearl ML, Kosco AE. Glenohumeral deformity in children with internal rotation contractures secondary to brachial plexus birth palsy: intraoperative arthrographic classification. Radiology. 2004; 231(3):791–795

[7] Terzis JK, Vekris MD, Okajima S, Soucacos PN. Shoulder deformities in obstetric brachial plexus paralysis: a computed tomography study. J Pediatr Orthop. 2003; 23(2):254–260

[8] Waters PM, Smith GR, Jaramillo D. Glenohumeral deformity secondary to brachial plexus birth palsy. J Bone Joint Surg Am. 1998; 80(5):668–677

[9] Malessy MJ, Pondaag W. Nerve surgery for neonatal brachial plexus palsy. J Pediatr Rehabil Med. 2011; 4(2):141–148

[10] Pondaag W, Malessy MJ, van Dijk JG, Thomeer RT. Natural history of obstetric brachial plexus palsy: a systematic review. Dev Med Child Neurol. 2004; 46(2):138–144

[11] Hudić I, Fatusić Z, Sinanović O, Skokić F. Etiological risk factors for brachial plexus palsy. J Matern Fetal Neonatal Med. 2006; 19(10):655–661

[12] Okby R, Sheiner E. Risk factors for neonatal brachial plexus paralysis. Arch Gynecol Obstet. 2012; 286(2):333–336

[13] Ouzounian JG. Risk factors for neonatal brachial plexus palsy. Semin Perinatol. 2014; 38(4):219–221

[14] Weizsaecker K, Deaver JE, Cohen WR. Labour characteristics and neonatal Erb's palsy. BJOG. 2007; 114(8):1003–1009

[15] Zuarez-Easton S, Zafran N, Garmi G, Nachum Z, Salim R. Are there modifiable risk factors that may predict the occurrence of brachial plexus injury? J Perinatol. 2015; 35(5):349–352

[16] Foad SL, Mehlman CT, Ying J. The epidemiology of neonatal brachial plexus palsy in the United States. J Bone Joint Surg Am. 2008; 90(6): 1258–1264

[17] Hoeksma AF, Wolf H, Oei SL. Obstetrical brachial plexus injuries: incidence, natural course and shoulder contracture. Clin Rehabil. 2000;14(5):523–526

[18] Curtis C, Stephens D, Clarke HM, Andrews D. The active movement scale: an evaluative tool for infants with obstetrical brachial plexus

palsy. J Hand Surg Am. 2002; 27(3):470–478

[19] Mallet J. [Obstetrical paralysis of the brachial plexus. II. Therapeutics. Treatment of sequelae. Priority for the treatment of the shoulder. Method for the expression of results]. Rev Chir Orthop Repar Appar Mot. 1972; 58:1, 166–168

[20] van der Sluijs JA, van Doorn-Loogman MH, Ritt MJ, Wuisman PI. Interobserver reliability of the Mallet score. J Pediatr Orthop B. 2006;15(5):324–327

[21] Dy CJ, Garg R, Lee SK, Tow P, Mancuso CA, Wolfe SW. A systematic review of outcomes reporting for brachial plexus reconstruction. J Hand Surg Am. 2015; 40(2):308–313

[22] Vanderhave KL, Bovid K, Alpert H, et al. Utility of electrodiagnostic testing and computed tomography myelography in the preoperative evaluation of neonatal brachial plexus palsy. J Neurosurg Pediatr. 2012; 9(3):283–289

[23] Tse R, Nixon JN, Iyer RS, Kuhlman-Wood KA, Ishak GE. The diagnostic value of CT myelography, MR myelography, and both in neonatal brachial plexus palsy. AJNR Am J Neuroradiol. 2014; 35(7):1425–1432

[24] Chow BC, Blaser S, Clarke HM. Predictive value of computed tomographic myelography in obstetrical brachial plexus palsy. Plast Reconstr Surg. 2000; 106(5):971–977, discussion 978–979

[25] Somashekar DK, Di Pietro MA, Joseph JR, Yang LJ, Parmar HA. Utility of ultrasound in noninvasive preoperative workup of neonatal brachial plexus palsy. Pediatr Radiol. 2016; 46(5):695–703

[26] Oudeman J, Coolen BF, Mazzoli V, et al. Diffusion-prepared neurography of the brachial plexus with a large field-of-view at 3 T. J Magn Reson Imaging. 2016; 43(3):644–654

[27] Andreou A, Sohaib A, Collins DJ, et al. Diffusion-weighted MR neurography for the assessment of brachial plexopathy in oncological practice. Cancer Imaging. 2015; 15:6

[28] Upadhyaya V, Upadhyaya DN, Kumar A, Gujral RB. MR neurography in traumatic brachial plexopathy. Eur J Radiol. 2015; 84(5):927–932

[29] Malessy MJ, Pondaag W, van Dijk JG. Electromyography, nerve action potential, and compound motor action potentials in obstetric brachial plexus lesions: validation in the absence of a "gold standard". Neurosurgery. 2009; 65(4) Suppl:A153–A159

[30] Spires MC, Brown SM, Chang KW, Leonard JA, Yang LJ. Interrater reliability of electrodiagnosis in neonatal brachial plexopathy. Muscle Nerve. 2017; 55(1):69–73

[31] Gilbert A, Brockman R, Carlioz H. Surgical treatment of brachial plexus birth palsy. Clin Orthop Relat Res. 1991(264):39–47

[32] Gilbert A, Pivato G, Kheiralla T. Long-term results of primary repair of brachial plexus lesions in children. Microsurgery. 2006; 26(4):334–342

[33] Michelow BJ, Clarke HM, Curtis CG, Zuker RM, Seifu Y, Andrews DF. The natural history of obstetrical brachial plexus palsy. Plast Reconstr Surg. 1994; 93(4):675–680, discussion 681

[34] Waters PM. Obstetric Brachial Plexus Injuries: Evaluation and Management. J Am Acad Orthop Surg. 1997; 5(4):205–214

[35] Waters PM. Comparison of the natural history, the outcome of microsurgical repair, and the

outcome of operative reconstruction in brachial plexus birth palsy. J Bone Joint Surg Am. 1999; 81(5):649–659

[36] Bertelli JA, Ghizoni MF. The towel test: a useful technique for the clinical and electromyographic evaluation of obstetric brachial plexus palsy. J Hand Surg [Br]. 2004; 29(2):155–158

[37] Borschel GH, Clarke HM. Obstetrical brachial plexus palsy. Plast Reconstr Surg. 2009; 124(1) Suppl:144e–155e

19 新生儿臂丛神经损伤：手术策略

作者　W. Pondaag，M.J.A. Malessy
译者　张卓　王俊文

摘要

严重的新生儿臂丛神经损伤（neonatal brachial plexus lesions，NBPL）可以通过神经重建术获得良好的预后。虽然各个团队的手术指征不同，且都没有很强的科学依据，但手部功能损伤被公认为是绝对的手术指征。现在已经应用的神经修复术包括神经瘤切除后移植术和移位术。锁骨上臂丛神经入路足以满足大多数患儿对神经重建术的要求。供体神经可根据需要进行额外的暴露。可根据脊髓磁共振、术中神经连续性检查、神经瘤形成和选择性神经电刺激对每例 NBPL 患者的脊神经损伤的严重程度进行评估。神经修复的首要目标是恢复手的抓握功能，其次是恢复屈肘功能，第三是恢复肩部运动，第四是肘部、腕部和手指的伸展。手术修复的策略取决于可用于移植的近断端脊神经的数量、断端的横截面积以及供体神经的可用性。手术时机的延误、移植神经长度、形成瘢痕组织的数量、近断端的活力以及待恢复功能的复杂程度决定了重建后的功能恢复的程度。在特定的 NBPL 病例中，通过神经修复术，手臂功能可以达到自然恢复和保守治疗无法达到的恢复程度。

19.1 简介

新生儿臂丛神经损伤（NBPL）由分娩过程中的牵拉导致[1,2]。在一项前瞻性研究中，发病率为 1.6/1 000~2.9/1 000[3,4]。由于牵拉伤的严重程度不同，有些损伤可能自愈。尽管神经失用症和轴索断伤最终能完全恢复，但神经（干）断伤和根性撕脱伤会导致手臂功能的永久丧失。幸运的是，大多数患儿自愈情况良好。然而从来没有人系统地研究过新生儿臂丛神经损伤的自然历史。20%~30% 的患儿会有功能缺陷[5]。绝大部分患儿受伤部位为臂丛神经上部，包括 C5、C6 及上干。上部损伤表现为在内旋和内收时伸直的手臂肘关节无法屈曲和旋后。这是由冈下肌和冈上肌麻痹合并三角肌和肱二头肌功能丧失所引起的。当损伤涉及 C8 和 T1 段脊神经时，约 15% 患者的手功能额外受损[3,6,7]。新生儿臂丛神经损伤中神经损伤的范围只能随着时间的推移在恢复过程中逐步评估，因为不同严重程度的神经损伤最初具有相同的临床症状。目前，大多数作者建议在到达预设年龄时若无法达到满意的自愈程度，再进行手术探查[8~12]。神经修复术通常包括切除神经瘤后的神经移植术和修复根性撕脱伤的神经移位术[9~16]。

19.2 手术适应证

在荷兰莱顿神经中心（Leiden Nerve Center），新生儿臂丛神经损伤的患儿很少在出生后 3 个月内进行手术，但却几乎都在出生后 7 个月内完成手术。在参考婴儿手术适应证时，以下标准适用于所有神经（干）断裂伤或撕脱伤的病例。若患儿肩部外旋和屈肘旋后功能在经过 3~4 个月自然恢复后仍然麻痹，可选择进行手术干预[17]。手部功能损伤是患儿在 3 个月大后进行神经修复术的绝对手术指征[18]。如果因为对肩关节和肘关节的活动质量存疑而进行手术探查，宁愿是误诊而未在术中发现神经断裂或撕脱伤，也不能放任损伤自行发展而不采取手术干预。所有患者的术前辅助检查包括超声下探测膈肌移动度以评估膈神经功能，以及全麻下脊髓 MRI 检测根性撕脱伤[19,20]。

19.3 术野暴露

19.3.1 锁骨上暴露

由于需要探查近端臂丛神经，因此 NBPL 的手术入路不可避免地始于锁骨上区。对绝大多数患者而言，仅暴露锁骨上区就足以进行适当的神经修复和重建术。在全身麻醉不使用肌松药的情况下进行手术。锁骨上区臂丛神经暴露于颈后三角区。采取合适的体位对手术的帮助极为重要：患者采用仰卧位，头部偏向健侧，颈部稍伸展。头部由硅胶环支撑，健侧的耳朵置于环形凹槽中；健侧的肩膀位于下端，以避免压迫颈部血管。将折叠的棉垫放在颈椎下段和胸椎上段加强颈部的伸展暴露使臂丛平面与水平面平行；但要避免棉垫过厚导致肋锁间隙过窄。患侧的手臂应完全处于无菌区且尽量靠近手术床的边缘，在

探查阶段以 0° 外展，在神经修复阶段以 45° 外展。为了更轻松地暴露腿部背面以获得腓肠神经用以移植，手术床的长度应尽可能地缩短。面部下半部分、颈部、肩部、胸部和腿部为皮肤消毒区。在胸锁乳突肌外侧，锁骨上方 0.5 cm（臂丛下部也有损伤）至 1.5 cm（针对臂丛上部神经损伤）平行锁骨做一个直切口。与颈阔肌纤维垂直方向切开颈阔肌，并充分暴露下方的解剖结构。其过程中经常会暴露出颈外静脉，必须使其牵开或在必要时进行结扎。由于副神经脊髓部走行从胸锁乳突肌的后缘（约为胸骨到乳突 2/3 的距离）进入斜方肌中，故其位置相对浅表。根据其走行辨认副神经脊髓支对保护斜方肌功能或利用其末端分支作为神经移位术供体神经至关重要。可利用术中神经电刺激器辨认并确定副神经脊髓支的走行。确定胸锁乳突肌的外侧缘、胸骨头及锁骨头。切开锁骨头外侧使手术野暴露充分。可根据锁骨上神经（颈襻的感觉神经分支，C2~C4）沿着颈筋膜浅层的走行对其进行辨认。这些神经同样可作为解剖学标志或者作为在全臂丛损伤中丛外至丛内移位的供体[21]，偶尔也可作为神经移植的潜在供体神经。沿锁骨上神经向近端走行可辨认出 C4 脊神经根。颈筋膜 / 斜角肌脂肪垫在 C4 水平自头尾方向开始与胸锁乳突肌平行分离；而在锁骨后水平，脂肪垫的分离横向旋转 90° 与锁骨平行。因此可牵开颈筋膜 / 斜角肌脂肪垫进行探查，并在完成重建术后以此对神经接合部位进行覆盖。对颈筋膜 / 斜角肌脂肪垫应尽可能保护并避免电凝，

因其可能促进移植神经的血管再生同时为神经提供最好的生长环境。如果需要切开脂肪垫暴露左锁骨上臂丛神经，则应保留或结扎胸导管以避免乳糜漏。与锁骨走行相平行横向走行臂丛前方的颈横动静脉应牵开或结扎。在颈浅筋膜和颈深筋膜间朝向肩胛切迹方向走行辨认出肩胛舌骨肌，并应对其标记和牵开。注意，保留肩胛舌骨肌以识别肩胛切迹有助于识别肩胛上神经，特别是对因创伤导致解剖结构改变的患者。在辨别出 C4 脊神经根后根据其分支辨别膈神经。可沿前斜角肌的腹侧解剖游离出膈神经。在处理膈神经时应相当谨慎以保护膈肌功能，这对婴儿的呼吸功能尤其重要。利用以下 4 点可更容易辨认出膈神经。①膈神经不一定总能通过肉眼直接观察到，因为它可能被颈深筋膜覆盖，这种筋膜的透明度取决于其厚度和任何存在的瘢痕组织。在前斜角肌表面由内侧到外侧辨认膈神经的过程中采用神经电刺激进行辅助是非常有帮助的，并且根据我们的经验来看这是必不可少的。②膈神经起始于 C4 的尾部，通常由 C3 和 C4 组成，常有 C4~C5 侧支相连[22]。对臂丛的牵拉可能通过这种连接导致膈神经牵拉而引起损伤。③与膈神经走行相邻的动静脉不应被错误地辨认为神经。④作者偶尔在较高的颈椎段遇到单独的副膈神经。

膈神经由外向内往膈肌方向走行，而神经丛和附近的神经则由内侧向外侧走行。当膈神经接近前斜角肌外侧缘时，可见 C5 脊神经根，此处是识别 C5 神经根的可靠位置。如果膈神经在前斜角肌外侧向内侧走行过程中被彻底松解，则可以在没有明显牵拉的情况下轻轻向内侧牵开。在一些患者中，膈神经可能黏附于 C5 的神经瘤上。膈神经上的一些神经瘤瘢痕组织应适当予以保留，而不是游离解剖去除干净，以求最大限度地保留膈肌功能。全切或部分切除前斜角肌通常是为了更好地在椎间孔水平显露近端神经根。在显露近端神经根时可能会发出向椎间孔外扩张的假性脑膜膨出。术前应在核磁共振影像结果上辨认经椎间孔外扩张。

随 C5 神经根向外连接臂丛神经上干，并且随臂丛上干向近端找到 C6 脊神经根。C6 脊神经根位于 C5 脊神经根的尾侧和背侧。C6 的前结节可能非常突出（Chassaignac 结节）。C7、C8 和 T1 脊神经根依次更靠尾侧和背侧。横跨 C7 脊神经的颈部横向走行的动静脉可以结扎。沿 C7 脊神经远端可定位臂丛神经中干。C8 和 T1 脊神经迅速结合形成臂丛神经下干，并与锁骨下血管毗邻。臂丛神经下干的根部围绕第一肋骨，因此，应注意避免损伤胸膜。尤其要注意椎动脉，因为在 C7 侧束进入椎管前，椎动脉在 C8/T1 根部水平不受保护[23]。

下一步是识别肩胛上神经和臂丛神经上干各股的分布。臂丛神经上干从外侧到内侧被认为"分裂"为 3 个独立的结构——肩胛上神经、前股和后股[24,25]。肩胛上神经起源于臂丛上干的侧面并且通常沿着从头到尾的方向略微倾斜走向肩胛上切迹（肩胛舌骨肌也附着于肩胛切迹）。臂丛上干的尾部移位会使肩胛上神经的走行变得更向水平方向。这样的话可能有必要将手术野显露部位延伸到锁骨后以加强远端的暴露。使用 Penrose 引流管或直接用纱布穿过锁骨下方来悬吊锁骨，可以很容易地扩大锁骨后空间更加充分地暴露术野（图 19.1）[26]。悬吊锁骨还有利于必要时下段神经根的近端切除术。如果需要更大范围的暴露，可以考虑进行锁骨截骨术，即使作者从未这样做过，但到目前为止处理疗效依然很好。

19.3.2 锁骨下暴露

在新生儿臂丛神经损伤中损伤部位向锁骨下延伸者非常罕见。但通过对锁骨下区域的探索，可以为寻找起源于锁骨下臂丛的可用于神经移位术的供体神经提供帮助。可以通过三角肌胸大肌间隙暴露锁骨下臂丛神经。由锁骨朝向腋窝方向做一覆盖三角肌胸大肌间沟的直切口。在间沟内可以看见头静脉，可将其向外牵开或结扎。如果有需要，可以将胸大肌的一部分从锁骨的下表面和肱骨上剥离。将肱骨的肌腱袖套做好标记便于以后修复。胸大肌向尾侧牵开的同时三角肌向外侧牵开，显露出下方的喙突以及附着的肌肉。采用钝性分离使胸小肌从喙肱肌和周围组织中剥离。一旦分离出胸小肌腱，可以先将其分开，之后予以重建，但通常将肌肉牵拉开就足够了。锁骨下臂丛神经元件位于胸小肌的背侧和尾侧。当手臂和肩部在同一水平或低于肩部平面时，处于最浅表的结构是外侧束，其外侧支通向肌皮神经，其内侧支通向正中神经。可以在腋动脉的内侧和稍靠后的位置找到内侧束，并且内侧束的外

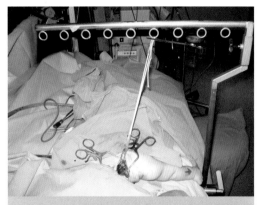

图19.1　为了使暴露更加充分，通过使用 Penrose 引流管或纱布直接穿过锁骨下方的方式来悬吊锁骨，可以很轻松地扩张锁骨上空间[26]。锁骨的悬吊更有利于下段神经根的近端切除术

侧支将通向正中神经（内侧支作为尺神经继续沿着手臂向下）。臂丛神经后束及其腋神经分支和桡神经分支的显露最好在腋动脉的外侧和后侧区域完成，而不是内后走行，后者在解剖示意图中经常描述错误[27]。臂丛后束的腋神经分支从背阔肌和大圆肌腱上方的四边孔穿过，通过外旋肱骨可以更容易地辨认这根神经。

19.3.3 神经移位术的术野显露和手术技巧

如果需要进行神经移位术[28]，那么必须对供体神经进行显露。供体神经必须功能正常，术中进行直接电刺激在评价其功能的同时也有助于对其进行辨认。

副神经脊髓支（SAN）是用于修复肩胛上神经（SSN）恢复肩部功能的常用供体神经。如前文所述，当副神经脊髓支（SAN）接近并进入斜方肌的前缘时，可对其进行定位。副神经脊髓支向斜方肌的

上部发出的近端分支必须完整保留。当游离脊髓副神经后，尽量在远端进行离断。然后将近断端穿过颈筋膜/斜角肌脂垫以便与肩胛上神经（SSN）直接端端吻合。通常副神经脊髓支的横截面直径需要与肩胛上神经的匹配良好。也可以采取背面后入路行副神经（SAN）移位肩胛上神经（SSN）修复术[29]。理论上，此移位术具有以下优点：神经吻合距离肌肉目标更近使恢复时间缩短。但目前尚无这2种术式之间进行比较的报道。

另一支常用的供体神经是胸内神经（MPN）[21]，常用于移位肌皮神经（MCN）恢复肘屈功能。肌皮神经可以根据其走行在胸大肌和胸小肌的背侧进行辨认。通常，在三角肌胸大肌间沟下方做切口向内侧翻开胸大肌来到达胸内侧神经，上述切口可进一步由肱二头肌内侧沟近端向远端延伸。胸内侧神经起源于臂丛内侧束，其功能在C5~C6或C5~C7损伤中保持完整[30]。由于小血管的走行与外观和胸内侧神经较为相似，故使用术中电刺激法来识别胸内侧神经是必不可少的步骤。胸内侧神经通常有2条分支，其应该尽量在远端截断以使其与肌皮神经吻合。胸内侧神经分支的横截面积通常小于肌皮神经。如果是这样的话，将肌皮神经的神经外膜打开大约270°，随后打开神经束膜并评估各束的横截面直径。随后，将肌皮神经各神经束与胸内侧神经的横截面进行比较后，选取面积相近的神经束与其直接端端吻合。通常情况下有超过一半横截面积的肌皮神经可以用胸内侧神经予以覆盖。

另一个用于恢复肘屈功能的神经移位术是用肋间神经（ICNs）作为供体连接肌皮神经。在成年人身上使用这项技术在之前的文章中已经有介绍[31]。现在将同样的技术运用于有臂丛神经损伤的婴儿中。将第三至第五或第四至第六肋间神经通过同侧胸部上方的波浪形皮肤切口进行显露：切口始于胸大肌下缘的腋前线，并延续至乳头下方，向内侧延伸至胸肋交界处。将胸大肌的下部向上移，必要时可将胸骨插入部分进行部分游离。前锯肌的肋骨附着部分通常保持完整。通过在肌纤维方向上进行钝性分离，肋间神经的前半主要分支可以在内侧和外侧骨间肋间肌之间被辨认出，并可从整个前路上任意处被剥离出。应注意保持肋骨骨膜完整，以避免生长发育期间出现肋骨畸形。可以通过使用神经电刺激以评估肋间神经的运动反应。如果可行的话，可通过肋间神经通往皮肤的走行路径分布来辨认感觉分支，同时在对神经主干进行束间游离解剖后仍保持其完整性。然后将这3条肋间神经尽可能在靠近胸骨处进行横切，以求获得足够的长度来直接与肌皮神经结合，并穿通至腋窝。锁骨下和肋间伤口通过前腋窝处的完整皮肤区域保持彼此分离，以利伤口闭合和愈合。在女性婴儿中，如果对支配乳头感觉神经的解剖学定位不明确，则保证第三肋间神经不受影响以至少保持乳房的部分感觉。将肌皮神经从外侧束上剥离后向近端切开，直到遇到束状混合。不需要尝试从肌皮神经中分离出运动支。然而，肌皮神经的神经外膜在断端被仔细解剖游离，以便将肋间神经吻合到肌皮神经神经束。在吻合前，患婴的手臂被外展至 90°。通过纤维蛋白胶将肋间神经吻合到位于中心的肌皮神经神经束。

其他神经移位技术已在文献中描述，如使用膈神经、尺神经或正中神经孤立的神经束或端对侧方式的完整神经作为供体[32]。在幼儿采取膈神经移位术可能在术后立即出现肺部并发症，所以本中心不会采用膈神经移位术。作者不会常规将尺神经束移位至肌皮神经（肱二头肌分支），也不会将正中神经束移位至肌皮神经（肱肌分支），因为前文所述的替代选择已经能满足需要。新生儿臂丛神经损伤的手术技巧和预后已被广泛描述[33~35]。这些技术在理论上都存在影响手部功能的风险，尽管尚未对其进行系统研究。一些作者使用肱三头肌分支移位至腋神经以增强肩关节功能，但大样本量的研究结果尚未发表。端对侧吻合对于常规使用来说不够可靠[32]。由于神经再支配后自主控制功能无法恢复，使用舌下神经作为供体的方案已被放弃。只有当舌头被推向硬腭时，进行神经移位后的肌肉才会收缩。因此，当患者说话或进食时，他们无法移动肢体[36,37]。由于对 NBPL 患儿对侧 C7 脊神经移位后中枢控制质量了解较少。因此，到目前为止，作者尚未使用对侧 C7 脊神经作为供体[38,39]。这种神经移植可能是所有 5 个神经根都出现根性撕脱的罕见病例采

取的补救办法。

19.4 评估损伤的严重程度

需要根据每根病变脊神经的临床症状评估新生儿臂丛神经损伤的严重程度：①椎间孔内神经连续性状态并结合 MRI 脊髓造影中根丝的存在与否；②神经瘤形成的大小和位置；③使用双极电凝结合 2.5 Hz 脉冲发生器并增加电压（最大 6 V）对所有涉及的脊神经进行选择性电刺激来区分轴突断伤、神经（干）断伤和神经根撕脱损伤。根据我们的经验，对术中神经动作电位（NAP）和复合运动动作电位（CMAP）的记录对 NBPL 患儿手术期间的决策并没有帮助[40]。受损神经和正常上臂丛对照组神经的系统性回顾显示：正常组、轴突断伤组、神经（干）断伤或神经根撕脱组之间在统计学上有显著差异。然而，对于单个患者而言，无法在临床上通过找到记录神经动作电位（NAP）和复合运动动作电位（CMAP）的分界点来区分撕脱伤、神经断伤、轴突断伤和正常神经。术中神经动作电位（NAP）和复合运动动作电位（CMAP）因敏感性太差而对于临床工作没有帮助。

当椎间孔和近端椎体水平的神经可见根丝及背根神经节，而未见神经瘤，并且在直接刺激后没有肌肉收缩时，可以认定脊神经根被撕脱。在 NBPL 手术中发现神经完全从椎间孔中撕脱出并不常见，而且通常还存有假性连接，但会随着术者逐渐向椎间孔近端解剖分离而消失。因此，尽量靠近近端进行解剖分离并同时对前斜角

肌进行充分切除是必不可少的。这些发现通常与 MRI 或 CT 脊髓造影（CTM）中神经根根丝缺失相对应。撕脱伤发生率较高，即便在单纯的 C5~C6 病变中也经常可以发现撕脱伤，影像学检查结果显示在 26 位患者中有 11 位出现根部撕脱或部分撕脱[41]。出现撕脱伤的神经根应尽可能地靠近近端切断。当可以从形态学上识别背根神经节时，可以从其腹侧根部游离并切除。通过冷冻切片确认神经节细胞存在后，可以肯定远断端仅由脊神经腹侧根组成。脊神经腹侧根可作为神经移植术的受体神

经，也可将其直接附着在质量较好的神经断端上而不需要进行神经移植术。

当存在以下症状时可以认为脊神经存在神经（干）断伤：椎间孔水平外观正常，而在近端椎间孔处的横截面直径明显增加（图 19.2）；神经外膜明显纤维化；神经束连续性降低的同时一致性增加；神经元件的长度增加伴随神经干束在远端产生移位。对神经瘤近端脊神经的电刺激可能激发可触诊到的轻微肌肉收缩但并不足以使肢体发生移动。将断裂的神经（干）切除的同时对近残端和远残端做好进行神经重

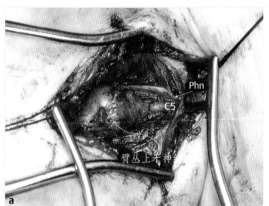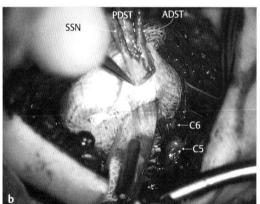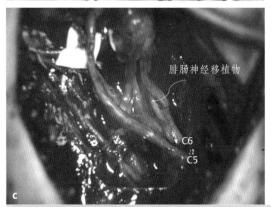

图19.2　探查左侧锁骨上区臂丛上干神经（干）断伤。手术约在患儿5个月大时进行。a.Phn：膈神经，C5：第五颈神经。b.切除神经瘤。C5：第五颈神经，C6：第六颈神经，ADST：臂丛上干前支，PDST：臂丛上干后支，SSN：肩胛上神经。c.神经重建，C6移位至臂丛上干前支（ADST），C5移位至臂丛上干后支（PDST）和肩胛上神经（SSN）

建术的准备。切除神经瘤后，将近残端和远残端组织进行冰冻组织切片检查。近断端的质量可以通过髓鞘形成的百分比来评估，其数量与质量成正比[42]。此外，对近断端和远断端的瘢痕组织的数量和结构进行评估以确定是否需要进一步切除[43]。当神经松解术显示横截面直径没有实质性增加，只存在有限的神经外膜纤维化同时神经束连续性完整时，可认为脊神经存在轴突断裂伤。

此外，在刺激 C5 时会产生肢体外展运动，同时肩部可能出现一定程度的外旋，而在刺激 C6 时可以发现肘关节旋后屈曲产生抵抗重力的运动。当神经开始自愈再生时，出现轴突断伤的神经会留在原位，但发生机制尚不明确。至少经过 2 年随访且自我愈合良好才能证实发生过轴突断伤。

19.5 神经重建术的基本原则

应当指出新生儿臂丛神经损伤修复神经的首要原则就是恢复手的抓握功能。第二是恢复肘屈，第三是恢复肩部运动，第四是恢复手肘、手腕和手指的伸展。手术修复／重建的策略取决于可用于移植的近断端神经根的数目、断端的横截面积以及可用于移植的供体神经的可用性。术后功能的恢复取决于术中近断端与远断端吻合的程度。为探讨手术方法，现将常见的损伤类型列举在表 19.1 中。

绝大多数新生儿臂丛神经损伤病例是由于神经牵拉导致了臂丛上干和（或）中干的神经（干）断伤。此类病例的经典治疗手段是切除神经瘤并用自体神经移植桥接病变神经。最近，在成年人臂丛神经损伤中，由于神经移位术的结果与传统神经移植术相比持平或者更好，因此采用神经移位术变得越来越流行[44]。这种术式的优点是到目标肌肉的手术路径更短，从而缩短了手术时间和术后恢复时间。然而，只进行神经移位术而不对臂丛神经进行探查的手术策略也有许多缺点。首先，将可修复的病灶留在原位，只通过神经移位术修复臂丛上干的部分功能是不合逻辑的。例如，可以通过尺神经神经束移位至肌皮神经肱二头肌分支来恢复屈肘功能，但通过臂丛水平的神经重建术可以重新恢复对肱肌、肱桡肌和上胸肌的支配并且恢复拇指的感觉。此外，选择合适的时间点进行神经移植术在 NBPL 患儿中取得了非常令人满意的效果（与成年人相反，除屈肘功能恢复

表 19.1	不同新生儿臂丛神经损伤类型分类
第一组	N C5, C6
	N C5, Av C6
	Av C5, C6
第二组	N C5, C6, C7
	N C5, C6；Av C7
	N C5；Av C6, C7
	N C5, C6；AV C7, C8
	N C5；Av C6, C7, C8
第三组	N C5, C6, C7；Av C8, T1
	N C5, C6；Av C7, C8, T1
	N C5；Av C6, C7, C8, T1
	Av C5, T1

缩写词：Av：撕脱伤，N：神经（干）断伤，T1：第一胸神经

外，其余神经重建术的效果较为一般），这减少了寻求替代手术方案的动力。

目前已发表论文的样本量都比较小或者只有短期的随访结果[45,46]。只能在尺神经功能完好的情况下采取神经移位术。采用副神经脊髓支会牺牲部分斜方肌的功能，这可能对肩胛骨稳定性产生影响。总而言之，作者不赞成将远端神经移位术作为常规独立应用于手术中。

对于晚期转诊的患儿来说，这可能是一个可行的选择，因为月龄超过12~18个月的晚期神经移植术的手术效果可能较差。

19.5.1 第 一 组：C5、C6/ 臂丛上干损伤

大部分新生儿臂丛神经损伤患儿是C5、C6/臂丛上干损伤。

临床上有3种不同的C5、C6损伤类型。

在 1 型病变中，存在 C5、C6/臂丛上干的神经（干）断伤。由于患者手的抓握功能基本正常，采取手术干预的首要目标是恢复屈肘功能，接下来是恢复肩部运动。

在术中最常见的病变是 C5、C6/臂丛上干的连续性神经瘤[47]。在切除神经瘤的同时通过腓肠神经移植来修复神经（见图 19.2）。在患儿 4~5 个月大时，近断端和远断端之间的距离通常为2.5~3.5 cm，因此需要将两条腿的腓肠神经都取出。作者常做 3 个水平切口，通过内镜获取腓肠神经，这样有利于美观，每条腓肠神经的长度通常为 11~13 cm（图19.3）。使用内镜时通常将患儿的腿用胶带固定在一个 90° 弯曲的铁架上使腿与地面垂直来帮助获取腓肠神经。

通常采用的神经修复法包括使用 1 条从 C5 至肩胛上神经的神经进行移植，C6

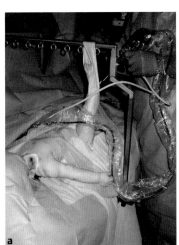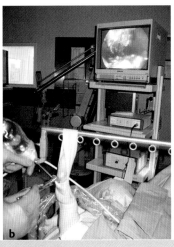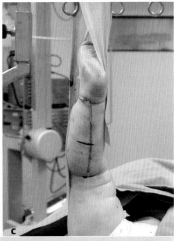

图19.3 通过内镜获取腓肠神经。在外踝、小腿中部和腘窝水平的皮肤线上做3个小的（1.5~2 cm）水平切口。此法术后伤口感染率低并且瘢痕小。获取的每条神经长度通常为11~13 cm。a.在使用内镜时通常将患儿的腿用胶带固定在一个90°垂直的铁架上使腿与地面垂直固定来帮助获取腓肠神经。b.术者的手术野为右腿背面，内镜窥器在原位，左手持窥器，右手拿手术器械，可在显示屏上看到腓肠神经。c.完全游离出的腓肠神经

断端（头端腹侧 1/4 横截面）[25]，2 条从 C5 到臂丛上干后束的神经和 4 条从 C6 至臂丛上干前束支的神经。

根据近断端的尺寸和移植神经的可用性，备用手术方案包括采取副神经脊髓支至肩胛上神经移位术。我们的结果表明神经修复术和将神经移位至肩胛上神经的神经移位术这 2 种方法之间对外旋功能的恢复没有差异，这一结论也已被其他外科医生证实[48,49]。

若手腕和手指的伸展程度在出生几个月时减少，代表着存在范围更广的 I 型病变。除 C5 和 C6 的神经（干）断伤外，术中还发现 C7 存在部分神经（干）/轴突断伤。当直接刺激 C7 时可以看到肱三头肌有明显的收缩。因此，如前所述，除进行 C5、C6 / 臂丛上干行神经修复术外还应对 C7 进行神经松解术。

在 2 型病变中，手术探查显示了存在 C5 神经（干）断伤和 C6 根性撕脱伤。在这种情况下，作者使用以下方法进行肩关节重建：从 C5 到臂丛上干后束支进行移植修复，将副神经脊髓支移位至肩胛上神经。C6 神经根在椎间孔的近端连续且外观基本正常，偶尔被更细的神经打断，这可能是脱髓鞘的结果。针对屈肘和旋后功能的恢复，可以将被撕脱的 C6 神经根的前根根丝直接与 C5 尾部直接吻合[21]。另外可以考虑将胸内侧神经移位至肌皮神经。C6 前根根丝与 C5 的丛内移位术只会促进肱桡肌神经再生。影响这一决定的因素包括：臂丛上干后股和腓肠神经的横截面积、C6 前支神经根丝质量与 C5 的吻合位置。

在 3 型病变中，C5 和 C6 均出现神经根撕脱伤，这种损伤通常由于出生产位为臀位（图 19.4）[50,51]。神经修复术或重建术不适用于这种损伤（见图 19.3）。在这种情况下，C5 和 C6 的神经根在椎间孔水平未受影响，因此神经移位术是最可行的方法：我们对患者采取副神经脊髓支至肩胛上神经移位术联合胸内侧神经至肌皮神经移位术的手术方式。

19.5.2 第二组：C5~C7（C8）脊神经损伤

第二组患者术前保留了手的抓握功能，因此手部功能的恢复不是手术干预的目的。然而，此组患者手肘、手腕及手指的伸展功能受损，同时合并屈肘和肩部活

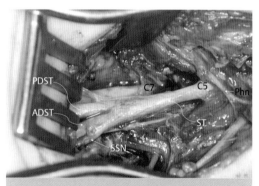

图19.4 臀位分娩患儿，左锁骨上臂丛C5、C6撕脱伤探查术。手术在患儿约4个月大时进行。磁共振脊髓扫描提示C5和C6存在假性脑膜膨出，无神经瘤形成。直接刺激C5和C6不会引起肌肉收缩。诊断：C5和C6根性撕脱伤。神经重建术：将副神经移位至肩胛上神经，同时将胸内侧神经移位至肌皮神经（占其横截面积的一半）。C5：第五颈神经，C7：第七颈神经，从图片所示角度无法看到C6，其在C5的下方。ADST：臂丛上干前支，PDST：臂丛上干后支，Phn：膈神经，SSN：肩胛上神经，ST：臂丛上干

动范围变小或丧失。第二组病变可分为 4 种类型（见表 19.1）。在类型 1 中，存在 C5、C6 和 C7 的神经（干）断伤。术中发现包括 C5、C6/臂丛上干连续性神经瘤与 C7/臂丛神经中干神经瘤。神经修复术以分段的方式进行。①切除 C5、C6/臂丛上干的神经瘤。②从双腿获取腓肠神经以决定供体神经的数量和质量。③基于移植神经的可用性，如果还能从其他部位［桡神经的浅表分支和（或）内侧/外侧锁骨上神经］得到供体神经，将 C7 的神经瘤切除，也可以进行进一步的神经松解术。作者只有在神经瘤内发现一些连续的神经束时才会选择神经松解术。④神经修复术的思路与前文所述第一组患者的神经修复术思路类似，只是增加了 C7/臂丛神经中干的修复。

在类型 2 中，存在 C5、C6/臂丛上干连续性神经瘤与 C7/臂丛神经根撕脱相

结合的情况（图 19.5）。将臂丛上干的神经瘤予以切除。切除被撕裂的 C7 神经根时尽量靠近近端根部。如果可以从形态学上鉴别出背根神经节（可以通过显微镜观察背根神经节的细胞来证实），则将其从脊神经前根游离出并切除。然后将 C6 近端的尾部与 C7 前根根丝直接吻合进行丛内神经移位术。当技术上不能直接与 C6 吻合时，C7 前根可以作为 C6 近端断端尾部神经移植的目标。

对于感觉的恢复，可以将内侧锁骨上神经（由 C4 发出）与 C7 神经根的节后感觉部分直接吻合以支配 C7 手部皮肤。C5、C6/臂丛上干修复过程如前所述。

类型 3 和类型 4 极为罕见。类型 3 包括 C5/臂丛上干连续性神经瘤，C6、C7 撕脱伤，类型 4 包括 C8 神经根撕脱伤。针对类型 3 和类型 4 损伤，作者通过以下方式重建：①将 C5 移植至臂丛上干后

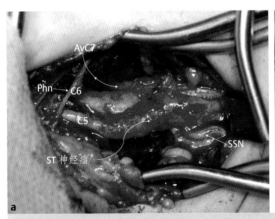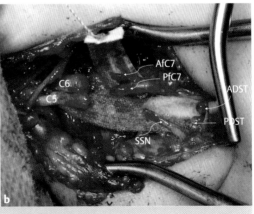

图19.5　右侧臂丛C5、C6神经（干）断伤合并C7撕脱伤的锁骨上区探查术。手术约在患儿4个月大时进行。a.AvC7：被撕脱的C7，C5：第五颈神经，C6：第六颈神经，Phn：膈神经，ST神经瘤：臂丛上干神经瘤，SSN：肩胛上神经（注意其波浪形走行是牵拉导致臂丛上干神经断裂后变长所致）。b.切除神经瘤，解剖C7神经根。ADST：臂丛上干前支，AfC7：C7前根根丝，PDST：臂丛上干后支，PfC7：C7背根根丝和神经节。神经重建术：将C7与C6端端吻合，移植C6-臂丛上干前支，C5-臂丛上干后支和肩胛上神经，将锁骨上内侧神经移位至C7节后

束；②将 C6 前根根丝与 C5 近断端尾部直接端端吻合；③将副神经脊髓支移植至肩胛上神经。将 C7 和 C8 神经根留在原位。如果在类型 3 病变中，C5 近断端仅能容纳臂丛上干后束，C6 和 C7 保持不动，将胸内侧神经移位至肌皮神经恢复屈肘功能。对于类型 4 病变，作者仅使用 C5 移植至臂丛上干前束进行神经修复。

19.5.3 第三组：C5~T1 损伤（广泛损伤）

第三组病变的患儿存在连枷臂。我们的首要任务是恢复手部功能，然后是屈肘和肩关节运动[18]。选择正确的远端神经是神经修复术/重建术的关键。幸运的是，第三组患者全臂丛神经根性撕脱伤极为罕见。通常，C5 和 C6 存在节后神经（干）断伤，C7、C8 和 T1 遭受撕脱伤。因此，C5 和 C6 近断端可用作供体神经以恢复 C8、T1 和臂丛神经中干或下干的功能。如果可能的话，在不侵犯椎动脉的情况下将 C8 和（或）T1 神经根的感觉支和运动支在椎间孔水平分开。将 C6 近断端和 C8（如果可能的话连同 T1）运动支直接吻合来恢复手部功能。为了恢复感觉功能，锁骨上神经可以与 C8 和（或）T1 的节后感觉部分直接吻合。将 C6 的剩余部分移植至臂丛上干前股，将 C5 近断端移植至臂丛上干后股，然后将副神经脊髓支移位至肩胛上神经。C7 神经根保留在原位或与锁骨上神经吻合增加手部感觉功能。当只有一个近断端可作为神经修复/重建的供体时，应完全用来恢复手部功能。将肋

间神经（ICN）移位至肌皮神经实现屈肘功能的恢复，并且通过副神经脊髓支至肩胛上神经移位术实现肩部运动的恢复。

19.5.4 术后护理

在神经修复/重建术后 2 周将患儿的上半身置于预制的模型中以限制头部和患侧手臂的运动。患者在规定年龄前往门诊进行复查。主动和被动运动范围以角度为计量单位，运动功能根据医学研究委员会（Medical Research Council，MRC）分级系统评估。此外，采取 Mallet 评分法[52]评估肩关节功能，Raimondi 手功能评分法[53]评估手部功能。

19.6 神经外科手术的结果

19.6.1 神经修复术后影响功能恢复的因素

有几个因素在神经修复术后功能恢复的过程中扮演了重要角色。这些因素包括修复时间延迟、移植神经的长度、瘢痕形成、近断端的存活能力以及待恢复功能的复杂程度。在神经修复术后，连接处轴突的生长方向是不定的[54]。2 个因素决定了能否形成功能性连接。首先，成功穿过连接部位的轴突可能最终进入神经束和移植物之间的神经束膜的支持组织。其次，由于近断端和远断端之间的神经束配对错位导致轴突可能不能进入原始神经束。这可能导致感觉神经元轴突连接到运动神经元通路上。这种错误连接进而可能导致自主神经系统运动神经元轴突的紊乱。例如负责屈曲和伸展的轴突最后可能连接至同

一神经上而导致无功能连接。当病变使更多神经组织缺失时会更导致更多近断端和远断端之间神经束的错位连接。从而导致轴突的错误路径随着间隙距离和移植物长度的增加而增加。而神经移植不可避免地涉及两端的神经连接。这导致上述问题会在近端和远端的连接处出现 2 次。在臂丛神经损伤中，当损伤出现在近端时，神经再生远少于远端病变。其中一个主要原因是轴突需要很长一段时间才能生长至距离较远的支配器官，因此有很长一段失神经支配时间。长期失神经支配后功能恢复较差的主要原因是肌内神经鞘恶化使成功再生的轴突数量明显减少。肌肉纤维在神经性萎缩中不能完全恢复又进一步损害肌力[55]。神经移位术离目标器官较近时更容易成功是因为轴突到达目标器官的时间缩短，因此减少了继发性终末器官改变[33]。

19.6.2 肩部功能

神经修复术能改善肩关节功能的结论已经发表在诸多文献中，似乎可以初步得出肩关节功能总体恢复良好的结论[10,56-59]。而我们术后肩关节外旋功能恢复的结果却令人失望，仅有 20% 的患者能真正做到肱盂关节外展角度超过 20°[48]。与外旋功能令人失望的手术结果相反，术后肩部功能评估显示 87% 的患儿手指可以够到他们的嘴，75% 的患儿手指可以够到他们的后脑勺。这说明通过胸肩胛运动能够对患儿受限的外展功能带来很大的补偿作用。我们的研究结果中，副神经脊髓支移位至肩胛上神经和 C5 移植至肩胛上神经的手术结

果类似。接受手术时的年龄或损伤程度对手术结果没有影响。该研究的一个不足在于两组患者的症状不同。采取神经移位组的患者损伤程度比神经移植组患者的损伤程度更广泛。这是合乎逻辑的，因为在更严重的多重撕脱伤患者中，神经近断端用于恢复其他功能，采取副神经脊髓支至肩胛上神经移位术是恢复外旋功能的唯一选择。2 种手术方案的等效性最近已被学者证实[49]。对肘屈功能可以自愈而肩关节外旋无法恢复的患儿，最近提出了一种可以恢复肩关节外旋的手术方法[60,61]。当臂丛上干（或者臂丛神经其他部位）保持完整时，采用副神经脊髓支至肩胛上神经的神经移位术。通常，只单独接受副神经移位肩胛上神经的患儿比我们研究组内的患儿平均年龄更大，他们手术时的平均年龄只有 22 个月。结果表明，术后 4 个月，75% 的患儿肩部外旋角度至少提升 20°，大部分患儿在术后 2 年手臂内收的同时肩关节外旋角度可以超过矢状面[61]。其他研究结果中患儿在手臂内收时肩部外旋平均角度可以达到 30°[60]。这种晚期神经功能修复术还有几个待解决的问题：①有报道称在术后外旋功能很快恢复；②对神经学评估方法的影响；③夹板固定法或肩胛下联合松解术可能导致的偏倚[62]。需要进一步的研究来证明晚期行副神经移位修复肩胛上神经的价值。此术式会牺牲部分斜方肌功能，对肩胛骨稳定产生影响，这一缺点很难评价，当患儿年龄太小时更难以评估。学者尤其关注这种技术是否可靠并且优于背阔肌/大圆肌肌腱转移术[63]。

19.6.3 手部功能

对有连枷臂（新生儿臂丛神经损伤最严重的症状）患儿进行神经外手术的目的是使患侧手能在需要双手才能完成的活动中进行协助。结合肘屈功能完好，强健的手指屈曲功能对日常生活中需要双手进行的活动提供强大的支持作用。通过神经重建术让臂丛神经损伤的新生儿恢复手功能是可行的。作者分析了他们在 33 例连枷臂患者恢复手部功能的手术中所采取的手术策略[18]，并对 16 例患儿 3 年随访后的结果进行了分析。在这 16 例患儿中，13 例患儿的 C7、C8 和 T1 脊神经完全断裂。分析显示，这 13 例患儿中 69% 恢复了手的辅助性功能（定义为 Raimondi 评分 ≥ 3 分）。重要的是，可以单独依靠神经功能重建术恢复手的功能。在这一结果的支持下，作者认为应该尽一切努力恢复手部功能。对于婴儿而言，这是手术的首要目标。我们将连接手部神经的流出最大化这一策略并不为少数作者所认同，他们对切断和重建神经组织以恢复手部功能比较犹豫[64,65]。我们的研究第一个完全证明了可以单独依靠神经重建术来恢复手部功能。在我们发表之前，另一项研究报道指出，神经重建术可以恢复手的有用功能[66]。然而，在这项研究中，其手术效果是通过神经外科手术和肌肉和（或）肌腱的二次手术相结合来达到的。因此，不能由此评估神经外科手术对最终结果的贡献。此外，这项研究中并不包括 C7~T1 完全断裂的情况。在我们的文章发表后，又有许多

通过神经外科手术恢复手功能的文章发表[56,65,67~69]。大多数外科医生采用的手术方法似乎与我们类似，并得出了相同的结论。在 Birch 报道的 47 例患者中，57% 的患者手功能 Raimondi 评分 ≥ 4 分，甚至 93% 的患者 Raimondi 评分 ≥ 3 分[70]。恢复手部功能是可能的，而且如果有可能的话，比起其他功能的恢复应优先恢复手功能。

19.6.4 肘屈

作者分析了 1990—2009 年间的 416 例患者（418 例臂丛神经重建术）中神经移位术和神经移植术后肱二头肌恢复的结果。95.5% 的 MRC 3 级及更高级别患者肱二头肌功能恢复。为恢复肱二头肌功能而进行神经移位是由于损伤太重而无法进行神经移植术，尤其是出现根性撕脱伤的时候。2 种最常用的移位术是将肋间神经或胸内侧神经移植到肌皮神经。在我们的研究中，88% 的患者肱二头肌恢复达 MRC 3 级或更高[71]。胸内侧神经移位法被证明优于肋间神经移位法（肱二头肌 MRC 3 级以上概率分别为 92% 和 82%），尽管并没有显著统计学意义。然而肋间神经移位肌皮神经和胸内侧神经移位肌皮神经的手术指征并不相同。胸内侧神经移位肌皮神经的先决条件是 C7~T1 脊神经最好是完整的，起码 C8~T1 是完整的。肋间神经移位肌皮神经的 17 名患者中有 11 名患者存在广泛病变。因此臂丛外向臂丛内移位成了唯一的选择。结果的差异可能反映了这样的事实：肋间神经移位肌皮神经手

术组中神经损伤程度更严重；否则，它可能表明将胸神经作为供体神经在本质上潜力更大。我们的研究结果与其他研究者开展这类神经修复术的结果相比结果良好[13,15,72]。是否需要 C7 功能正常才能在胸神经转移后获得成功是一个值得讨论的问题。当 C7 受到牵拉伤时，C7 轴突的丧失导致胸神经的轴突数量减少。因此，术中神经电刺激是评估胸内侧神经功能不可或缺的一步。当直接刺激引起胸肌强烈收缩时才能将其用于神经移位术。如果收缩较弱，应该优先选择其他备用供体神经。

19.6.5 手术结果的评估

由于手术步骤或手术方法不同，不同手术团队的手术结果很难进行比较。几乎所有作者都使用不同的评分系统来评估他们的手术结果：最近的一项综述中，在 217 篇文章中发现了 59 种不同的评价方法[73]。因此，来自不同中心的结果无法汇集和分析。在成年人中，通常使用肌力的 MRC（medical research council）分级[74]来评估手术效果。然而，这种评估方式需要儿童的配合才能完成，因为它通过肌肉对不同级别外力进行抵抗的程度进行评估。另一个缺点是肌肉无任何收缩（M0）、肌肉可微弱收缩（M1）和肌力正常（M5）是很罕见的。因此，MRC 分级主要将肌力定为 2 级、3 级和 4 级。采用这样的三分级统计对可能影响结果的因素进行统计学分析时很难有发现。Mallet 评分系统也存在同样的局限性。它最初设计为从 1 分到 5 分的单一评分法来评价肩部功能，但

其 5 个不同的评估项目可用于对特定问题的研究[52]。完全性瘫痪（1 分）很少见，而在神经修复术后完全正常（5 分）也同样少见。这意味着结果通常是 2 分、3 分和 4 分，这对区别症状的帮助很有限。Mallet 评分简化为 Gilbert 肩关节评分（1~6 分），其中仅包括 2 个部分：外展和外旋[75]。该评分系统自引入以来并未被经常使用。另一种方法是用运动范围而不是肌力来评估分数，这种方法的优点是对儿童来说评估动作完成比评估肌力更容易进行（如 MRC 分级），但这种方法也有自身的缺点。例如，外旋可以用手臂内收或手臂外展的运动幅度来评估，但这 2 种方法会得出不同的结论。由于评估中这些细小但重要的细节通常不会在文章中被提及，所以无法比较或汇总来自不同手术中心的结果。另一个缺点是主动运动的范围还是取决于关节的被动运动范围。通常，学者不会报道挛缩的存在。基于关节运动对肌肉功能进行分级的评估系统是主动运动评分量表（AMS），其将运动范围以 0~7 分分为 7 级[8]。这种方法具有以下优点：7 分法在统计学上优于三分类的 MRC 或 Mallet 评分法。AMS 评分法已经由其发明者进行了验证[76]。难点在于在大量的文章中，通常将关节运动和肢体活动得分一起求和或求和后再取平均值来计算运动得分，这样得到的总分或平均分难以形象地描绘出相应的临床症状。其发明者通过在关键文章中对有用和无用功能进行二分法来克服这个问题，但这反过来又限制了统计学分析[68]。但例外的是，Raimondi 手功能评分被大多数作

者用来对术后手功能进行评价[53]。

除了使用神经系统检查外，还采用一些功能性检查评价来评估新生儿臂丛神经损伤患儿的病情。患手功能评估（assisting hand assessment，AHA）是一个手功能评价工具，用于衡量和描述单侧上肢功能障碍患儿在双手协作活动中患侧手的功能情况[77]。其使用效果已得到验证，但AHA评分标准的缺点是使用耗时，因为评估包括对各种任务进行录像。因此，它在平时的普通门诊中并不适用。这种采取视频记录的方法允许研究人员对诊疗策略进行盲法评估，同时还可以让调查人员独立进行评分。因此，它可以作为一个强大的研究工具，但目前尚未形成普遍共识。另一种选择是儿科预后数据收集工具（pediatric outcomes data collection instrument），该工具是一个基于114个项目，以患儿/父母为主导的量表，旨在评估全身功能，包括上肢功能、活动能力、身体/体育活动、舒适度/疼痛以及幸福程度[78]。这套基于患者疗效的评分系统评估了肢体在日常生活中的功能，而不仅仅是在诊所时才会评价的神经功能。其已被证明与神经系统表现相关[78]。最近由世界卫生组织研发了一项功能残疾和健康国际分类（International Classification of Functioning，Disability and Health，ICF）用于疗效评估。其目的在于提供一种能被普遍接受的在各种健康状况下都能对功能状况进行评估的评分标准。目前，ICF已经开发出或正在开发在20种健康状况下的核心评估指标，包括神经创伤和肌肉骨

骼性疾病，如创伤性脑损伤、脊髓损伤、骨关节炎和腰背疼痛。对新生儿臂丛神经损伤的ICF评分标准现在正在制定当中[79]。

19.7 总结

新生儿臂丛神经损伤（NBPP）并不是罕见的产伤，且有20%~30%的患儿可能无法完全自身恢复。因而由此带来的功能缺陷可能在此生都会影响其上肢功能。功能缺失的程度取决于神经损伤的范围。选择通过神经手术治疗是一个困难的决定，需要有足够的经验，选择何种神经重建术更是如此。通过手术可以获得良好的预后，显著提高手臂的功能水平，而这是通过自然恢复和保守治疗无法达到的。新生儿臂丛神经损伤患儿在拥有多学科联合治疗的专业中心可得到最合适的治疗。

参考文献

[1] Clark LP, Taylor AS, Prout TP. A study on brachial birth palsy 1861. Am J Med Sci. 1905; 130(4):670–707

[2] Metaizeau JP, Gayet C, Plenat F. Brachial plexus birth injuries. An experimental study. Chir Pediatr. 1979; 20(3):159–163

[3] Bager B. Perinatally acquired brachial plexus palsy: a persisting challenge. Acta Paediatr. 1997; 86(11):1214–1219

[4] Dawodu A, Sankaran-Kutty M, Rajan TV. Risk factors and prognosis for brachial plexus injury and clavicular fracture in neonates: a prospective analysis from the United Arab Emirates. Ann Trop Paediatr.1997; 17(3):195–200

[5] Pondaag W, Malessy MJ, van Dijk JG, Thomeer RT. Natural history of obstetric brachial plexus palsy: a systematic review. Dev Med Child Neurol. 2004; 46(2):138–144

[6] Jacobsen S. Occurrence of obstetrical injuries to the brachial plexus on the islands of Lolland and Falster 1960–1970. Nord Med. 1971; 86 (42):1200–1201

[7] Sjöberg I, Erichs K, Bjerre I. Cause and effect of obstetric (neonatal) brachial plexus palsy. Acta Paediatr Scand. 1988; 77(3):357–364

[8] Clarke HM, Curtis CG. An approach to obstetrical brachial plexus injuries. Hand Clin. 1995; 11(4):563–580, discussion 580–581

[9] Gilbert A, Tassin JL. Surgical repair of the brachial plexus in obstetric paralysis. Chirurgie. 1984; 110(1):70–75

[10] Laurent JP, Lee R, Shenaq S, Parke JT, Solis IS, Kowalik L. Neurosurgical correction of upper brachial plexus birth injuries. J Neurosurg. 1993;79(2):197–203

[11] Pondaag W, Malessy MJ. The evidence for nerve repair in obstetric brachial plexus palsy revisited. BioMed Res Int. 2014; 2014:434619

[12] Terzis JK, Papakonstantinou KC. Management of obstetric brachial plexus palsy. Hand Clin. 1999; 15(4):717–736

[13] Blaauw G, Slooff AC. Transfer of pectoral nerves to the musculocutaneous nerve in obstetric upper brachial plexus palsy. Neurosurgery.2003; 53(2):338–341, discussion 341–342

[14] Kawabata H, Kawai H, Masatomi T, Yasui N. Accessory nerve neurotization in infants with brachial plexus birth palsy. Microsurgery. 1994; 15(11):768–772

[15] Kawabata H, Shibata T, Matsui Y, Yasui N. Use of intercostal nerves for neurotization of the musculocutaneous nerve in infants with birth-related brachial plexus palsy. J Neurosurg. 2001; 94(3):386–391

[16] Piatt JH, Jr. Neurosurgical management of birth injuries of the brachial plexus. Neurosurg Clin N Am. 1991; 2(1):175–185

[17] Malessy MJ, Pondaag W, Yang LJ, Hofstede-Buitenhuis SM, le Cessie S, van Dijk JG. Severe obstetric brachial plexus palsies can be identified at one month of age. PLoS One. 2011; 6(10):e26193

[18] Pondaag W, Malessy MJ. Recovery of hand function following nerve grafting and transfer in obstetric brachial plexus lesions. J Neurosurg. 2006; 105(1) Suppl:33–40

[19] Chow BC, Blaser S, Clarke HM. Predictive value of computed tomographic myelography in obstetrical brachial plexus palsy. Plast Reconstr Surg. 2000; 106(5):971–977, discussion 978–979

[20] Walker AT, Chaloupka JC, de Lotbiniere AC, Wolfe SW, Goldman R, Kier EL. Detection of nerve rootlet avulsion on CT myelography in patients with birth palsy and brachial plexus injury after trauma. AJR Am J Roentgenol. 1996; 167(5):1283–1287

[21] Malessy MJ, Pondaag W. Neonatal brachial plexus palsy with neurotmesis of C5 and avulsion of C6: supraclavicular reconstruction strategies and outcome. J Bone Joint Surg Am. 2014; 96(20):e174

[22] Yan J, Horiguchi M. The communicating branch of the 4th cervical nerve to the brachial plexus: the double constitution, anterior and posterior, of its fibers. Surg Radiol Anat. 2000; 22(3–4):175–179

[23] Tubbs RS, Salter EG, Wellons JC, III, Blount JP, Oakes WJ. The triangle of the vertebral artery. Neurosurgery. 2005; 56(2) Suppl:252–255, discussion 252–255 The Neonatal Brachial Plexus Lesion: Surgical Strategies 166 © 2018 by Georg Thieme Verlag KG

[24] Arad E, Li Z, Sitzman TJ, Agur AM, Clarke HM. Anatomic sites of origin of the suprascapular and lateral pectoral nerves within the brachial plexus. Plast Reconstr Surg. 2014; 133(1):20e–27e

[25] Siqueira MG, Foroni LH, Martins RS, Chadi G, Malessy MJ. Fascicular topography of the suprascapular nerve in the C5 root and upper trunk of the brachial plexus: a microanatomic study from a nerve surgeon's perspective. Neurosurgery. 2010; 67(2) Suppl Operative:402–406

[26] Tse R, Pondaag W, Malessy M. Exposure of the retroclavicular brachial plexus by clavicle suspension for birth brachial plexus palsy. Tech Hand Up Extrem Surg. 2014; 18(2):85–88

[27] Hanna A. The SPA arrangement of the branches of the upper trunk of the brachial plexus: a correction of a longstanding misconception and a new diagram of the brachial plexus. J Neurosurg. 2016; 125(2): 350–354

[28] Tse R, Kozin SH, Malessy MJ, Clarke HM. International Federation of Societies for Surgery of the Hand Committee report: the role of nerve transfers in the treatment of neonatal brachial plexus palsy. J Hand Surg Am. 2015; 40(6):1246–1259

[29] Bahm J, Noaman H, Becker M. The dorsal approach to the suprascapular nerve in neuromuscular reanimation for obstetric brachial plexus lesions. Plast Reconstr Surg. 2005; 115(1):240–244

[30] Aszmann OC, Rab M, Kamolz L, Frey M. The anatomy of the pectoral nerves and their significance in brachial plexus reconstruction. J Hand Surg Am. 2000; 25(5):942–947

[31] Malessy MJ, Thomeer RT. Evaluation of intercostal to musculocutaneous nerve transfer in reconstructive brachial plexus surgery. J Neurosurg. 1998; 88(2):266–271

[32] Pondaag W, Gilbert A. Results of end-to-side nerve coaptation in severe obstetric brachial plexus lesions. Neurosurgery. 2008; 62(3): 656–663, discussion 656–663

[33] Liverneaux PA, Diaz LC, Beaulieu JY, Durand S, Oberlin C. Preliminary results of double nerve transfer to restore elbow flexion in upper type brachial plexus palsies. Plast Reconstr Surg. 2006; 117(3):915–919

[34] Noaman HH, Shiha AE, Bahm J. Oberlin's ulnar nerve transfer to the biceps motor nerve in obstetric brachial plexus palsy: indications, and good and bad results. Microsurgery. 2004; 24(3):182–187

[35] Oberlin C, Béal D, Leechavengvongs S, Salon A, Dauge MC, Sarcy JJ. Nerve transfer to biceps muscle using a part of ulnar nerve for C5-C6 avulsion of the brachial plexus: anatomical study and report of four cases. J Hand Surg Am. 1994; 19(2):232–237

[36] Blaauw G, Sauter Y, Lacroix CL, Slooff AC. Hypoglossal nerve transfer in obstetric brachial plexus palsy. J Plast Reconstr Aesthet Surg. 2006;59(5):474–478

[37] Malessy MJ, Hoffmann CF, Thomeer RT. Initial report on the limited value of hypoglossal nerve transfer to treat brachial plexus root avulsions. J Neurosurg. 1999; 91(4):601–604

[38] Chuang DC, Mardini S, Ma HS. Surgical strategy for infant obstetrical brachial plexus palsy: experiences at Chang Gung Memorial Hospital. Plast Reconstr Surg. 2005; 116(1):132–142, discussion 143–144

[39] Lin H, Hou C, Chen D. Contralateral C7 transfer for the treatment of upper obstetrical brachial plexus palsy. Pediatr Surg Int. 2011; 27(9):997–1001

[40] Pondaag W, Van der Veken LPAJ, Van Someren PJ, van Dijk JG, Malessy MJ. Intraoperative nerve action and compound motor action potential recordings in patients with obstetric brachial plexus lesions. J Neurosurg. 2008; 109(5):946–954

[41] Steens SC, Pondaag W, Malessy MJ, Verbist BM. Obstetric brachial plexus lesions: CT myelography. Radiology. 2011; 259(2):508–515

[42] Malessy MJ, van Duinen SG, Feirabend HK, Thomeer RT. Correlation between histopathological findings in C-5 and C-6 nerve stumps and motor recovery following nerve grafting for repair of brachial plexus injury. J Neurosurg. 1999; 91(4):636–644

[43] Murji A, Redett RJ, Hawkins CE, Clarke HM. The role of intraoperative frozen section histology in obstetrical brachial plexus reconstruction. J Reconstr Microsurg. 2008; 24(3):203–209

[44] Garg R, Merrell GA, Hillstrom HJ, Wolfe SW. Comparison of nerve transfers and nerve grafting for traumatic upper plexus palsy: a systematic review and analysis. J Bone Joint Surg Am. 2011; 93(9):819–829

[45] Ghanghurde BA, Mehta R, Ladkat KM, Raut BB, Thatte MR. Distal transfers as a primary treatment in obstetric brachial plexus palsy: a series of 20 cases. J Hand Surg Eur Vol. 2016; 41(8):875–881

[46] O'Grady K, Power H, Olson J, et al. Functional Outcomes of Nerve Grafting and Triple Nerve Transfers For Upper Trunk Obstetrical Brachial Plexus Injuries. Scottsdale, AZ: ASPN; 2016

[47] van Vliet AC, Tannemaat MR, van Duinen SG, Verhaagen J, Malessy MJ, De Winter F. Human Neuroma-in-Continuity Contains Focal Deficits in Myelination. J Neuropathol Exp Neurol. 2015; 74(9):901–911

[48] Pondaag W, de Boer R, van Wijlen-Hempel MS, Hofstede-Buitenhuis SM, Malessy MJ. External rotation as a result of suprascapular nerve neurotization in obstetric brachial plexus lesions. Neurosurgery. 2005; 57(3):530–537, discussion 530–537

[49] Tse R, Marcus JR, Curtis CG, Dupuis A, Clarke HM. Suprascapular nerve reconstruction in obstetrical brachial plexus palsy: spinal accessory nerve transfer versus C5 root grafting. Plast Reconstr Surg. 2011; 127(6):2391–2396

[50] Geutjens G, Gilbert A, Helsen K. Obstetric brachial plexus palsy associated with breech delivery. A different pattern of injury. J Bone Joint Surg Br. 1996; 78(2):303–306

[51] Ubachs JM, Slooff AC, Peeters LL. Obstetric antecedents of surgically treated obstetric brachial plexus injuries. Br J Obstet Gynaecol. 1995; 102(10):813–817

[52] Mallet J. Obstetrical paralysis of the brachial plexus. II. Therapeutics. Treatment of sequelae. Priority for the treatment of the shoulder. Method for the expression of results. Rev Chir Orthop Repar Appar Mot. 1972; 58 Suppl 1:1,

166–168

[53] Raimondi P. Evaluation of results in obstetric brachial plexus palsy. The hand. Presented at the International Meeting on Obstetric Brachial Plexus Palsy, Heerlen, the Netherlands; 1993

[54] Pan YA, Misgeld T, Lichtman JW, Sanes JR. Effects of neurotoxic and neuroprotective agents on peripheral nerve regeneration assayed by time-lapse imaging in vivo. J Neurosci. 2003; 23(36):11479–11488

[55] Fu SY, Gordon T. Contributing factors to poor functional recovery after delayed nerve repair: prolonged denervation. J Neurosci. 1995;15(5, Pt 2):3886–3895

[56] Birch R, Ahad N, Kono H, Smith S. Repair of obstetric brachial plexus palsy: results in 100 children. J Bone Joint Surg Br. 2005; 87(8):1089–1095

[57] Gilbert A, Brockman R, Carlioz H. Surgical treatment of brachial plexus birth palsy. Clin Orthop Relat Res. 1991(264):39–47

[58] Kawabata H, Masada K, Tsuyuguchi Y, Kawai H, Ono K, Tada R. Early microsurgical reconstruction in birth palsy. Clin Orthop Relat Res. 1987(215):233–242

[59] Waters PM. Comparison of the natural history, the outcome of microsurgical repair, and the outcome of operative reconstruction in brachial plexus birth palsy. J Bone Joint Surg Am. 1999; 81(5):649–659

[60] Schaakxs D, Bahm J, Sellhaus B,Weis J. Clinical and neuropathological study about the neurotization of the suprascapular nerve in obstetric brachial plexus lesions. J Brachial Plex Peripher Nerve Inj. 2009; 4:15

[61] van Ouwerkerk WJ, Uitdehaag BM, Strijers RL, et al. Accessory nerve to suprascapular nerve transfer to restore shoulder exorotation in otherwise spontaneously recovered obstetric brachial plexus lesions. Neurosurgery. 2006; 59(4):858–867

[62] Malessy MJA, Spinner RJ. Comment on: accessory nerve to suprascapular nerve transfer to restore shoulder exorotation in otherwise spontaneously recovered obstetric brachial plexus lesions. Neurosurgery.2006; 59(4):868–869

[63] Duijnisveld BJ, van Wijlen-Hempel MS, Hogendoorn S, et al. Botulinum toxin injection for internal rotation contractures in brachial plexus birth palsy: a minimum 5-year prospective observational study. J Pediatr Orthop. 2016

[64] Dumont CE, Forin V, Asfazadourian H, Romana C. Function of the upper limb after surgery for obstetric brachial plexus palsy. J Bone Joint Surg Br. 2001; 83(6):894–900 The Neonatal Brachial Plexus Lesion: Surgical Strategies 167 © 2018 by Georg Thieme Verlag KG

[65] El-Gammal TA, El-Sayed A, Kotb MM, et al. Total obstetric brachial plexus palsy: results and strategy of microsurgical reconstruction. Microsurgery. 2010; 30(3):169–178

[66] Haerle M, Gilbert A. Management of complete obstetric brachial plexus lesions. J Pediatr Orthop. 2004; 24(2):194–200

[67] Kirjavainen M, Remes V, Peltonen J, Rautakorpi S, Helenius I, Nietosvaara Y. The function of the hand after operations for obstetric injuries to the brachial plexus. J Bone Joint Surg Br. 2008; 90(3):349–355

[68] Lin JC, Schwentker-Colizza A, Curtis CG, Clarke HM. Final results of grafting versus neurolysis in obstetrical brachial plexus palsy. Plast Reconstr Surg. 2009; 123(3):939–948

[69] Terzis JK, Kokkalis ZT. Outcomes of hand reconstruction in obstetric brachial plexus palsy. Plast Reconstr Surg. 2008; 122(2):516–526

[70] Birch R. Brachial plexus injury: the London experience with supraclavicular traction lesions. Neurosurg Clin N Am. 2009; 20(1):15–23, v

[71] Pondaag W, Malessy MJ. Intercostal and pectoral nerve transfers to re-innervate the biceps muscle in obstetric brachial plexus lesions. J Hand Surg Eur Vol. 2014; 39(6):647–652

[72] Wellons JC, Tubbs RS, Pugh JA, Bradley NJ, Law CR, Grabb PA. Medial pectoral nerve to musculocutaneous nerve neurotization for the treatment of persistent birth-related brachial plexus palsy: an 11-year institutional experience. J Neurosurg Pediatr. 2009; 3(5):348–353

[73] Sarac C, Duijnisveld BJ, van der Weide A, et al. Outcome measures used in clinical studies on neonatal brachial plexus palsy: a systematic literature review using the International Classification of Functioning, Disability and Health. J Pediatr Rehabil Med. 2015; 8(3):167–185, quiz 185–186

[74] O'Brien MD. Aids to the Examination of the Peripheral Nervous System. London: Bailliere Tindall; 1988

[75] Gilbert A. Brachial plexus injuries. London: Martin Dunitz; 2001

[76] Curtis C, Stephens D, Clarke HM, Andrews D. The Active Movement Scale: an evaluative tool for infants with obstetrical brachial plexus palsy. J Hand Surg Am. 2002; 27(3):470–478

[77] Krumlinde-Sundholm L, Holmefur M, Kottorp A, Eliasson AC. The assisting hand assessment: current evidence of validity, reliability, and responsiveness to change. Dev Med Child Neurol. 2007; 49(4):259–264

[78] Bae DS, Waters PM, Zurakowski D. Correlation of pediatric outcomes data collection instrument with measures of active movement in children with brachial plexus birth palsy. J Pediatr Orthop. 2008; 28 (5):584–592

[79] Duijnisveld BJ, Saraç C, Malessy MJA, Vliet Vlieland TP, Nelissen RGHH, ICF Brachial Plexus Advisory Board. Developing core sets for patients with obstetric brachial plexus injury based on the International Classification of Functioning, Disability and Health. Bone Joint Res. 2013; 2(6):116–121

20 腰骶神经丛损伤

作者　Debora Garozzo
译者　赵一清　王俊文

摘要

腰骶神经丛损伤通常发生于骨盆创伤中且往往伴有许多其他的致命损伤。鉴于伤者一般情况较为严重，在急性期，超过50%的腰骶神经丛损伤未能及时确诊。这些损伤主要是由于脊神经压迫引起的，相反，由于神经根撕裂而导致的损伤不到25%。大约70%的腰骶神经丛损伤能够自发恢复，但神经功能完全恢复通常被认为是不可能的，常见的后遗症从较轻微的活动失调（例如趾伸肌和臀中肌的活动失调）到永久性的足下垂都有发生。

尽管有着较高的自愈率，但对于一些较为严重的神经丛破坏性损伤，手术治疗仍是伤者部分恢复下肢近端功能的唯一希望，让患者重获独立站立和行走的能力而不是被限制在轮椅上。不同于臂丛神经，手术直接暴露腰骶神经丛是不可能的；此外，鉴于骶神经丛位于骨盆深处难以暴露，手术通常需要承担较高的并发症发生率且往往导致不良的结果。这也解释了为什么周围神经外科医师不愿意为这类损伤确定手术适应证。最近，神经移位技术的发展使得大家重新开始关注腰骶神经丛手术，但是仍然需要更进一步的证据证明该类手术方式对下肢功能恢复的有效性。

20.1 流行病学和致病机制

早在20世纪60年代，医学文献中就有关于腰骶神经丛损伤的描述[1]。相比于其他神经病变，尤其是臂丛神经，外伤后的腰骶神经丛损伤鲜有关注。这种信息的缺乏似乎与大家都假定腰骶神经丛损伤较为少见有关。虽然没有实际发病率的精确统计数据，但大家普遍认为腰骶神经丛损伤仅发生于1%的骨盆创伤患者。然而近年来，有学者已经开始强调发病率较低可能只是由于未能及时确诊导致的，实际上，40%~52%的骨盆创伤患者可能会出现腰骶神经丛损伤[2]。很显然，只有不到50%的创伤后腰骶神经丛损伤（LSPI）在入院时或住院治疗的早期阶段能够被发现并确诊。这是由于它们通常发生于严重创伤的患者，而这类患者往往是无意识或不合作的，那些较大的危及生命的损伤更容易引起医生的注意而导致腰骶神经丛损伤很容易被忽视。而且在这种情况下，彻底的神经系统检查可能是极其困难的，功能性的活动失调可能被简单地认为是由于骨损伤导致的结果[2-4]。

创伤事件往往与其致伤模式密切相关，进而影响其预后和结局[3,4]。60%以上的腰骶神经丛损伤发生于车祸。由于被困于车中，患者的骨盆可能持续受到挤压，进而导致神经丛的挤压损伤[3,4]。而由摩托车事故、高坠（如从脚手架上跌落）或自杀导致的腰骶神经丛损伤要少见的多[3,4]，所有这些事件都提示高动能的存在，特别是在牵拉导致的损伤中（图 20.1）[3,4]。

由于枪击导致的 LSPI 并不常见，这可能是由于枪击伤往往是致命的，相反，医源性损伤（如人工髋关节置换术后或骨盆和腹部手术）导致的 LSPI 则较为常见[3,4]。臀位分娩期间，LSPI 可能发生，但非常罕见（图 20.2）[3,4]。

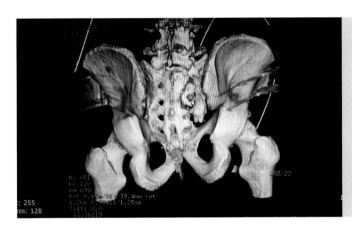

图20.1 骶骨骨折导致骶孔内的骶神经压迫

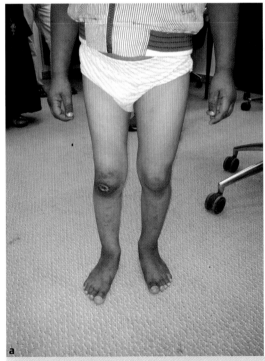
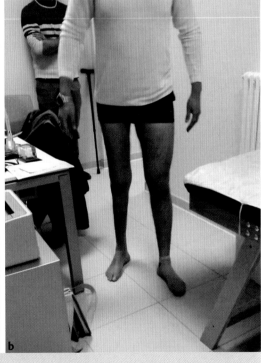

图20.2 腰骶神经丛损伤的临床病例。a.5岁男性患者，产科臀位分娩导致腰骶丛麻痹后遗症。b.32岁男性患者，枪击伤导致骶丛神经麻痹后遗症

20.2 临床表现

临床上也能遇到不同严重程度的双侧腰骶神经丛损伤[3-5]。

常见的损伤类型分为 4 种：腰神经丛损伤、腰骶干损伤、骶神经丛损伤、完全性腰骶神经丛损伤（表 20.1）。其中骶神经丛损伤及腰骶干损伤在统计学上占主导地位[2-4]；骶神经丛损伤和完全麻痹时，可能出现的神经相关症状包括括约肌控制障碍、性功能障碍以及剧痛，当这些症状出现时应高度警惕患者存在神经根撕裂[3,4]。

由于 LPSI 常常出现于严重的骨盆损伤中，与骨折、脱位等病变相伴，这使得其同时也伴有盆腔内脏器及大血管损伤。90% 以上的 LPSI 患者存在骨折[2-4]。LPSI 可以存在于所有类型的骨盆骨折中，但其中一些在统计学上较为普遍且与其致

表 20.1 不同损伤类型的临床表现

损伤类型	运动功能缺失部位	感觉缺失异常部位	附注
腰神经丛损伤	髂腰肌、股四头肌、髋内收肌	大腿前、内、外侧表面感觉和小腿内侧感觉	医源性损伤较为常见 见于 50% 的股骨骨折 无神经撕裂 大部分能够自然痊愈
腰骶干损伤	臀大肌、腓骨肌、胫前肌和胫后肌、趾伸肌和踇长肌	主要见于 L5 神经控制皮区	最常见的损伤类型 无神经撕裂 大部分能够自然痊愈
骶神经丛损伤	臀大肌、腘绳肌、腓骨肌、腓肠肌、胫前肌和胫后肌、趾伸肌和踇长肌	臀部和阴部，大腿和小腿后部，小腿下方前外侧，足底	临床上第二常见的损伤 骶骨骨折发生率高 一些情况下能够发现下位神经根撕裂
完全性腰骶神经丛损伤	上述所有肌群	上述所有部位	骶髂关节脱位发生率高 一些情况下能够发现神经根撕裂

伤机制密切相关（见表20.1）。需要特别注意的是，有文献明确表示，骶髂关节脱位通常与神经根撕裂相伴[2-4]。

盆腔内器官的损伤（如腹膜外膀胱破裂、乙状结肠末端或直肠的肠穿孔）和血管损伤（臀部或髂动/静脉破裂出血并形成腹膜后血肿）见于10%~30%的LPSI患者[3,4]，这类患者往往可能需要紧急救治。

20.3 临床处理

对于骨盆的创伤都应怀疑其同时伴有LSPI。近些年来有学者建议可通过在创伤急性期应用肌电图（EMG）检查来克服神经系统体检的不足[6]。

骶骨骨折合并相关神经系统并发症时，早期牵引（可限制坐骨及副翼外侧部的抬高）和手术复位能够减少神经根的压迫，有利于神经功能的恢复[2]。

对于枪击伤，伤道应该立即处理，以避免并发症，特别是感染的发生。

对于怀疑创伤后LSPI的患者，检查评估神经损伤的范围和严重程度的主要目的应在于查明是否存在神经根撕裂。虽然创伤事件后3~4周仍然可以通过电生理检查来区分其为神经性麻痹或是其他更严重的神经损伤形式，但必须指出的是，这些技术所提供的信息仅仅是临床推断，无法直接证明。因此，临床影像学应是诊断评估的核心资料。其中首选为具有三维（3D）成像功能的磁共振扫描[7]。它在提供高精度诊断影像的同时并不会像脊髓CT成像那样带来放射

性损伤，它还可以通过改变相应的信号强度来显示肌肉失神经支配情况[7]。现在，业界普遍认为假性硬脊膜膨出的缺失并不能完全排除神经根的撕脱，反之亦然（虽然其内可以见到完整的神经根）。然而，这些粗大的蘑菇状图像往往在神经根从脊髓上被暴力撕裂时硬脊膜破裂之后产生，其仍然是诊断评估脊神经丛损伤的基本条件。假性硬脊膜膨出需要几周才能形成，因此神经影像学检查更适合在创伤后3~4周进行。

神经根撕裂仅存在于不到25%的LSPI中，并且仅见于骶神经丛损伤和完全性LSPI；L5和S1是最经常被撕裂的神经根，而高位的神经根撕裂几乎很少见到。

一旦明确诊断，周围神经外科医师应开始评估损伤是否能够自然痊愈抑或需要为患者进行手术。无论采取手术或者保守治疗，早期的强化理疗都是强烈推荐的，通过理疗以防止肌肉退变和关节僵硬。如果需要，可以应用特定的支具。

剧烈疼痛也常常见于报道。除了骨损伤后遗症，通常这也可能是神经根撕裂后传入神经阻滞引起的。疼痛的处理至关重要。严重和无法控制的疼痛是非常不利的，严重限制甚至无法完成理疗，严重影响患者生活质量。有效的疼痛管理通常需要多学科的介入且应包含药物治疗（如三环类抗抑郁药、鸦片类和普瑞巴林）、物理治疗和心理咨询。镜像视觉反馈治疗（对于中枢性慢性疼痛有效）可能有一定效果，但目前还没有相关经验及报道。心理问题

的重要性有明确的证据支持。当患者重新融入社会和工作生活中时，疼痛控制更容易实现。然而，必须承认，对于严重的传入神经阻滞性疼痛，疼痛控制往往是无效的，这时患者只能选择手术治疗（如脊髓后根入髓区切开术）。西地那非可用于有性功能障碍的患者。

20.4 自然病程

临床上 50%~70% 的 LSPI 患者能够自然痊愈，通常于创伤后 8 个月开始[3]。平均恢复时间是 18 个月，但偶尔会持续至 36 个月。神经根撕裂发生的低概率似乎并不是这一普遍发生的有利结局的唯一解释。腰骶神经丛存在较多的解剖变异，如硬膜内/外的吻合神经根和硬膜外的神经根分支。邻近的健康的或损伤较小的神经的出芽生长并代偿也能对其康复起到一定作用[5]。

随访表明，对于股骨骨折并伴有骨折周围血肿再吸收以及腰大肌血肿再吸收的腰神经丛损伤患者，能够完全自愈似乎已经成为一种规律[3]。由自动牵引器导致的医源性损伤同样有较好的结局[3]。

对于其他损伤类型，若没有检测到神经根撕裂，自发痊愈也占大部分。然而，神经功能的完全恢复通常被认为是不可能的且往往都会有一些较轻微的后遗症（如趾伸肌和臀中肌运动障碍）[2~4]。在某些情况下，仅有坐骨神经内侧部分神经能够自发恢复而残留永久性的足下垂[2~4]。

20.5 手术适应证

一旦 LSPI 患者神经检查提示有多重神经根撕脱，主张尽快手术治疗，因为这是唯一能够恢复部分神经功能，而且还可以缓解疼痛的选择。但必须承认，早期探查和手术修复 LSPI 是不现实的。因为这些患者在通常情况下由于诊断的延迟无法及时转诊或者需要优先治疗其他伴随损伤。当诊断能够排除神经撕脱时，如果也不存在神经离断，则建议早期行保守治疗；然而，如果创伤事件后 5~8 个月仍然没有自然痊愈的临床迹象或肌电图表现出现，则提示应给予手术治疗。

对于时间较长的损伤，神经修复手术已经无法带来良好的结果而通过肌腱移植重建则能够恢复部分功能。这样的方法同样可以应用于神经修复手术疗效不佳的情况，但前提条件是能够提供足够的供体肌肉（M4 或更高级别）。同时移植也意味着肌肉力量的降低，如果拟移位的肌肉已经松弛或疲软，那么这个方法注定也是失败的。

20.6 修复策略的主要原则

与通过前入路即可轻松完整暴露的臂丛神经探查不同，我们不可能通过单一入路就达到腰骶神经丛的完整暴露。神经根离断、挫伤或撕裂需要后入路而腰丛则通过前入路探查。鉴于其骨盆内的隐匿位置，骶神经丛需要多学科联合入路且往往有着较高的并发症发生率。另一方面，与臂丛手术相比，腰骶神经丛手术的预后明显欠佳。所有这些原因都导致大家对腰骶神经丛手术意见不一。即使在有些明显无法获得自然痊愈的病例中，大多数外科医生不倾向于手术治疗。最近，在治疗臂丛损伤采取的神经移位技术带来的良好疗效的热潮中，腰骶神经丛手术正在经历一场重生。一些已经发表的文献报道促使周围神经外科医生重新关注并开始进一步探索这一领域。为了消除这种盲目乐观倾向，我们必须诚实地承认这一系列文献报道在统计学上并不具显著意义，它们主要是由一些结局较好的成功个案报道组成。此外，神经移位往往意味着要牺牲供体神经，其对相应肢体功能的价值必须审慎评估。例如，对于完全麻痹的患者，其闭孔神经未受损，若选择其为供体神经则可能导致患者从床上移动到轮椅上时必需的内收肌群功能的缺失。

在评估 LSPI 手术修复策略时，外科医生必须对手术能够带来的实际受益、供体神经的选择可能带来的功能缺损以及其对全身系统的作用有着清晰的认识，同时，也要对修复手术可能带来的神经损伤的程度及范围有着正确的了解[5,7]。对于完全性 LSPI，神经修复手术可能需要分多次完成[5,7]。

对于 LSPI 神经修复，必须强调下肢远端功能的重建是不可能、也非必须这一前提条件，即使整个脚掌麻痹也不影响患者的站立及行走。手术的目标在于而且也只能是恢复控制髋膝关节稳定及腿部屈伸的近端肌群(如髂腰肌、臀肌、股四头肌)，基本满足患者独立站立和行走的需求，而不是依靠轮椅[5,7]。

对于腰丛的损伤，手术目的在于重建髂腰肌、股四头肌功能，这可以通过直接修复股神经来完成，当技术上不允许时，进行神经移位术。对于后者，大多数外科医生选择闭孔神经移位（通常在大多数腰丛损伤中残留功能）至股神经这一技术[7-9]。另有医师[5,10]选择将第十及十一对肋间神经转移至股神经腹内段。

在长时间腰丛损伤、无法进行股神经移植或失败时，膝关节的伸展功能可以通过肌腱转移重建，通常联合使用股二头肌腱和半腱肌腱[11]。对于骶神经丛损伤、维持髋关节的稳定性是手术的主要目标。在硬膜内修复骶前根破裂是非常少见的，外科医生通常采用其他技术，如同侧或对侧的骶神经根转位至远端神经根或臀肌神经，抑或可以考虑股神经与臀肌神经 / 坐骨神经内侧干转位[5,7]。

对于完全麻痹患者，手术应该重点关注髂腰肌、臀肌、股四头肌功能的重建，是否需要扩大修复则取决于是否存在神经根的撕脱[5,7]。

正如前面指出的，自发的恢复可能仍然存在部分后遗症，从足趾的背屈障碍、臀中肌的肌力减弱到完全性足下垂都可能出现。肌腱转移可能有助于改善髋关节稳定性（如股外侧肌或臀大肌腹侧转移至完全瘫痪的臀中肌）[11]或重建足背屈功能（通过胫骨肌腱转移）[7]。

图 20.3 为 LSPI 修复时应当采取的神经修复策略示意图。

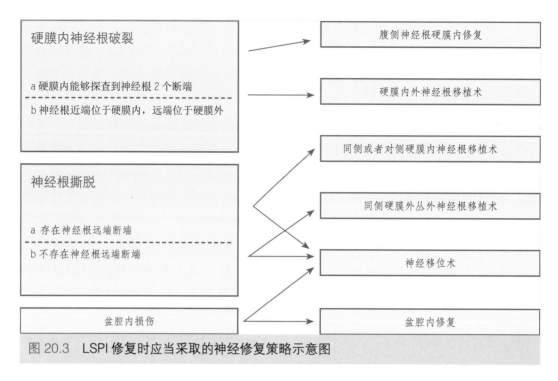

图 20.3　LSPI 修复时应当采取的神经修复策略示意图

参考文献

[1] Finney LA, Wulfman WA. Traumatic intradural lumbar nerve root avulsion with associated traction injury to the common peroneal nerve. Am J Roentgenol Radium Ther Nucl Med. 1960; 84:952–957

[2] Tonetti J, Cazal C, Eid A, et al. Neurological damage in pelvic injuries: a continuous prospective series of 50 pelvic injuries treated with an iliosacral lag screw. Rev Chir Orthop Repar Appar Mot. 2004; 90(2):122–131

[3] Garozzo D, Zollino G, Ferraresi S. In lumbosacral plexus injuries can we identify indicators that predict spontaneous recovery or the need for surgical treatment? Results from a clinical study on 72 patients. J Brachial Plex Peripher Nerve Inj. 2014; 9(1):1

[4] Garozzo D. Trauma to lumbosacral plexus. In: Fessler R, Sekhar L eds. Atlas of Neurosurgical Techniques. New York, NY: Thieme; 2016:870–880

[5] Lang EM, Borges J, Carlstedt T. Surgical treatment of lumbosacral plexus injuries. J Neurosurg Spine. 2004; 1(1):64–71

[6] Weis EB, Jr. Subtle neurological injuries in pelvic fractures. J Trauma. 1984; 24(11):983–985

[7] Garozzo D, Ferraresi S. Approach to lumbosacral plexus. In: Fessler R., Sekhar L, eds. Atlas of Neurosurgical techniques. New York, NY: Thieme; 2016:903–911

[8] Campbell AA, Eckhauser FE, Belzberg A, Campbell JN. Obturator nerve transfer as an option for femoral nerve repair: case report. Neurosurgery. 2010; 66(6) Suppl Operative:375–, discussion 375

[9] Tung TH, Chao A, Moore AM. Obturator nerve transfer for femoral nerve reconstruction: anatomic study and clinical application. Plast

Reconstr Surg. 2012; 130(5):1066–1074

[10] Zhao S, Beuerman RW, Kline DG. Neurotization of motor nerves innervating the lower extremity by utilizing the lower intercostal nerves. J Reconstr Microsurg. 1997;

13(1):39–45

[11] Penkert G, Fansa H. Peripheral nerve lesions. Nerve surgery and secondary reconstructive repair. Springer; 2004:164–166

21 面神经麻痹：手术适应证与修复技术

作者　Stefano Ferraresi
译者　李朝曦　许凯

摘要

　　周围面神经麻痹可能是不同临床问题的结果，本章不介绍先天性面神经麻痹病例，因为它们是非常特殊的情况，治疗策略也有很大差异（包括游离皮瓣等），对其进行讨论远超出了本章的范围。此外，本章也排除了 Bell 和 Ramsay Hunt 带状疱疹性麻痹，尤其是后者（通常更为严重），特定的病例具有手术适应证，但包括肉毒杆菌毒素、游离皮瓣或促进神经再生在内的所有可能的治疗方法的疗效都不够确切。因此，本章所讨论的面神经麻痹是指面神经可能被潜在中断、严重瘢痕或压缩，需要手术探查，目的是修复神经。主要包括如下情况。

- 颅外面神经损伤。
- 颞内神经损伤（颅底骨折和特殊肿瘤）。
- 医源性桥小脑角面神经损伤：在这种情况下，通常神经近端残端是不可用的。
- 特殊病例，即脑干水平的核外周神经麻痹，非常罕见，确切的治疗方法尚不确定。

21.1 简介

　　一般来说，当具备合适的面神经近端和远端残端时，恢复面部肌肉功能的理想方法是神经吻合。接受这种修复的患者显示出最佳的美学和功能效果，他们可能达到一个很好的 House-Brackmann 等级（Ⅰ、Ⅱ或Ⅲ级），影响因素包括年龄、修复时间、与脑干的距离、直接缝合与移植物等。神经吻合也是唯一有可能恢复稳定、自主、情绪化面部表情的手术方法[1-4]。

　　然而，在绝大多数面神经麻痹病例中，近端残留神经支是不可用的，这通常是因为在复杂的颅底手术后，近端残留神经支在脑干水平。

　　在这种情况下，更常用的技术是使用面神经以外的其他神经作为供体进行神经移位。

　　所有可能的策略将围绕供体神经的选择方面进行慎重分析，下文将针对每一种供体神经的选择阐明修复的细微差别。

　　下文针对手术病例的数目有所介绍，这里并不是要详细讨论每个接受治疗的患者的临床情况，而是为了给大家展示一些理念，使大家更多地了解这 20 年间神经外科学者在该领域所做出的贡献。

21.2 手术技巧和结果

21.2.1 颅外神经修复（10 例）

　　面神经颅外部分的损伤必须通过面部入路进行修复，但面部恶性肿瘤手术是例外，原因之一是需要完整切除肿瘤可能无法保存有用的远端残端，其次是严重的瘢痕和面部放疗危害对面神经吻合手术的实施和术后效果十分不利。

针对这些病例，可能需要实施如D.labbe 推广的二期动态颞肌转移术[5]。除面部肿瘤外，我们通常处理的是刺伤或刀伤、医源性损伤，偶尔处理枪伤（图21.1）。

在这些情况下，探索和找回受伤的面神经残端可能是一项艰苦的任务，但通常这是一个能力和运气的问题，直接取决于外科医生的经验。

作者强烈指出，针对耳屏区域的刀刺伤，属于很罕见的情况，其中面神经近端残端不再存在。

考虑到将会有不同专业领域的外科医师参与这些病例的手术治疗过程，而要求非神经外科医师保留好可用于神经移植的其他面部神经（如舌下神经）并不容易。但我们还是要强调，只有通过面神经移植才有可能获得最好的面神经修复结果。

因此，对于这些病例，正确的解决方法只有一种：先解剖颞骨以获得完好的近端残端，然后进行移植修复。任何其他解决方案都将明显降低修复的效果。

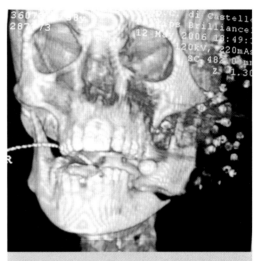

图21.1　面部霰弹枪枪伤

21.2.2 近端残端可用的颅内修复（3 例）

在颅底入路中（经鼓膜、B 型颞下入路、经迷路、膝状神经节肿瘤），外科医生可能需要对面神经进行直接修复。无论是直接缝合还是移植，神经都可能悬空，有可能导致吻合端移位。如果有

足够的空间，建议用 9-0 尼龙线缝合神经断端包膜，再用包被有纤维蛋白胶的静脉套管保护缝合。

有时，在乙状窦后入路手术切除桥小脑角肿瘤过程中，面神经近端残端可定位于脑干，但远端残端进入内耳道（IAC）缺失。在这种情况下，可以二期将腓肠神经移植物缝合到远端颅外面神经。由于上述原因，这一操作优于采用其他神经移位术。这种颅内—外修复很少见。有报道称该方案也能获得良好的修复效果，值得尝试（Dott 技术）[6]。

21.2.3 近端残端不可用的神经移植（58 例）

在面神经近端神经干缺失的情况下，曾作为移植供体的神经有以下几个[7~10]。

● 面神经面—面交叉吻合（4 例）。

● 副神经脊面吻合（1 例）。

● 舌下神经（42 例：28 跨跃移植技术

+ 14 颗内移植）。

- 咬肌神经（9 例）。
- 混合神经移植（2 例）。

事实上，现在只使用后 3 种。面—面交叉修复方案较少使用，而脊面吻合术只是一种理论，现在已不再使用。

面—面交叉修复方案 (4 例)

这是一个很有潜力的技术[11]，因为从理论上讲，对侧健全面部可以带动情绪反应。

正常面神经在鼻唇沟区通常有一个分支，可以作为供体。可将腓肠神经移植物在皮下穿过上唇，如果可能的话，使用一个分叉神经与眼轮匝肌和口轮匝肌的 2 个主要分支吻合。

这种技术有诸多问题，使得术后效果很差，作者报道的 4 个病例均未成功。作者的许多致力于面神经外科的同事做了类似的尝试，但结果同样令人失望。

尽管进行了精准的解剖寻找，但很难找到一个功能完备、轴突足够覆盖整个对侧瘫痪面部的神经供体。在我们的病例中，移植物的相对长度为 12~15 cm，也可能是一个重要的障碍，还有就是受伤到转诊之间的时间间隔通常太长。为了克服这方面的困难，Terzis 提出了一种新方法，称为"临时保姆技巧"[12]。它包括 2 个步骤：第一步，进行舌下—面神经吻合术，将移植物缝合到对侧正常面神经的供体分支上，使其在面部待移植区受体神经周围松弛地安置。大约 1 年后，在舌下神经功能恢复后，切断移植受体神经，并将其重新缝合到由对侧正常面神经支支配的先前预置的移植物的远端。

然而，这一方法有如下局限性：一个是如何在第一次手术的瘢痕存在的情况下不损害供体和受体神经分支；二是有可能中止一个有利的再神经化过程，而换取一个未知的手术结果。该方案的效果远未确定，也未获得令人信服的验证。

目前，我们通常不采用该方案，但我们仍然非常喜欢这个方案的理论可能性。在非常及时转诊的病例中（如数天内的面神经切割伤），在准确的知情同意后，可以考虑这种治疗。面神经损伤早期及时转诊患者很少，部分原因是神经外科中心缺乏高度协同性。更多的是对于很多患者而言，面神经的部分或全部结构在解剖上是保留的，这使得患者并不愿意接受早期神经移植治疗，而是寄希望于理疗和无休止的肌电监测。

脊面吻合术 (1 例)

就作者的经验而言，这种技术是有效的，至少在 20 年前作者有机会实施的唯一一例手术是有效的。这是一例听神经瘤患者，以前在舌区做过手术，舌下神经受到部分损伤，而当时咬肌神经的使用还不流行。

该患者在静息状态和对称性方面取得了满意的效果[13]。在肩部活动时，面部运动障碍本身并没有太大的影响，与第一例舌下—面神经吻合术并无太大不同，但在肩部剧烈运动时对面部表情影响很大。在采用这种类型的神经移位时，最重要的是只中断副神经的一部分，以免斜方肌瘫痪。

舌下—面神经吻合术（42 例）

当近端残端丢失时，这是迄今为止最早开展但也是最流行的面神经再生技术[14~16]。随着手术技术的不断发展，学者发表了很多关于这个问题的文章[17~22]。

主要的争论是有利于神经再生的轴突数量（如切断供体神经的百分比），以及移植的必要性。在过去的 15 年里，一些作者致力于避免移植手术，分析了不同的颞内移位和受体面神经移位技术[23~25]。

该技术在早期会将整个舌下神经切断并与失去支配的面神经残端吻合，但这会导致严重的舌功能障碍，进而增加了咀嚼困难。从解剖学上讲这种吻合并不合适，因为面神经的截面积只是舌下神经的一半。更重要的是，相对于面神经，舌下神经拥有更多的运动性轴突，超过恢复面部肌肉活力所必需的数量，其结果可能导致恢复活力的面部肌肉发生过度运动。

M. May[26] 改进并推广了所谓的跨跃移植手术，推动了这种移植的成功和现代发展。

21.2.4 舌下—面神经跨跃移植（28 例）

该方案通过选择舌下神经的几根轴突作为移植供体，在面神经耳屏区直接吻合到神经主干上，后者充当神经移植受体（一定要选择强大的运动功能轴突，图21.2）。

实际上，通过一个从耳轮到下颌角的切口，我们首先检测面神经在茎乳孔出口处的功能。然后在下颌骨的外侧和下方，也就是发现二腹肌的地方，通过牵引线使二腹肌上升并向内侧牵开，这有助于分离跨过颈外动脉时的舌下神经。正常情况下不需要中断任何动脉分支，可以结扎部分进入舌侧的副静脉。

舌下神经下降支游离后切开外膜，通过电刺激评估后切断大约 1/4 的神经轴突。将切开神经束的远端做 V 形切除，作为吻合面准备接受神经供体移植移植物斜切面有利于接受舌下神经供体轴突。

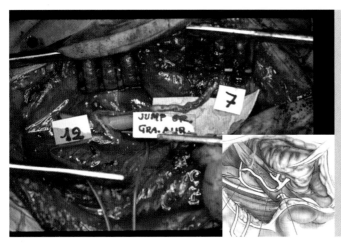

图21.2 以耳大神经行舌下—面神经桥接

移植物约 5 cm 长，可以利用邻近区域的耳大神经（GAN），也可以从腓肠神经取出。就结果而言这 2 种方法没有区别，但第一种方法更好，可以在一个切口内完成所有操作。

要想获得足够长的耳大神经，就我们的经验而言，必须从一开始切皮时就开始注意，因为 GAN 可能会在不经意间受到损伤。

作者应用该技术对 28 例患者进行了手术，取得了很好的效果（图 21.3）。其中 25 例的 HB 评分显示为"有效"（通常得分是Ⅲ H–B，由于明显的运动障碍）。运动障碍通常是可以容忍的，虽然有时导致患者面部表情扭曲并需要使用肉毒杆菌毒素治疗。3 例患者均于面神经麻痹后 18 个月进行手术治疗，但无明显疗效。根据我们的经验，神经移植术不应该超过这个时限。

手术后 7~8 个月开始出现早期的阳性结果（休息时对称性恢复良好）。眼睛必须单独治疗，用金坠或用更好的白金链坠进行眼睑配重，也可用带蒂颞肌[27]（图 21.4）。

舌下神经部分离断后很少出现严重的舌功能障碍，偶尔会出现轻微的舌萎缩，这取决于舌下神经轴突离断的数量。

21.2.5 舌下—面神经颞内移位（14 例）

不同于其他方法[23~25,28~30]，这一方法避免了使用移植物进行修复，并在面神经管内进行了颞部面神经剥离，目的是尽可能到达面神经近端。这种手术的主要问题是即使是在颞内段移位后，面神经残端仍然较短，需要注意在到达供体舌下神经时神经张力不能过大（图 21.5）。

该手术的一个要求是：面神经必须在颅中窝下至面神经第二转折处进行颅骨移位，此处面神经转向面隐窝，外侧与半规管相邻。

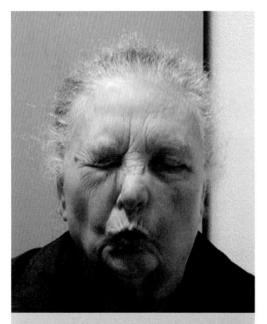

图21.3　高龄患者舌下神经移植修复面神经效果

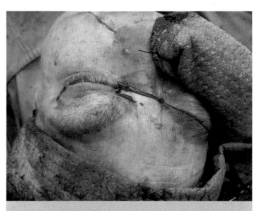

图21.4　以带蒂颞肌行眼睑悬吊术

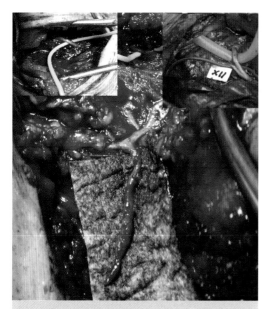

图21.5　面内直接转位缝合(左上方插图示咬肌神经，右上方插图示舌下神经的下行分支)

移位过程必须非常精细，不能损伤面神经管内没有神经外膜的面神经。然后在二腹肌嵴会出现一个操作难点，这里的肌筋膜连接纤维很难解剖。一旦面神经出了茎乳孔，它通向耳后肌的第一个分支需要被离断，然后游离远端残端，通过骨隧道到达舌下神经襻的区域。

舌下神经远离正中位置的情况并不少见，最重要的是要用4-0缝线吻合受体和供体神经外膜，使它们在没有张力的情况下合拢。

作者发现没有必要中断舌下神经[31,32]。神经外膜和内膜上的一个小开口足以放置受体面神经的末梢，这样并不会严重干扰舌下神经运动轴突功能。2006年，该技术的一项手术改进被发表，文章展示了用这种方法所取得的优异结果[33]。

其结果显示，术后面部平衡良好，几乎没有运动障碍。病例术后均 H-B 分级 Ⅱ / Ⅲ 级，获得 100% 良好疗效，因为患者不需要应用肉毒杆菌来治疗面部肌肉运动障碍。此外，患者舌功能完全正常，半数病例的眼轮匝肌功能良好，眼睑配重植入物可以去除。

显然，正如本章前面所述，笑或哭的情绪反应不在疗效观察范围。在极端情况下（强烈的情绪），尽管面神经得到了良好的修复，但面部表情肌的功能仍有缺陷。

一般而言，在休息时恢复良好的对称性肌肉张力所需时间为术后 5 个月，峰值最早为 3 个月。可以将适应证扩大到神经外科的晚期转诊病例（18~24 个月），但需要谨慎处理，此类患者可能无法获得预期良好和可靠的结果。然而，由于手术的安全性和不需要额外切口来获取移植物，对晚期病例可以稍微大胆一点。

当然，在失败的情况下，人们仍然可以采取自由皮瓣或肌肉移位手术[27,34,35]。

咬肌—面神经吻合术 (9 例)

为了保证患者的情绪反应，作者尝试了一种新的治疗方法，即咬肌—面神经移植。

咬肌神经的使用并不新鲜。Goldberg 等[36] 和 Manktelow 等[37] 分别认为咬肌神经是游离皮瓣的有力供体。他们建议将其用于先天性默比乌斯病例和成人的笑脸重建。

Spira[38]、Bermudez 等[39]、Coombs 等[40] 和 Faria 等[41] 也描述了应用支配

咬肌的运动神经进行面神经直接修复的方法。

然而，如果手术在面神经的颅外部分进行，就像目前报道的经验那样，仍然需要植入移植物。

作者对 2 例颅外区移植患者进行了手术，但结果比舌下—面神经跨跃移植更差。在其他患者中，作者采用乳突下中颅窝入路合并颞内移位，整个过程也被称为岩面—咬肌神经移位。

咬肌神经的分离需要一个平行于颧骨上根的切口。将咬肌从颧弓自后方向前逐渐分离。在内侧肌腱附近，全层横过咬肌后，在颧骨后下部深部可发现咬肌血管和神经。神经可以分离并进行移位准备。咬肌神经的远端解剖显示有分叉，其他小分支在此处分出。在早期，术者可能为了保护部分咬肌功能而仅仅使用咬肌神经的一个分支作为供体。但这是不必要的，因为没有手术患者出现咀嚼困难。而且，整个咬肌神经的横截面与需吻合的面神经更为匹配。

这项技术的细节同样在于神经颞内移位，包括在茎乳孔出口的耳后分支切开（图 21.6）。

不同之处在于供体和受体神经相对容易缝合，而不需要 Tsuge 减张缝合。然而，由于另一个原因，对患者的选择必须更加准确。

颅底手术后，舌下神经几乎不受累。恰恰相反，三叉神经通常位于肿瘤区域，有时会受到严重的手术干扰。如果患者面部感觉减退和（或）颞肌、咬肌萎缩，其

可能不太适合这个手术（图 21.7）。在 3 次手术中，作者不得不停下来，改为舌下—面神经移位方案，因为即使在神经刺激器强度设置为 3 mA 下，咬肌神经也表现出非常微弱的反应。正常情况下，0.3 mA 的刺激就可以引起咬肌的强烈收缩，这是目前进行该手术方案评估的先决条件。

患者 H-B 评分 Ⅱ 和 Ⅲ 级，表明该方法的结果非常好（图 21.8）。

有 2 例患者能够获得额肌的神经再支配，这是他们过去从未获得过的目标（图 21.9）。

然而，同样使用这种技术，尽管顾及了静态和主动的面部运动，情绪反应仍然是有缺陷的。

混合技术 (2 例)

在某些特定的情况下，人们会尝试混合型的神经修复[42]。

作者对双移位术有一定的经验，但经验有限，如上面部用咬肌神经修复，下面

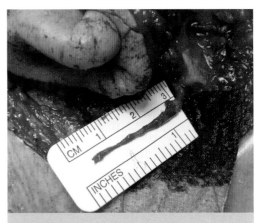

图21.6　乳突切除后的面神经(尺子上数字3附近的是耳后神经切面残端)

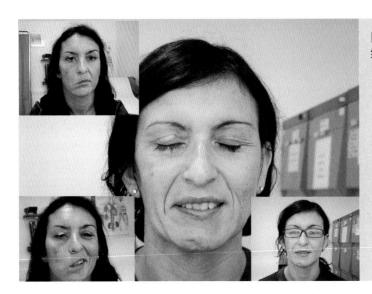

图21.7　咬肌—面神经吻合失败结果：咬肌神经强度稍差

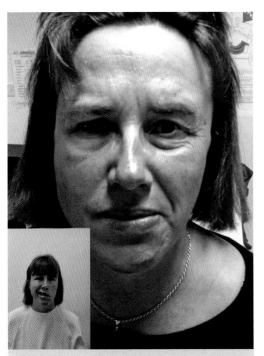

图21.8　咬肌—面神经颞内移位直接吻合效果良好

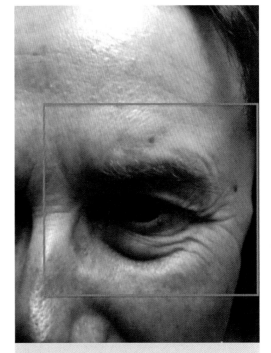

图21.9　额肌的恢复情况(咬肌面神经颞内移位)

部由舌下神经修复。

　　哪些患者是这种神经移植的合适人选呢？

　　这些患者由于各种原因，最好不要打开乳突区，更广泛地说，不要打开耳后区。我们主要处理的是由于乳突感染或脑脊液漏继发的严重粘连。特别是上述情况下需要特殊治疗的时候，如二期手术、延长腰椎置管外部引流或抗菌治疗时间。

若面神经的解剖结构表现为乳突外一个短的主干，而后分成长的初级分支，初级分支远端再发生较少分支时，很有可能通过咬肌—面神经移位直接缝合上面部支配支。

在下面部区域，非舌下神经直接面部移植是很少可能的。即便无法完成，需要准备的移植物也比较短。手术结果显示，修复后静息状态效果良好；但由于是双重移植，主动意志控制需要更多的康复训练，而情绪反应仍然是不尽如人意的（图21.10）。

21.2.6 修复时机

一般来说，如果我们确定神经断裂中断，越快修复越好。

一个经典的令人烦恼的问题是，随着显微外科技术的改进，有种情况不少见，即面神经完全麻痹但保留了面神经的解剖结构。特别是在听神经瘤患者中，对术中情况的详细了解对于计划以后的治疗策略至关重要。

在6个月的间隔期间，50%的患者表现出一些临床或肌电图（EMG）恢复的迹象。在医源性损伤后6~9个月，另有25%的患者出现神经再支配。

9个月后，单个病例的恢复报道较为罕见，坏消息是剩下的25%将永远无法恢复。

在解剖结构存在的面神经肌电图上没有反应的情况下，我们目前的态度是1年后进行手术，尽量不要超过18个月，以达到最大的效果。

事实上，岩骨内移位可达到直接缝合

并将手术时间的限制缩短了3~4个月。在一些报道中，也有神经损伤后2年进行神经外科修复手术的病例，这应该是手术时机的最大期限，但并不建议在这个极端的期限内完成，因为手术结果肯定更差。

21.2.7 颅底骨折后面神经麻痹（82例）

严重颅底骨折后面神经麻痹有2种表现形式：早期麻痹和迟发性麻痹。迟发性麻痹非常特殊，因为它可以发生在创伤后20 d。其病理生理学原因尚未明确。一般来说，神经离断后，神经外科医生可以提供帮助，而轴索断裂损伤可以自行恢复。

出于上述考虑，在迟发性面神经麻痹病例中学者从未提出手术的适应证。

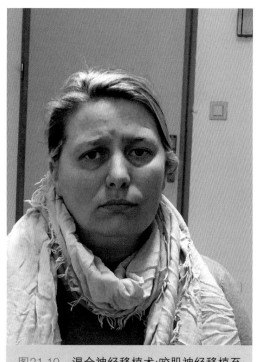

图21.10　混合神经移植术：咬肌神经移植至上面部，舌下神经移植至下面部

在一组 42 例患者中，早期瘫痪患者中 5% 的面神经中断或严重损伤伴有面神经的破坏[43]。这种情况经常发生在岩骨横断穿过耳囊时，伴有严重的前庭症状和耳聋。相反，迟发性麻痹或早期面部麻痹显示出快速恢复的迹象，多与岩骨的纵向骨折有关，而不是横过面神经管的骨折。

神经电图（ENoG）在纵向和横向岩骨骨折中分别显示神经出现中度或重度损伤。

作者建议伤后 3 个月手术治疗的适应证包括：出现完全性早期麻痹，没有肌肉神经再支配的迹象；合并横向岩骨骨折，没有神经肌电图反应，并有严重的前庭和听神经损害。

存在纵向骨折和无耳部症状时，即使 ENoG 和 EMG 显示相同的结果，仍然建议在伤后 9 个月确认没有任何恢复的迹象时才考虑手术治疗。

21.2.8 核外周性瘫痪（4 例）

这些都是非常特殊和令人沮丧的情况。尽管面神经完整，但面神经麻痹无疑又是周围型的。

典型病例为后颅窝中线肿瘤，如室管膜瘤（3 例）和蝶岩斜脑膜瘤（1 例），出现基底动脉穿支痉挛导致球脑桥交替综合征及周围型面神经麻痹。

通常，由于这种疾病的特殊性质，尽管面部活动非常微弱，但有一些神经元细胞存活下来，并可确保做出情绪反应。目前对这类情况缺乏足够的经验，也不能确定确切的时间。此外，这些病例中有许多是后来转诊而来的。一般来说，作者倾向

于保留有价值的情感反应，尽管非常微弱，在此基础上可增加通过 Labbé 手术进行颞肌移位[44]。

在该技术中，将颞肌的后半部分与颅骨分离，肌肉的远端从下颌骨的冠状突获取（图 21.11）。颞肌可以向下面部移动，经过颧弓下方，保留神经血管蒂。远端肌腱被适当地连接到口轮匝肌上，手术过程中，用神经刺激器对移位的活动性进行双重检查。

该手术效果良好，保留了面部神经的剩余功能。有报道在某些情况下，颞肌邻近的面神经可发出微小分支支配颞肌[45]。

21.3 总结

- 面神经重建的三大目标是静态、主动、情感反应。

- 最好的手术效果应该是情绪反应恢复良好，这要求面神经得到解剖修复，将面神经的近端残端缝合到远端残端，神经吻合的要求是无张力缝合。如有必要，可在不影响结果

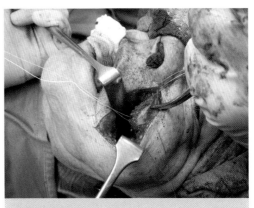

图21.11 Labbé 技术。将颞肌远端移位至下颌骨冠状突水平，固定于口轮匝肌上

的情况下应用移植物桥接。

- 如果近端神经不可用，就必须使用与面神经不同的供体进行神经移位。最常用的是舌下神经。

- 舌下神经在不同时期有不同的应用。目前可用的最佳技术是跨跃式移植技术，需要采取颅外入路，以及颞内移位，需要颞骨解剖方面的专业知识，避免了对舌功能的影响。

- 颞内移位不需要移植物，缩短了神经再支配的时间，然而，其结果与舌下—面神经移植技术没有显著差异。这2种技术都提供了非常好的结果[29,46]。

- 当三叉神经完整时，可以考虑咬肌—面神经移植。这是一种很有前景的技术，治疗效果令人满意，作者还报道了应用该技术恢复患者额部肌肉的病例。然而，情绪反应仍然无法达到。

- 尽管有可能恢复情绪反应，但面—面交叉吻合技术的结果非常令人失望。我们不能绝对地说它不能起作用，必要条件是在面部健全侧选择一个直径够大的冗余分支作为供体，并且伤后到接受手术的间隔期要短。

- 一般来说，如果神经被横断，越快修复越好。

- 当修复手术时机不明确或存在争论时，如听神经瘤术后面神经解剖结构被保留，作者通常在患者受伤1年后且肌电图显示无恢复时才进行重建手术。

- 在颅底骨折病例，出现早期完全性面瘫，EMG/ENoG无反应，岩骨横形骨折，以及前庭–听觉功能受损时，提

示早期探查面神经管内面神经。

- 岩状骨纵向骨折和内耳功能正常者建议等待6~9个月，在肌电图上观察神经再支配迹象。

- 创伤后迟发性面神经麻痹的神经结构通常具有明显的连续性，不需要进行探查手术。

- 核性面神经麻痹是一种少见的神经元性面神经麻痹。然而，在计划切断和神经修复术前需要相当谨慎。因为神经通常是连续的，有可能因神经再支配而恢复功能。

参考文献

[1] Guntinas-Lichius O, Straesser A, Streppel M. Quality of life after facial nerve repair. Laryngoscope. 2007; 117(3):421–426

[2] Guntinas-Lichius O, Streppel M, Stennert E. Postoperative functional evaluation of different reanimation techniques for facial nerve repair. Am J Surg. 2006; 191(1):61–67

[3] House JW, Brackmann DE. Facial nerve grading system. Otolaryngol Head Neck Surg. 1985; 93(2):146–147

[4] Twerski AJ, Twerski B. The emotional impact of facial paralysis. In: May M, ed. The Facial Nerve. New York, NY: Thieme Inc; 1986:788–794

[5] Labbè D, Bussu F, Iodice A. A comprehensive approach to long-standing facial paralysis based on lengthening temporalis myoplasty. Acta Otorhinolaryngol Ital. 2012; 32(3):145–153

[6] Dott NM. Facial paralysis; restitution by extra-petrous nerve graft. Proc R Soc Med. 1958; 51(11):900–902

[7] Brenner E, Schoeller T. Masseteric nerve: a

possible donor for facial nerve anastomosis? Clin Anat. 1998; 11(6):396–400

[8] Fournier HD, Denis F, Papon X, Hentati N, Mercier P. An anatomical study of the motor distribution of the mandibular nerve for a masseteric-facial anastomosis to restore facial function. Surg Radiol Anat. 1997; 19(4):241–244

[9] May M. Anatomy of the facial nerve for the clinician. In: May M, ed. The Facial Nerve, New York, NY: Thieme Inc; 1986:21–61

[10] Tubbs RS, Loukas M, Shoja MM, et al. The nerve to the mylohyoid as a donor for facial nerve reanimation procedures: a cadaveric feasibility study. J Neurosurg. 2007; 106(4):677–679

[11] Anderl H. Reconstruction of the face through cross-face-nerve transplantation in facial paralysis. Chir Plastica (Berlin). 1973; 2(1):17–45

[12] Terzis JK. The "baby-sitter" principle: experience and results in 25 cases. In: Stennert ER, Kreutzberg GW, Michel O, Jungehülsing M, eds. The Facial Nerve. Berlin: Springer; 1994:S393

[13] Coleman CC, Walker JC. Technic of anastomosis of the branches of the facial nerve with the spinal accessory for facial paralysis. Ann Surg. 1950; 131(6):960–968

[14] Arai H, Sato K, Yanai A. Hemihypoglossal-facial nerve anastomosis in treating unilateral facial palsy after acoustic neurinoma resection. J Neurosurg. 1995; 82(1):51–54

[15] Donzelli R, Motta G, Cavallo LM, Maiuri F, De Divitiis E. One-stage removal of residual intracanalicular acoustic neuroma and hemihypoglossal- intratemporal facial nerve anastomosis: technical note. Neurosurgery. 2003; 53(6):1444–1447, discussion 1447–1448

[16] Fernandez E, Pallini R, Palma P, Lauretti L.

Hypoglossal-facial nerve anastomosis. J Neurosurg. 1997; 87(4):649–650, author reply 650–652

[17] Arndt S, Maier W, Schipper J, Ridder GJ. Reanimation of facial nerve after skull base surgery by anastomosis with the ansa of the hypoglossal nerve. Otolaryngol Head Neck Surg. 2004; 131(8):267

[18] Asaoka K, Sawamura Y. Hypoglossal-facial nerve side-to-end anastomosis. J Neurosurg. 1999; 91(1):163–164

[19] Cusimano MD, Sekhar L. Partial hypoglossal to facial nerve anastomosis for reinnervation of the paralyzed face in patients with lower cranial nerve palsies: technical note. Neurosurgery. 1994; 35(3):532–533, discussion 533–534

[20] Hammerschlag PE. Facial reanimation with jump interpositional graft hypoglossal facial anastomosis and hypoglossal facial anastomosis: evolution in management of facial paralysis. Laryngoscope. 1999; 109(2, Pt 2) Suppl 90:1–23

[21] Luxford WM, House JR III. Hypoglossal facial anastomosis. In: Brackmann DE, Shelton C, Arriaga MA, eds. Otology & Neurotology. Philadelphia, PA: WB Saunders Comapny; 1994:742–747

[22] Mori K, Nakao Y, Yamamoto T, Okuma Y, Osada H, Esaki T. Partial (one-third) side-to-end hypoglossal-facial anastomosis ensures facial reanimation without tongue dysfunction. Neurosurg Q. 2007; 17: 180–184

[23] Atlas MD, Lowinger DSG. A new technique for hypoglossal-facial nerve repair. Laryngoscope. 1997; 107(7):984–991

[24] Darrouzet V, Guerin J, Bébéar JP. New technique of side-to-end hypoglossal- facial nerve attachment with translocation of the infratemporal

facial nerve. J Neurosurg. 1999; 90(1):27–34

[25] Sawamura Y, Abe H. Hypoglossal-facial nerve side-to-end anastomosis for preservation of hypoglossal function: results of delayed treatment with a new technique. J Neurosurg. 1997; 86(2):203–206

[26] May M, Sobol SM, Mester SJ. Hypoglossal-facial nerve interpositional- jump graft for facial reanimation without tongue atrophy. Otolaryngol Head Neck Surg. 1991; 104(6):818–825

[27] Rubin LR. Temporalis and masseter muscle transposition. In: May M, ed. The Facial Nerve, New York, NY: Thieme Inc; 1986:665–679 Facial Nerve Palsy: Indications and Techniques of Surgical Repair 182 © 2018 by Georg Thieme Verlag KG

[28] Godefroy WP, Malessy MJA, Tromp AAM, van der Mey AGL. Intratemporal facial nerve transfer with direct coaptation to the hypoglossal nerve. Otol Neurotol. 2007; 28(4):546–550

[29] Martins RS, Socolovsky M, Siqueira MG, Campero A. Hemihypoglossalfacial neurorrhaphy after mastoid dissection of the facial nerve: results in 24 patients and comparison with the classic technique. Neurosurgery. 2008; 63(2):310–316, discussion 317

[30] Rebol J, Milojković V, Didanovič V. Side-to-end hypoglossal-facial anastomosis via transposition of the intratemporal facial nerve. Acta Neurochir (Wien). 2006; 148(6):653–657, discussion 657

[31] Koh KS, Kim J, Kim CJ, Kwun BD, Kim SY. Hypoglossal-facial crossover in facial-nerve palsy: pure end-to-sideanastomosis technique. Br J Plast Surg. 2002; 55(1):25–31

[32] Viterbo F, Teixeira E, Hoshino K, Padovani CR. End-to-side neurorrhaphy with and without perineurium. Sao Paulo Med J. 1998; 116(5):1808–1814

[33] Ferraresi S, Garozzo D, Migliorini V, Buffatti P. End-to-side intrapetrous hypoglossal-facialanastomosis for reanimation of the face. Technical note. J Neurosurg. 2006; 104(3):457–460

[34] Asato H, Harii K, Takushima A. Smile reconstruction using one-stage transfer of the latissumus dorsi muscle. Op Techn Plast Reconstr Surg. 1999; 6(3):197–203

[35] Harii K. Microneurovascular free muscle transplantation for reanimation of facial paralysis. Clin Plast Surg. 1979; 6(3):361–375

[36] Goldberg C, DeLorie R, Zuker RM, Manktelow RT. The effects of gracilis muscle transplantation on speech in children with Moebius syndrome. J Craniofac Surg. 2003; 14(5):687–690

[37] Manktelow RT, Tomat LR, Zuker RM, Chang M. Smile reconstruction in adults with free muscle transfer innervated by the masseter motor nerve: effectiveness and cerebral adaptation. Plast Reconstr Surg. 2006; 118(4):885–899

[38] Spira M. Anastomosis of masseteric nerve to lower division of facial nerve for correction of lower facial paralysis. Preliminary report. Plast Reconstr Surg. 1978; 61(3):330–334

[39] Bermudez LE, Nieto LE. Masseteric-facial nerve anastomosis: case report. J Reconstr Microsurg. 2004; 20(1):25–30

[40] Coombs CJ, Ek EW, Wu T, Cleland H, Leung MK. Masseteric-facial nerve coaptation–an alternative technique for facial nerve reinnervation. J Plast Reconstr Aesthet Surg. 2009; 62(12):1580–1588

[41] Faria JCM, Scopel GP, Ferreira MC. Facial reanimation with masseteric nerve: babysitter or permanent procedure? Preliminary results. Ann Plast Surg. 2010; 64(1):31–34

[42] Klebuc MJA. Facial reanimation using the masseter-to-facial nerve transfer. Plast Reconstr Surg. 2011; 127(5):1909–1915

[43] Ferraresi S, May M, et al. Unpublished – oral presentation at the International Conference on Recent Advances in Neurotraumatology. Riccione, Italy September 8–11, 1996

[44] Labbé D, Hamel M, Bénateau H. Lengthening temporalis myoplasty and transfacial nerve graft (VII-V). Technical note. Ann Chir Plast Esthet. 2003; 48(1):31–35

[45] Rubin LR. Rehanimation of the paralyzed face using the contiguous facial muscle technique. Op Techn Plast Reconstr Surg. 1999; 6(3):167–173

[46] Campero A, Socolovsky M. Facial reanimation by means of the hypoglossal nerve: anatomic comparison of different techniques. Neurosurgery. 2007; 61(3) Suppl:41–49, discussion 49–50

22 良性周围神经肿瘤

作者　José Fernando Guedes-Corrêa, Francisco JoséLourenco Torrão,
　　　Jr., Daniel Barbosa
译者　金祥兵　许凯

摘要

周围神经肿瘤（PNT）表现为周围神经神经干和丛的肿瘤形成。良性周围神经肿瘤（BPNT）包括很多不同病理类型的病变，占周围神经肿瘤的绝大部分。良性周围神经鞘瘤（BPNST）通常包括神经鞘瘤和神经纤维瘤。它们可能独立出现，也可能与不同类型的神经纤维瘤并存。非神经鞘来源的影响周围神经的良性肿瘤较少见。PNT 的临床表现可能是无症状的或表现为疼痛、神经功能缺损和与肿块占位效应相关的非特异性症状。磁共振成像是诊断、评价和制订治疗计划的主要影像学检查手段。临床和影像学特征可用于良恶性肿瘤的鉴别诊断。对于可疑的 BPNT 活检应该慎重，只有在手术切除后才有可能得到明确的诊断。治疗方案的选择必须考虑肿块是否有症状以及潜在的恶变风险。对于有症状或无症状的 PNT，手术切除是最安全的选择。切除可疑 BPNT 的手术技术应考虑肿块的位置和大小，以及恶性肿瘤的可能性。显微外科技术和术中神经电刺激辨认功能神经纤维是十分必要的，目的是在不损伤功能束的情况下完成手术切除。大多数患者术后疼痛明显减轻，感觉运动障碍改善。然而，在随访中也可能出现疼痛和神经功能障碍的发展或恶化。复发率可能因 BPNT 的不同类型和诱

发条件而异。

22.1 简介

邻近周围神经的肿块生长可视为周围神经肿瘤（PNT）。这些相对少见的肿块可能是良性的（如神经鞘瘤或神经纤维瘤），也可能是恶性的[1]。它们通常是自发出现的，但也与 1 型或 2 型神经纤维瘤病（NF1、NF2）或神经鞘瘤病有关[2-4]。

在本章中，我们将重点讨论良性肿块，其包括了绝大多数周围神经肿瘤病变。良性 PNT（BPNT）是一组异质性病变[5,6]，这些肿瘤可以是神经鞘内的［良性周围神经鞘瘤（BPNST）］或神经鞘外的（非神经鞘来源的良性肿瘤）[1,7]。对 213 例神经源性肿块的调查显示，良性外周神经鞘瘤 190 例（89.2%），恶性外周神经鞘肿瘤 23 例（10.8%）[8]。

22.2 类型和命名

不同类型的 PNT 具有不同的特性。BPNST 比非神经源性肿块更常见[9~11]。在本章中，我们将讨论 BPNST 的亚型和非神经鞘起源的良性肿瘤。

22.2.1 良性周围神经鞘肿瘤
神经鞘瘤

神经鞘瘤（也被称为施万细胞瘤）是

非 1 型神经纤维瘤病（NF1）患者中最常见的周围神经肿瘤类型[2,5,6,11]。它们通常是施万细胞起源的边界清楚的有包膜肿块。这些肿瘤起源于单个神经根或周围神经束，并以一种偏心的方式生长，逐渐推移受累的神经束和邻近的结构[12,13]。神经鞘瘤的特征是退行性变，由致密梭形细胞为主的 Antoni A 区和以低细胞密度与微囊性病变构成的 Antoni B 区混合而成，富含巨噬细胞和胶原纤维[6,12,14]。由纤维状核心（Verocay 小体）构成的栅栏状结构是常见的特征[15]。虽然以前有报道，但通常认为不存在瘤内轴突[16]。通过免疫组织检测，这些肿瘤典型的表现为 S100 蛋白的弥漫性高表达[12,13]。

在大多数情况下，神经鞘瘤为偶发实体性肿块（图 22.1）。然而，它们也被视为复杂疾病的一部分，如 2 型神经纤维瘤病（NF2）、神经鞘瘤病、Carney 综合征，以及一种以多发性神经鞘瘤、痣和阴道平滑肌瘤为特征的综合征[3,17~19]。这些肿瘤与 1 型神经纤维瘤病（NF1）无关。神经鞘瘤和 NF2、神经鞘瘤病的关系将另

行讨论主要病理变异包括细胞型、黑色素型和丛状型神经鞘瘤[12]。细胞型神经鞘瘤是一种相对少见的类型，主要由 Antoni A 区组成，有丝分裂活性强，偶尔有局部破坏行为[12,13]，缺乏 Verocay 体，仅显示很小的 Antoni B 区（不到肿瘤总面积的10%）[12,13]。黑色素型神经鞘瘤是一种罕见的神经鞘瘤[12]。其特征是肿瘤细胞中有明显的黑色素沉着，可见黑色素吞噬体和具有不均一细胞核的上皮样细胞，它们通常不存在 Verocay 体微囊结构或良好的包膜[12,15]。这一类型需要与其他产黑色素的肿瘤相鉴别。在此有必要提及砂粒性黑色素神经鞘瘤（一种圆形、层状钙体的亚型，称为砂粒性结节）的存在，它是 Carney 综合征（一种罕见的多发性肿瘤综合征）的重要诊断标准之一，与其他亚型神经鞘瘤不同，这一亚型可能发生恶变，需要引起注意[14]。

丛状神经鞘瘤是一种罕见的、缺乏明确边界的肿瘤亚型，通常由 Antoni A 区组成。其主要表现为丛状内向生长模式，通常具有多结节性[12,13]。该亚型与神经鞘

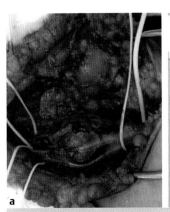
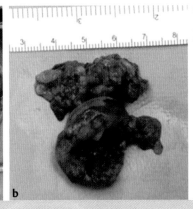
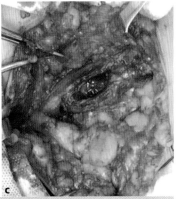

图22.1　右坐骨神经神经鞘瘤。a.原位肿瘤的术中所见。b.手术标本。c.术后腔隙

瘤易感综合征（如 NF2、神经鞘瘤病）之间相关性较弱[12]。与丛状神经纤维瘤相反，它们很少发生恶变。

还有一种被称为"退变性神经鞘瘤"。在长期存在的神经鞘瘤中观察到其病理特征以退行性改变为主，包括如核多形性、血管玻璃样变、出血、囊性改变、局灶性坏死和钙化等，可称为"老年神经鞘瘤"[14]。

神经鞘瘤、2 型神经纤维瘤（NF2）和神经鞘瘤病

NF2 是一种常染色体显性遗传综合征，出生时发病率约为 1/25 000[20]。患者容易出现神经系统的多发肿瘤[17]。这些患者有较高的风险发展为多发性神经鞘瘤，病变涉及神经根、神经丛或周围神经与双侧前庭神经肿瘤。与 NF2 相关的 BPNST 很少发生恶变。

神经鞘瘤病是 NF 的第三种主要表现形式，其特征是多发性非皮内神经鞘瘤，没有 NF2 中典型的双侧前庭神经鞘瘤存在[19]。这类患者大多表现为单个或多个周围神经鞘瘤。它们在所有接受神经鞘瘤切除的个体中占重要比例[3]。虽然之前有报道少数患者发生恶变，但仍需要更多的数据来了解神经鞘瘤病患者恶变风险的大小[21]。

神经纤维瘤

神经纤维瘤是最常见的良性周围神经鞘瘤（PNST）[6,9]。它们起源于施万细胞谱系，具有一个界限清楚的神经内病变或呈弥漫性浸润生长模式[12]。这些肿瘤由普通神经细胞（施万细胞、成纤维细胞）和神经束膜样细胞组成，与神经纤维穿插在一起，嵌在黏液样基质中，可以识别进入和离开肿瘤的单个或多个神经束[2]。轴突与肿瘤同时存在这一事实对于区分神经纤维瘤与神经鞘瘤很重要[2]。

虽然有几个病例与 1 型神经纤维瘤病（NF1）有关，但大部分神经纤维瘤是偶发的[2,6]。神经纤维瘤与 NF1 的关系将另行讨论。

神经纤维瘤按生长结构的不同分为局灶性、弥漫性、丛状和块状几个亚型。最常见的是局限性皮肤神经纤维瘤[12]，呈小结节性肿块，起源于细小皮神经[12,15]。局灶性神经内神经纤维瘤是较深的局灶性病变，可能累及大的周围神经或神经丛，通常导致神经干梭形扩张[12]。此外，第二种比较常见的弥漫性神经纤维瘤亚型的特征是头部和颈部的片状增大软组织影[6,15]。

丛状神经纤维瘤是一种非离散的多结节、扭曲、细长的肿块，其特征是累及多个邻近神经束或神经丛（图 22.2）[12,15]。它们的外表被形容为"一袋虫子"[6]。这是一种罕见的偶发性病变，有可能发生恶变[12]。组织学上，常可观察到类似于上述 2 种神经纤维瘤亚型的混合型[12]。巨大的软组织内神经纤维瘤十分罕见，其特征为软组织及骨骼肌内体积巨大的、弥漫性浸润，常造成局部或单侧肢体肿大[13]。最后提到的 2 种神经纤维瘤亚型几乎总是与 NF1 相关[15]。

非典型神经纤维瘤或具有老化改变的神经纤维瘤所表现出的不寻常的特征是合并细胞增多（细胞性神经纤维瘤的特征）

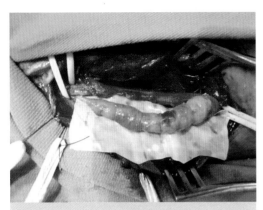

图22.2　1型神经纤维瘤病患者中位神经丛状纤维瘤

和退化性细胞异型的显著束状生长，常引起对恶性肿瘤的怀疑[12,15]。在神经纤维瘤中，其他非常罕见的形态学发现包括腺分化、骨化和黑色素的存在[12]。

神经纤维瘤和1型神经纤维瘤

NF1是一种常染色体显性遗传病，具有完全外显率，出生发病率为1/2 600~1/3 000[22]。诊断为NF1的患者出现不同类型神经纤维瘤的风险明显更高[2,23]。此外，任何类型的2个或2个以上神经纤维瘤或1个丛状神经纤维瘤的存在都被纳入NIH（美国国立卫生研究院）对该综合征的诊断标准（其中2个临床特征对于诊断是必要且充分的）[24]。在一项全身成像研究中，40%的NF1患者显示出丛状肿瘤[25]。

尽管它很少发生在孤立的神经纤维瘤中，但神经纤维瘤的恶性转化在NF1患者中并不少见[26]。MPNST是一种具有侵袭性的肿瘤，被认为来源于周围神经或良性周围神经肿瘤恶变[12]，特别是见于具

有侵袭性或替代性生长模式的丛状神经纤维瘤病中。可能由于这种相关性，NF1患者中出现MPNST的比例是2%~5%，而在健康人群中仅为0.001%[23,27]。

神经束膜瘤

由神经束膜细胞组成的PNT称为神经束膜瘤，是罕见的良性肿瘤，可以混淆许多良性和恶性软组织病变[28]。神经束膜瘤与NF无关，但可能是恶性周围神经肿瘤的来源[29]。

免疫组织化学和（或）超微结构证实的神经束膜细胞分化是这类肿瘤必要的诊断指标。它们对上皮膜抗原（EMA）和claudin-1呈阳性，对S100和神经丝呈阴性，表明它们起源于神经束膜细胞[28]。EMA的免疫反应性和S100的免疫反应性的缺乏使神经束膜细胞得以辨认，与神经鞘瘤相反，神经束膜细胞通常环绕神经束。

它们可分为2种主要形式：一种是罕见的神经内神经束膜瘤，另一种是较为常见的神经外软组织神经束膜瘤[12]。神经内神经束膜瘤似乎最常侵扰20~40岁的青壮年患者，并沿主要神经路径呈梭形肿块生长，可伴有神经功能缺损和（或）占位效应[28]。相反，神经外软组织神经束膜瘤通常无症状，似乎多见于中年人，女性发病率稍高于男性[28]。

混合神经鞘瘤

混合神经鞘瘤是一种罕见的具有多种神经鞘肿瘤组织学特征的实体肿瘤（图

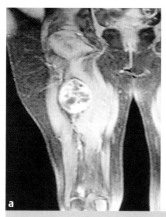
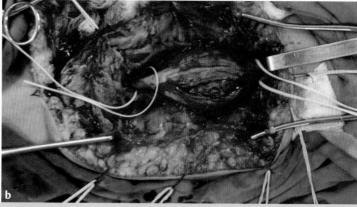

图22.3　右侧坐骨神经混合神经纤维瘤/神经鞘瘤。a.磁共振成像。b.术中大体观

22.3）[30]。它们可以是单发的也可以是多发的，同其他类型的PNST患者的表现一致。

最常见的类型是混合神经鞘瘤/神经束膜瘤[30]。免疫组化对不同蛋白双染显示S100和ema阳性细胞交替构成平行层，同一细胞表达不同抗原，没有重叠[31]。据报道，这些肿瘤的大小可达17.5cm。它们通常发生在真皮和皮下，在解剖部位上分布很广，但通常发生在四肢[31]。

混合型神经鞘瘤，尤其是混合型神经纤维瘤/神经鞘瘤，在神经鞘瘤病患者中很常见，也显示与NF1或NF2有关[32]。

真皮成熟神经鞘黏液瘤

在许多情况下，过去这种肿瘤类型由于不明确病理标准和不清楚具体细胞来源，常被认为是神经鞘黏液瘤的范畴。目前，真皮成熟神经鞘黏液瘤被认为是一种罕见的良性周围神经肿瘤，比神经鞘黏液瘤罕见得多。

该类型肿瘤可累及真皮及真皮下，肿瘤周围可见纤维边界及丰富的黏液样基质。施万细胞似乎是主要构成成分[33]。免疫组化染色显示真皮成熟神经鞘黏液瘤S100、GFAP阳性，提示其起源于施万细胞[33]，轴突只出现散在病变。由于这些特点，成熟神经鞘黏液瘤被怀疑与神经鞘瘤有关。

真皮成熟神经鞘黏液瘤是典型的单发、浅表、无痛的多结节性肿块，直径为0.5~2.5cm，位于肢体远端[33]。它们可以在数年内缓慢增长，在40岁左右出现发病率高峰。

神经节瘤

神经节瘤是由交感神经节细胞产生的罕见肿瘤。它们是大的、生长缓慢的包膜性肿瘤，组织学上由成熟的神经节细胞（神经元）、轴突、卫星细胞、施万细胞和纤维间质组成[13]。与神经鞘瘤和神经纤维瘤不同，肿瘤不是由施万细胞产生的，而是由神经元（事实上是它们的轴突）产生的。

这种情况在年轻女性中更为常见，在交感神经链的任何地方都可能发生。纵隔、腹膜后和肾上腺是常见的部位[34]。虽然通常无症状，但由于局部占位效应，它们也可能产生特定的症状。在某些病例中也有恶变的报道。

血管网状细胞瘤

血管网状细胞瘤无论在近端神经根或周围神经中都很少见。关于周围神经发现血管网状细胞瘤只有为数不多的病例报道[25]。尽管这种类型的肿瘤通常与 Von Hippel–Lindau 综合征有关，但大多数病例似乎是零星散发的。

它们倾向于外向性生长，甚至超出其来源的神经外膜表面。与中央血管网状细胞瘤相似，病理学由空泡化的基质细胞组成，这些细胞分布在高度成熟的毛细血管周围[35]。

由于血管网状细胞瘤的血管性质，这些肿瘤在手术中大出血的风险增加[35]。因此，在鉴别诊断中不应遗漏。

22.2.2 非神经鞘源性良性肿瘤

几种不同类型的非神经鞘来源的良性肿瘤可影响周围神经。在这一章中，我们将讨论硬纤维瘤和神经鞘黏液瘤的特征，这是这类肿瘤中最常见报道的类型[36,37]。

硬纤维瘤

本病也称为侵袭性纤维瘤病，硬纤维瘤很少影响神经[38]。这些肿块通常是纤维组织的硬块，对神经的影响通常由继发效应引起[36]。

肌肉或筋膜通常是这些浸润性肿瘤的起源部位[7]。通常表现为疼痛性肿块，累及近端和躯干[36]。一旦这些肿瘤累及神经，就会发生局灶性感觉运动障碍[36]。

神经鞘黏液瘤

"神经鞘黏液瘤"这个名称是用来指包括细小皮神经在内的各种病理变化的浅表肿瘤。与成熟神经鞘黏液瘤相反，免疫组化显示神经鞘黏液瘤 S100 染色阴性，这表明它们不是施万细胞来源[37]。这2种不同的临床实体在过去被错误地认为是同一类型。此外，二者 EMA 免疫组化染色也均呈阴性，表明它们也不是神经束膜细胞起源。

这些肿瘤发生于真皮，由巢状和束状上皮样细胞和梭形细胞组成。不能观察到结构良好的包膜。神经鞘黏液瘤与成熟神经鞘黏液瘤不同，前者更容易发生在儿童和青年女性的上肢、头部、颈部[37]。

22.3 临床表现

PNT 的临床表现包括从无症状的肿块生长到与局部肿块效应、周围组织受累或直接神经侵犯相关的非特异性体征和症状[5,39]。在 NF1、NF2 或神经鞘瘤病的情况下可观察到更特异的临床表现[3,4,18]。

第一步是评估软组织肿块是否具有 PNT 的特征（图 22.4），还有注意肿块是否出现在周围神经或神经丛的走行区，Tinel 征的出现可以帮助诊断。在一些已发表的系列文章中，Tinel 征阳性在神经肿瘤中的发生率为 25%~97%[2,5]。在我们的经验中，95% 的 PNT 患者表现出

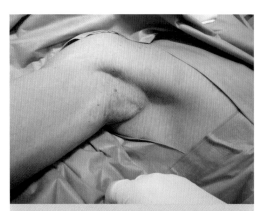

图22.4 一例NF1患者，丛状神经纤维瘤表现为一个右腋窝肿块。在其他地方进行的切口活检也可以观察到瘢痕

Tinel 征阳性。虽然很明显，这种特征不能用于鉴别不同亚型的PNT，但我们的经验与一些作者的观点是一致的，即 Tinel 征对提高 PNST 在临床检查中的鉴别诊断非常有用[5,10]。

PNT 的临床表现也可能因类型的不同而有不同的特点[1,5]。在对比良性或恶性神经源性肿瘤时有一些显著特征有利于二者的鉴别诊断[40]。虽然没有可靠的临床标准区分良性和恶性 PNT，几个特征指向一个或另一个诊断时必须慎重考虑分析，以指导治疗[8]。

尽管患者的临床症状可能会根据肿瘤位置和患者的个体差异而有所不同[5]，但 BPNT 的症状往往较恶性周围神经肿瘤（MPNT）更轻。有时，这些肿瘤是在临床研究或影像学检查中偶然发现的[41]。在其他病例中，BPNT 的临床表现可能只是肿块，没有任何其他症状[2]。疼痛是良性和恶性 PNT 最常见的主诉[11,42]。然而，对该症状的进一步描述可能为诊断提供线

索[5]。例如，在良性肿瘤中，休息时疼痛是罕见的，但在恶性肿瘤中几乎总是存在。同样，夜间和（或）剧烈疼痛也不支持 BPNT 的诊断。此外，良性肿块通常不表现为迅速加剧的疼痛。感觉运动障碍是另一个重要表现，可以出现在 5%~84% 的 PNST 中[2,6,10,11]。然而，很明显我们需要进一步的研究不同良性周围神经病变患者所表现出来诸多临床表现之间的差异。尽管在 BPNT 中可能存在一些功能缺陷，但严重的整个神经功能缺失的情况却不多见[23]。

通常，BPNT 生长缓慢，在合并 NF 的患者中，若良性病变突然增大，并出现急剧神经功能缺失，高度提示病变恶化可能。结节通常无痛，小于 5 cm，呈规则形状[8]。这样的肿块在触诊上通常没有明显的一致性[23]。皮下出血在某些 PNT 病例中偶有发生，但在 BPNT 病例中却十分罕见[43]。

当可能的 PNT 被发现时，有必要进一步完善影像学检查，以确认这一诊断，并试图确定其是否具有恶性肿瘤的表现。之后，在评估是否需要手术治疗时，临床表现和影像学特征往往需要充发结合起来考虑。

22.4 影像学（磁共振成像）

磁共振成像（MRI）是周围神经肿瘤最重要的影像诊断评估资料[2,44]。经过几十年的积累，已经有数个核磁共振特征被证明有利于判断肿瘤样病变和区分不同类型肿瘤的诊断[40,45]。然而神经鞘瘤和纤维瘤的影像却极其相似，使得二者之间

的鉴别诊断十分困难。

MPNT 和 BPNT 均可表现为不同大小。然而，良性肿块与体积较小显著相关。BPNT 的中位病灶大小为 2.7~5.0 cm，MPNT 的中位病灶大小为 7.5~9.9 cm[2,46]，BPNT 和 MPNT 的平均病灶大小分别为 3.4~5.5 cm 和 7.2~10 cm[2,47,48]。Chhabra 等将 6.1 cm 定义为预测良恶性 PNT 大小的最佳截断值[45]。根据我们的经验，大多数良性肿瘤的直径小于 5 cm，而大多数恶性肿瘤的直径大于 5 cm[8]。

MRI 可以准确判断 PNT 与邻近结构的关系（图 22.5）[49]。BPNT 通常不附着于其他组织，也不位于筋膜平面以下[40]。周围水肿和（或）邻近组织浸润的表现通常与恶性肿瘤有关[45,50]。Ogose 等报道，病灶中心增强只出现在 BPNT 中[5]。

关于周围强化和特定类型的 PNT 之间可能关系的研究得出了相互矛盾的结果[45,46]。PNT 的 MRI 扫描显示 T1 和 T2 加权信号的异质性[44]。Wasa 等报道了 T1 加权像上的异质性，认为这种异质性有助于神经纤维瘤和 NF1 患者合并 MPNST 的鉴别[46]。BPNT 成像通常不出现坏死 / 囊性改变或出血，这些特征也可用于良恶性的鉴别诊断[46,48]。

22.5 电生理诊断

尽管肌电图和神经传导试验可以显示哪些神经结构参与其中，但在评估 PNT 时，肌电诊断研究和神经传导试验并没有发挥重要作用[51]。尽管这些试验可能提供一些关于神经功能的信息，但它们无助于区分良恶性肿块。

另一方面，术中电生理监测对于区分手术切除过程中的功能神经组织至关重要，我们将在"手术技术"一节中进一步讨论。

22.6 活检

为区分 BPNT 和 MPNT，活检术作

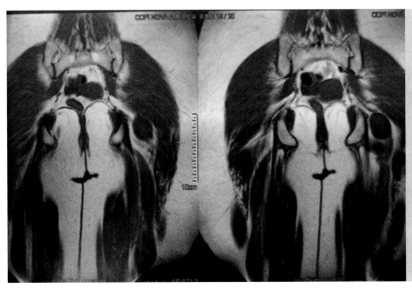

图22.5 42岁女性坐骨神经良性周围神经鞘瘤(神经纤维瘤)的T2加权增强磁共振成像。肿块均匀，无粘连，无神经组织浸润

为术前有创诊断的有效性和必要性是值得商榷的[52]。此外，我们的经验与某些学者的观点一致，即活检术可能增加BPNT的危险[30]。Levi等证实，术前接受PNT活检的患者在肿瘤切除后感觉丧失或运动障碍的风险明显更高[2]。与未进行活检的患者相比，接受活检的PNT患者发生神经功能障碍的优势比为2.7（$p<0.001$）。在文献中，有报道称神经在接受活组织检查后，甚至需要进行移植物修复[53]。

一些患者反馈活检后疼痛增加[30]。值得一提的是，目前绝大多数情况下，活检时无法看到神经束。因此，PNT的活检可能导致无意的轴突损伤，从而导致神经性疼痛[42]。

此外也有报道显示，即便在MRI引导下经皮穿刺PNT后，神经性疼痛的加重也是可能的并发症之一[54]。在高度专业化的环境下，41例PNT患者在CT引导下穿刺活检，仅有12%的患者穿刺活检后出现暂时性疼痛加重[55]。然而，目前还不清楚是肿瘤大小等因素导致了这种低并发症率，还是仅仅因为使用了CT引导。将来，随着最新成像技术的引入，如弥散张量成像，可更好地显示神经束与肿瘤之间关系，可能会进一步提高活检术的安全性和有效性[56]。

在活检前需要考虑的另一个因素是侵入性操作可能导致纤维化。BPNT在活检后发生这种情况的可能性很高，因此我们不愿意考虑这种侵入性诊断手段。活检术后神经内纤维化和出血会导致组织平面模糊，手术切除可能在技术上要求更高，这也可能导致更高的手术并发症发生率[2]。

每次准备PNT活检时，都必须考虑这些有害影响。在专家咨询和影像学检查之前，不应进行PNT活检。特别是如果对一个可能是BPNT的肿瘤进行活检，这些医源性影响可能会导致患者终生抱怨。这些患者本可以接受肿瘤完全切除，并且疼痛或神经功能缺损的风险更低。只有当怀疑有恶性肿瘤时，可以进行四象限活检。

22.7 治疗方法

尽管术前肿块诊断对治疗决策和手术计划具有重要意义，但长期以来仍有报道称术前难以区分不同类型的肿瘤。只有经过手术切除和病理分析，才能对良恶性肿瘤做出明确诊断。因此，治疗决策必须考虑一些主要因素：肿块是否有症状，是否存在与恶性肿瘤类型鉴别诊断相关的临床或影像学特征。

22.7.1 无症状PNT

无症状的PNT在NF1患者或非NF1患者中的治疗策略选择仍是讨论的主题。在这方面最重要和被广泛接受的事实是，每一个病例都必须单独评估。

教学上，无症状PNST患者可分为4组。前2组为NF1患者：第一组为NF1及多个稳定病灶患者；第二组为NF1及一个或多个生长病灶患者。另外2组由非NF1患者组成：第三组为影像学检查中偶然发现，肿块不可见或摸不到的患者；第四组为肿块可见或摸得着的患者。

第一组和第三组患者推荐每 6 个月进行一次临床监测和 MRI 扫描。另一方面，第二组和第四组患者建议手术切除和随访。第一组和第三组患者的肿块扩大时，手术也可以被认为是最安全的选择。无论是 NF1 患者还是非 NF1 患者，肿块的逐渐增大都是 PNST 手术切除的主要指征，因为它可以导致症状的出现。PET 扫描显示的代谢活动的增加可以作为手术指征之一。此外，NF1 的存在也应该考虑在内，因为这种情况发生恶性变的概率增加。

关于无症状 PNT 治疗决策的最重要方面可以总结如下。

- 可触及的无症状 PNST，出于美容目的并提高生活质量，可以考虑手术安全移除病变。
- 对于伴有或不伴有 NF1 的无症状持续生长的 PNT 患者，手术切除是最安全的选择。
- 对于表现出临床或 MRI 特征、怀疑为恶性肿瘤的肿块，手术也是最安全的选择。延迟干预可能导致更严重的疾病表现。
- 在调查 NF1 或非相关情况（如创伤）时偶然发现的不可见和摸不到的无症状 PNST，定期的临床和 MRI 监测是唯一的推荐。

22.7.2 有症状 PNT

在大多数 BPNT 病例中，手术切除有症状的肿瘤可以完全消除症状，而不会导致任何新的症状。因此，这些患者应该推荐到专科医生处咨询和进行进一步的影像学检查。手术应该在具有周围神经外科专业资质的中心进行。

22.8 手术技术

切除可能的 BPNT 的手术技术应特别考虑肿瘤的位置和大小，以及恶性肿瘤的可能性。无论如何，BPNT 手术中的一些基本原则必须谨慎遵守。

- 应计划手术切口，方便进入受影响神经的近端和远端正常节段。这将使外科医生能够在正常的解剖区域进行神经分离工作，并逐步处理病变区域。
- 对肿瘤区域进行 360° 松解，注意不要扭曲或拉伸神经干。温盐水浸湿的棉片可用于显微镜下切除与分离神经周围组织时神经段保护。受影响的节段可以通过与神经平行的镊子和剪刀的运动来分离。在没有神经牵拉的情况下，通过近段和远段血管襻。
- 下一步，在显微镜下对神经表面进行检测。通常情况下，可以看到成组神经束被偏心移位或分散在包膜内。
- 使用神经电刺激器，通常在肿瘤直径较大的点，仔细标记功能神经纤维的分布。应该确定一个对电刺激没有反应的"沉默"区域。这个"沉默"区域是一个窗口，通过这个窗口，外科医生将能够穿透并系统地分离包膜和肿瘤。
- 用胰岛素针或 11 号刀片沿肿瘤表面纵向切开一个 0.5 cm 切口。然后使用显微剪和显微钳慢慢暴露病灶，并分离神经束。在手术的这一阶段，电刺激被广泛使用，通常可以将病变与神经束完全分离。重要的是，应充分解剖分离至肿瘤的两极，以暴露其神经束起源并将之切断，这样有助于完整地切除肿瘤。

因此，任何外周神经肿瘤的手术治疗策略都必须考虑两个主要因素：①必须应用显微手术技术；②必须应用术中电刺激对功能神经纤维进行定位。

术中神经电位生理监测也推荐应用于切除 PNT 时，因为它有助于降低术后神经功能缺损的风险，尤其是对神经纤维瘤病例[2]。

肿瘤的位置是决定手术计划的关键。仔细评估影像学研究有助于区分肿块与邻近结构的解剖关系。肿瘤的手术入路可能因其在臂丛或腰骶丛的位置而异[9,57]。

22.8.1 臂丛神经

臂丛神经肿瘤的鉴别和切除遵循前述的 PNT 手术原则，但有些问题值得特别注意。

- 锁骨上前入路可用于神经根肿瘤的切除。对于累及束及从束延伸至神经的病变，可采用锁骨下入路。手术入路应够宽，大肿块常需锁骨上和锁骨下联合入路。后入路用于进入椎间孔内水平的脊神经、如 C8~T1 神经根和臂丛下干。当患者有前路手术史，血管神经丛可能有严重的瘢痕时，后方入路也是一个很好的选择。
- 锁骨上入路中，切口沿着胸锁乳突肌

的后缘，然后与锁骨相平行，再延伸至三角肌胸大肌间沟，该切口可正确地显露臂丛。

- 锁骨下入路为经典入路，在切断胸小肌前，可用手指触诊分离邻近肿瘤。对于较大的肿瘤，在准备直接分离瘤体之前，远端的神经丛神经必须暴露清楚。肿瘤与邻近血管的关系也必须明确。
- 影像学检查必须分析肿块与锁骨下血管的关系。如果肿瘤大部分位于从胸骨切迹到脊柱的水平线以上，那么它可能通过锁骨上入路切除，而不需要开胸，即使是累及下干的较大肿瘤。
- 所有神经组成必须在电刺激下识别、解剖和保护后才能完全切除病灶。如前所述，电刺激是必须的。建议分块切除肿瘤。
- 可能的并发症有血管损伤、膈神经麻痹和淋巴管瘘。

22.8.2 腰骶神经丛 (或盆腔神经丛)

腰骶神经丛肿瘤（LPST）的手术技术也遵循上述 PNT 手术的原则。在治疗这个部位的病变时，应该考虑一些特殊的因素。

- 肿瘤、骶髂关节与主要血管的关系在评估最佳入路时起着至关重要的作用。腹膜后入路应由普通外科医生协同进行[57]。此后，再由神经外科团队继续进行手术。
- 腰骶丛神经肿瘤的手术切除可以采用

不同的方法和技术。

- 前方经腹入路（也称为 Pfannenstiel 入路）可用于影响低位神经丛（L5~S1/S2）的肿瘤。患者取仰卧位，采取脐下正中切口、旁正中切口或 Pfannenstiel 切口，打开腹膜，将腹腔脏器移出手术野。这种方法可以清楚地看到盆腔血管结构和输尿管。在髂总动脉的内侧，垂直切开后腹膜。用手指触诊可以定位肿瘤。

- 直肠前入路，适用于位于坐骨直肠窝深部的病变（也称为改良 Pfannenstiel 入路），可通过改良前方经腹入路方法进入。患者取仰卧位，双腿向两侧外展，外科医生在其两腿之间做手术。由于直肠窝下方病变起源于 L5~S2 根，手术范围相对深。

- 外侧腹膜后入路（也称为腰大肌切开术）可到达 T12~L4 /L5 水平。患者应置于侧卧位（图 22.6）。在第十二肋与髂嵴之间取切口，然后进行肌肉和腹膜的剥离和内侧牵拉。腰大肌显露后，在显微镜下沿其肌纤维走行进行钝性分离，特别注意识别和保护输尿管。肌肉下的肿块可以通过触诊感觉到，并逐渐显露出来。

- 背侧入路对高位腰丛（T12~L1）病变的处理有用。患者应置于俯卧位。在 X 线引导下定位脊突，并在其上进行背侧切口，分离椎旁肌肉，然后行部分椎板切除术和小关节突切除术。扩大的椎间孔切开术可以帮助外科医生显露近端神经根。随后应在椎管周围进行显微解剖操作。

- 术中电刺激发现识别肿块表面"沉默区"后，开始分块切除。

22.9 手术结果

只要有可能，我们的目标是完整手术切除，消除疼痛，保留或改善神经功能[2]。手术切除后，所有位置的 PNT 患者通常都会感到疼痛明显减轻，感觉及运动障碍改善[1,10]。

然而，术后出现新的疼痛或神经功能

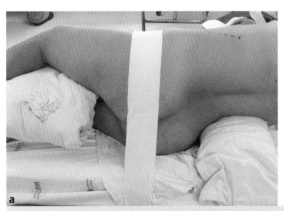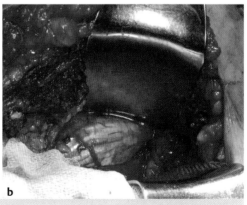

图22.6　腹膜后外侧入路。a.手术定位。b.腰骶神经丛肿瘤的术中视图

障碍的风险是存在的。有证据表明，手术前症状的持续时间与术后的疼痛和神经功能障碍有关[11]。手术并发症的发生可能与肿瘤的位置和手术技术有关[2]。在臂丛和腰骶丛肿瘤中，术后并发症发生率较高[1,11,58]。PNT 的手术结果将根据病理学诊断进一步讨论

22.9.1 神经鞘源性良性肿瘤的手术结果

神经鞘瘤

在大多数神经鞘瘤病例中，完全切除是可能的（图 22.7）[1,10]。理论上，神经鞘瘤切除术可以做到保留相关神经前提下的病灶摘除，切除任何已辨认的神经纤维是没有必要的[2]。然而，对于一些巨大肿瘤，单纯摘除可能是不可能的[2]。术后新发神经功能缺损或疼痛的发生率较低，感觉障碍是最常见的并发症[2,11]。只有在非常特殊的情况下，才需要神经移植物修复以提高疗效[10]。

神经鞘瘤的仔细切除通常会使疼痛完全或部分缓解，而运动功能保留不变或仅得到改善[9,10]。复发较为罕见，通常与神经鞘瘤病有关。

神经纤维瘤

在神经纤维瘤病例中，至少需要切除一部分可识别的神经组织才能将瘤体完整切除[2]。有学者报道，为保留神经功能而更多地选择肿瘤的次全切除[2,10]。与神经鞘瘤相似，神经纤维瘤的外科切除可能导致神经功能缺损或疼痛的发展或恶化，最常见的主诉是感觉缺陷[2]。破坏范围较大的可能需要神经移植物修复[10]。

尽管如此，大多数患者术后是获益的，会表现出疼痛完全或部分缓解，神经功能得以保留或改善[1,2]，局部复发并不常见[2]。

神经纤维瘤和 NF1

关于 NF1 患者和非 NF1 患者的手术结果是否存在显著差异[11]，文献中仍存

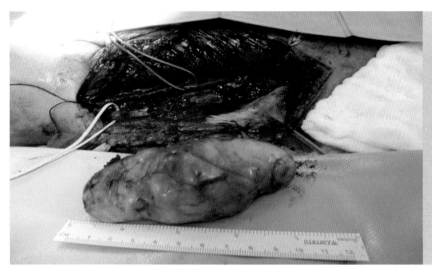

图22.7 胫骨神经鞘瘤的外科切除

在分歧。一些作者报道说，NF1 患者出现新的或更严重的疼痛和神经功能缺陷的可能性更大[1,2]。NF1 患者瘤体的切除在技术上要求更高，而丛状神经纤维瘤瘤体可能无法完全切除[9]。

在大多数情况下，手术切除可使症状好转，神经功能预后良好，降低这些肿块恶变的风险[1,2,11,59]。甚至在丛状神经纤维瘤次全切除后，仍可观察到疼痛的部分或完全缓解，有时术后神经功能得以保留或改善[9]。尽管如此，由于潜在的致病因素尚未得到治疗，肿瘤复发在 NF1 病例中更为常见。

神经束膜瘤

由于轴突穿过肿瘤，手术切除后可能会出现神经功能缺损。但更重要的是，切除可以预防肿瘤恶变。神经束膜瘤的复发是不常见的[28]。

混合神经鞘瘤

正常情况下，这些肿瘤可以完全切除，预后良好[30]。然而，在某些情况下，它们可以表现出浸润性生长。混合神经鞘瘤/神经束膜肿瘤亚型很少复发[31]。神经鞘瘤病（NF）通常是混合性神经纤维瘤/神经鞘瘤的潜在病例[32]。这种临床情况尚不能治疗，而且与混合神经鞘瘤的复发密切相关。

真皮成熟神经鞘黏液瘤

手术切除后复发很常见，有时甚至伴有多发肿瘤[33]。然而，没有证据表明这些病变有恶性倾向。

神经节细胞瘤

考虑到邻近结构的累及大小和范围，完全切除有时很难做到，尤其是当包膜附着于重要结构时。尽管如此，手术治疗的目的是缓解与肿块占位效应相关的症状，降低恶变风险[34]。术后自主神经功能障碍和复发似乎不常见[34]。

血管网状细胞瘤

这些肿瘤在手术切除过程中会大量出血。结果可能取决于神经束与切除的异常血管组织之间的关系。完全切除后，复发的可能性很小[35]。

22.9.2 非神经鞘源性良性肿瘤的手术结果

韧带样纤维瘤

它们是局部和区域浸润的，这不利于完整切除。完全切除有时可能需要牺牲神经，导致局限性感觉运动障碍，这可以通过神经移植来改善[38]。在某些情况下，完全切除可能并不合适，因为它会对神经丛和邻近的结构造成很大的损伤。韧带样纤维瘤切除后常复发[38]。

神经鞘黏液瘤

由于这些肿瘤最初被认为是其他的神经源性肿瘤（例如神经鞘瘤），所以通常通过手术切除来治疗。即使在不完全切除后，它们也很少复发[37]。

22.10 总结

BPNT 是周围神经疾病中重要的组成部分。任何可能的 PNT 诊断都必须特别小心。这些肿瘤的治疗方法可能不同于肉瘤和其他软组织肿瘤。虽然 BPNT 通常不存在恶性变的可能，但肿块的最终组织病理学诊断只能在手术切除后才能完成。此外，具有肿瘤易感条件的个体应加强对可能具有恶性特征的肿块的临床随访监测。

在大多数有症状的肿瘤或无症状生长肿块的病例中，手术切除将是最安全的治疗选择。显微外科技术和术中神经束的辨别是必需的。在神经外科专业中心治疗的 BPNT 病例通常效果良好。在与系统综合征相关的 PNT 病例中（如 NF1、NF2 和神经鞘瘤病），虽然肿瘤成功切除，但疾病始终存在。

参考文献

[1] Kim DH, Murovic JA, Tiel RL, Kline DG. Operative outcomes of 546 Louisiana State University Health Sciences Center peripheral nerve tumors. Neurosurg Clin N Am. 2004; 15(2):177–192

[2] Levi AD, Ross AL, Cuartas E, Qadir R, Temple HT. The surgical management of symptomatic peripheral nerve sheath tumors. Neurosurgery. 2010; 66(4):833–840

[3] Gonzalvo A, Fowler A, Cook RJ, et al. Schwannomatosis, sporadic schwannomatosis, and familial schwannomatosis: a surgical series with long-term follow-up. Clinical article. J Neurosurg. 2011; 114(3):756–762

[4] Rodriguez FJ, Stratakis CA, Evans DG. Genetic predisposition to peripheral nerve neoplasia: diagnostic criteria and pathogenesis of neurofibromatoses, Carney complex, and related syndromes. Acta Neuropathol. 2012; 123(3):349–367

[5] Ogose A, Hotta T, Morita T, et al. Tumors of peripheral nerves: correlation of symptoms, clinical signs, imaging features, and histologic diagnosis. Skeletal Radiol. 1999; 28(4):183–188

[6] Gabhane SK, Kotwal MN, Bobhate SK. Morphological spectrum of peripheral nerve sheath tumors: a series of 126 cases. Indian J Pathol Microbiol. 2009; 52(1):29–33

[7] Kim DH, Murovic JA, Tiel RL, Moes G, Kline DG. A series of 146 peripheral non-neural sheath nerve tumors: 30-year experience at Louisiana State University Health Sciences Center. J Neurosurg. 2005;102(2):256–266

[8] Guedes-Corrêa JF, Barbosa DAN. Critical correlation between clinical presentation, imaging and type of peripheral nerve sheath tumors: a surgical approach.World Neurosurg. 2015; 84(2):598

[9] Kim DH, Murovic JA, Tiel RL, Moes G, Kline DG. A series of 397 peripheral neural sheath tumors: 30-year experience at Louisiana State University Health Sciences Center. J Neurosurg. 2005; 102(2):246–255

[10] Artico M, Cervoni L, Wierzbicki V, D'Andrea V, Nucci F. Benign neural sheath tumours of major nerves: characteristics in 119 surgical cases. Acta Neurochir (Wien). 1997; 139(12):1108–1116

[11] Vetrano IG, Lucarella F, Dalolio M, et al. The importance of predicting factors in the surgical outcome of peripheral nerve sheath tumors. J Neurol Surg A Cent Eur Neurosurg. 2014;

75(2):104–109

[12] Rodriguez FJ, Folpe AL, Giannini C, Perry A. Pathology of peripheral nerve sheath tumors: diagnostic overview and update on selected diagnostic problems. Acta Neuropathol. 2012; 123(3):295–319

[13] Skovronsky DM, Oberholtzer JC. Pathologic classification of peripheral nerve tumors. Neurosurg Clin N Am. 2004; 15(2):157–166

[14] Coulon A, Milin S, Laban E, Debiais C, Jamet C, Goujon JM. Pathologic characteristics of the most frequent peripheral nerve tumors. Neurochirurgie. 2009; 55(4–5):454–458

[15] Le Guellec S. Nerve sheath tumours. Ann Pathol. 2015; 35(1):54–70

[16] Nascimento AF, Fletcher CD. The controversial nosology of benign nerve sheath tumors: neurofilament protein staining demonstrates intratumoral axons in many sporadic schwannomas. Am J Surg Pathol. 2007; 31(9):1363–1370

[17] Antinheimo J, Sankila R, Carpén O, Pukkala E, Sainio M, Jääskeläinen J. Population-based analysis of sporadic and type 2 neurofibromatosis- associated meningiomas and schwannomas. Neurology. 2000; 54 (1):71–76

[18] Evans DG. Neurofibromatosis 2. Bilateral acoustic neurofibromatosis, central neurofibromatosis, NF2, neurofibromatosis type II. Genet Med. 2009; 11(9):599–610

[19] MacCollin M, Chiocca EA, Evans DG, et al. Diagnostic criteria for schwannomatosis. Neurology. 2005; 64(11):1838–1845

[20] Asthagiri AR, Parry DM, Butman JA, et al. Neurofibromatosis type 2. Lancet. 2009; 373(9679):1974–1986

[21] Carter JM, O'Hara C, Dundas G, et al. Epithelioid malignant peripheral nerve sheath tumor arising in a schwannoma, in a patient with "neuroblastoma-like" schwannomatosis and a novel germline SMARCB1 mutation. Am J Surg Pathol. 2012; 36(1):154–160

[22] Lammert M, Friedman JM, Kluwe L, Mautner VF. Prevalence of neurofibromatosis 1 in German children at elementary school enrollment. Arch Dermatol. 2005; 141(1):71–74

[23] Ferner RE, Gutmann DH. International consensus statement on malignant peripheral nerve sheath tumors in neurofibromatosis. Cancer Res. 2002; 62(5):1573–1577

[24] Gutmann DH, Aylsworth A, Carey JC, et al. The diagnostic evaluation and multidisciplinary management of neurofibromatosis 1 and neurofibromatosis 2. JAMA. 1997; 278(1):51–57 Benign Peripheral Nerve Tumors 194 © 2018 by Georg Thieme Verlag KG

[25] Plotkin SR, Bredella MA, Cai W, et al. Quantitative assessment of whole-body tumor burden in adult patients with neurofibromatosis. PLoS One. 2012; 7(4):e35711

[26] Valeyrie-Allanore L, Ismaïli N, Bastuji-Garin S, et al. Symptoms associated with malignancy of peripheral nerve sheath tumours: a retrospective study of 69 patients with neurofibromatosis 1. Br J Dermatol. 2005; 153(1):79–82

[27] Amirian ES, Goodman JC, New P, Scheurer ME. Pediatric and adult malignant peripheral nerve sheath tumors: an analysis of data from the surveillance, epidemiology, and end results program. J Neurooncol. 2014; 116(3):609–616

[28] Rankine AJ, Filion PR, Platten MA, Spagnolo

DV. Perineurioma: a clinicopathological study of eight cases. Pathology. 2004; 36(4):309–315

[29] Hirose T, Scheithauer BW, Sano T. Perineurial malignant peripheral nerve sheath tumor (MPNST): a clinicopathologic, immunohistochemical, and ultrastructural study of seven cases. Am J Surg Pathol. 1998; 22(11):1368–1378

[30] De Sousa ACS, Chimelli L, Guedes-Correa JF. Abstracts of the XVIII International Congress of Neuropathology, Rio de Janeiro, Brazil, September 14 to 18, 2014. Brain Pathol. 2014; 24 Suppl 1:1–103

[31] Hornick JL, Bundock EA, Fletcher CD. Hybrid schwannoma/perineurioma: clinicopathologic analysis of 42 distinctive benign nerve sheath tumors. Am J Surg Pathol. 2009; 33(10):1554–1561

[32] Harder A, Wesemann M, Hagel C, et al. Hybrid neurofibroma/schwannoma is overrepresented among schwannomatosis and neurofibromatosis patients. Am J Surg Pathol. 2012; 36(5):702–709

[33] Fetsch JF, Laskin WB, Miettinen M.Nerve sheath myxoma: a clinicopathologic and immunohistochemical analysis of 57 morphologically distinctive, S-100 protein- and GFAP-positive, myxoid peripheral nerve sheath tumors with a predilection for the extremities and a high local recurrence rate. Am J Surg Pathol. 2005; 29(12):1615– 1624

[34] Modha A, Paty P, Bilsky MH. Presacral ganglioneuromas. Report of five cases and review of the literature. J Neurosurg Spine. 2005; 2(3): 366–371

[35] Rasulic L, Samardzic M, Bascarevic V, Micovic M, Cvrkota I, Zivkovic B. A rare case

of peripheral nerve hemangioblastoma—case report and literature review. Neurosurg Rev. 2015; 38(1):205–209, discussion 209

[36] Siqueira MG, Tavares PL, Martins RS, et al. Management of desmoidtype fibromatosis involving peripheral nerves. Arq Neuropsiquiatr. 2012; 70(7):514–519

[37] Hornick JL, Fletcher CD. Cellular neurothekeoma: detailed characterization in a series of 133 cases. Am J Surg Pathol. 2007; 31(3):329–340

[38] Ferraresi S, Garozzo D, Bianchini E. Aggressive fibromatosis (desmoid tumor) of the radial nerve: favorable resolution. Case report. J Neurosurg. 2001; 95(2):332–333

[39] Ramcharan R, Midha R. Clinical presentation and physical examination. Neurosurg Clin N Am. 2004; 15(2):125–132

[40] Furniss D, Swan MC, Morritt DG, et al. A 10-year review of benign and malignant peripheral nerve sheath tumors in a single center: clinical and radiographic features can help to differentiate benign from malignant lesions. Plast Reconstr Surg. 2008; 121(2):529–533

[41] Aggarwal G, Satsangi B, Shukla S, Lahoti BK, Mathur RK, Maheshwari A. Rare asymptomatic presentations of schwannomas in early adolescence: three cases with review of literature. Int J Surg. 2010; 8(3):203–206

[42] Sughrue ME, Levine J, Barbaro NM. Pain as a symptom of peripheral nerve sheath tumors: clinical significance and future therapeutic directions. J Brachial Plex Peripher Nerve Inj. 2008; 3:6

[43] Bijos PB, Guedes-Corrêa JF. Plexo Braquial. Rio de Janeiro: DiLivros;2011

[44] Van Herendael BH, Heyman SR, Vanhoenacker

FM, et al. The value of magnetic resonance imaging in the differentiation between malignant peripheral nerve-sheath tumors and non-neurogenic malignant soft-tissue tumors. Skeletal Radiol. 2006; 35(10):745–753

[45] Chhabra A, Soldatos T, Durand DJ, Carrino JA, McCarthy EF, Belzberg AJ. The role of magnetic resonance imaging in the diagnostic evaluation of malignant peripheral nerve sheath tumors. Indian J Cancer. 2011; 48(3):328–334

[46] Wasa J, Nishida Y, Tsukushi S, et al. MRI features in the differentiation of malignant peripheral nerve sheath tumors and neurofibromas. AJR Am J Roentgenol. 2010; 194(6):1568–1574

[47] Li CS, Huang GS, Wu HD, et al. Differentiation of soft tissue benign and malignant peripheral nerve sheath tumors with magnetic resonance imaging. Clin Imaging. 2008; 32(2):121–127

[48] Varma DG, Moulopoulos A, Sara AS, et al. MR imaging of extracranial nerve sheath tumors. J Comput Assist Tomogr. 1992; 16(3):448–453

[49] Stull MA, Moser RP, Jr, Kransdorf MJ, Bogumill GP, Nelson MC. Magnetic resonance appearance of peripheral nerve sheath tumors. Skeletal Radiol. 1991; 20(1):9–14

[50] Demehri S, Belzberg A, Blakeley J, Fayad LM. Conventional and functional MR imaging of peripheral nerve sheath tumors: initial experience. AJNR Am J Neuroradiol. 2014; 35(8):1615–1620

[51] Bhattacharyya AK, Perrin R, Guha A. Peripheral nerve tumors: management strategies and molecular insights. J Neurooncol. 2004; 69 (1–3):335–349

[52] Resnick JM, Fanning CV, Caraway NP, Varma DG, Johnson M. Percutaneous needle biopsy diagnosis of benign neurogenic neoplasms. Diagn Cytopathol. 1997; 16(1):17–25

[53] Schoeller T, Huemer GM, Shafighi M, Gurunluoglu R, Wechselberger G, Piza-Katzer H. Microsurgical repair of the sural nerve after nerve biopsy to avoid associated sensory morbidity: a preliminary report. Neurosurgery. 2004; 54(4):897–900, discussion 900–901

[54] Carrino JA, Khurana B, Ready JE, Silverman SG, Winalski CS. Magnetic resonance imaging-guided percutaneous biopsy of musculoskeletal lesions. J Bone Joint Surg Am. 2007; 89(10):2179–2187

[55] Pianta M, Chock E, Schlicht S, McCombe D. Accuracy and complications of CT-guided core needle biopsy of peripheral nerve sheath tumours. Skeletal Radiol. 2015; 44(9):1341–1349

[56] Cage TA, Yuh EL, Hou SW, et al. Visualization of nerve fibers and their relationship to peripheral nerve tumors by diffusion tensor imaging. Neurosurg Focus. 2015; 39(3):E16

[57] Guedes-Corrêa JF, Basílio-de-Oliveira CA, Santos M, de Amorim RMP, Megali R. Lumbosacral plexus tumors. Report of two cases and literature review. Arq Bras Neurocir. 2008; 27(3):96–101

[58] Dafford K, Kim D, Reid N, Kline D. Pelvic plexus tumors. Neurosurg Focus. 2007; 22(6):E10

[59] Donner TR, Voorhies RM, Kline DG. Neural sheath tumors of major nerves. J Neurosurg. 1994; 81(3):362–373

23 恶性周围神经鞘瘤

作者　Jennifer Hong, Jared Pisapia, Paul J. Niziolek, Viviane Khoury,
　　　Paul Zhang, Zarina Ali, Gregory Heuer，Eric L. Zager
译者　雷琢玮　许凯

摘要

　　恶性周围神经鞘瘤（MPNST）是一种侵袭性的软组织肉瘤，起源于或可分化为神经组织结构。这类肿瘤很罕见，临床治疗极为困难，5 年生存率仅为 50%。患有 1 型神经纤维瘤病（NF1）且既往接受放疗的患者发生 MPNST 的风险较高。在本章中，我们将回顾此类肿瘤的流行病学、放射学、病理学、发病机制和癌症遗传学、诊断、治疗和预后。

23.1 简介

　　恶性周围神经鞘瘤（MPNST）是一种罕见的侵袭性软组织肉瘤，由周围神经鞘细胞产生或可分化为周围神经鞘细胞。世界卫生组织（WHO）于 2002 年提出 MPNST，以统一既往琐碎的术语，包括"神经纤维肉瘤""恶性神经鞘瘤""神经源性肉瘤"和"恶性神经鞘膜瘤"等[1]。MPNST 名称的多样性反映了这些肿瘤中不同的组织病理学和行为。Arthur Purdy Stout（1885—1967）在 1935 年首次对包括 MPNST 在内的周围神经鞘肿瘤进行了特征描述[2]，他确定了大多数 MPNST 的祖细胞为施万细胞[3]；然而，现已报道 MPNST 包含多种组织学类型的细胞，包括横纹肌母细胞、成纤维细胞和神经束膜细胞，这使人推测可能有多种细胞类型的起源[4]。

　　根据其临床表现，MPNST 进一步细分为三类：散发型、1 型神经纤维瘤病（NF1）相关型和放射诱导型（RT）。目前的证据表明，MPNST 的每一亚型似乎都有不同的表现和预后。

23.2 流行病学

　　MPNST 占软组织肉瘤的 3%~10%[5-7]，总体年均发病率为每百万人 1.46[8,9]。大样本调查结果显示发生率似乎男性略高于女性，男女比为 1~2∶1[10-14]。基于流行病学、最终结果的疾病监测数据库（SEER）的分析显示，不同种族的发病率有显著统计学差异。与白种人相比，亚洲和太平洋岛国居民发病率更低，而非裔美国人发病率呈增加的趋势[8]。总体而言，MPNST 的发生率在 70 多岁出现高峰（图 23.1a）。最常见的诊断年龄为 20~50 岁[5,15-17]。20 岁前肿瘤诊断率不到 10%~20%。虽然 MPNST 只占成人肉瘤的一小部分，但它们是儿童最常见的非横纹肌肉瘤样软组织肉瘤[10,18]。

23.2.1 1 型神经纤维瘤病

　　NF1 是 17 号染色体上神经纤维蛋白基因突变引起的常染色体显性神经皮肤遗传综合征。Friedrich von Recklinghausen 在

1882 年首次描述了这种疾病[19]，患者可能出现多发性神经纤维瘤，典型变现为皮肤和眼睛牛奶咖啡色素斑点、腋窝雀斑和 Lisch 结节。NF1 患者发生 MPNST 的风险要高得多，据估计，他们一生的累积风险高达 10%[20]。此外，NF1 患者出现内生丛状神经纤维瘤时其恶变风险是没有内生丛状纤维瘤患者的 18 倍[21]。在 NF1 患者中，MPNST 的发生可能提前大约 10 年，最高发病率出现在 20 ~ 30 岁（图 23.1b）[5,15,16,22,23]。组织学上，既合并既往存在的神经纤维瘤病史又包括 MPNST 特征，在大宗样本研究中，NF1 相关的 MPNST 占所有 MPNST 的 20%~50%[4,5,11~16,24,25]。

23.2.2 放射治疗史

大约 10% 的 MPNST 生长于既往接受恶性肿瘤放射治疗的区域[12,14,15,22,24]。一般发生在放疗后 4~41 年[4,5,26]，仅占辐射诱发肉瘤的 4%[22]。

23.3 临床表现

MPNST 通常表现为无症状的肿块增大或伴有疼痛、神经功能缺损或感觉异常。NF1 患者可能出现更大的肿瘤，更显著的疼痛或已知神经纤维瘤体的突然变化

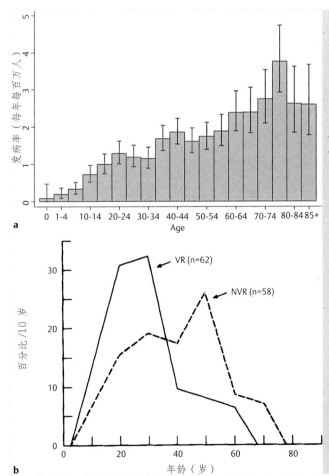

图23.1　a.1973—2009年SEER数据库中提取的各年龄组恶性周围神经鞘瘤(MPNST)发生率。括号中表示每组的95%置信区间。b.NF1(VR)患者与散发性肿瘤(NVR)患者MPNST出现时的年龄分布

[15,16,22]。建议对 NF1 患者进行常规全身影像学检查，监测其恶性转化情况，10%的丛状神经纤维瘤发生恶变[27]，虽然MPNST 通常是孤立的，但在诊断时 5%~19%的患者有转移[15,24]。也有罕见的报道称患者表现为多发原发性 MPNST[5]。

MPNST 的解剖部位多种多样。它们最常发生在肢体近端，其次是躯干，然后是头部和颈部[12,14,16,25]。常见累及部位有坐骨神经、脊神经根、臂丛、腰骶丛及其他周围神经。MPNST 在胰腺、甲状腺、前列腺、乳腺、纵隔、宫颈、肠系膜、肝脏等脏器中偶见[22]。在一项大宗研究中，观察到 NF1 患者更多出现躯干的 MPNST，而散发性肿瘤更可能出现在四肢，然而这一观点还需要进一步证实[25]。

23.4 影像学

磁共振成像（MRI）是检查包括MPNST 在内的软组织病变的主要方法。采用 ^{18}F 氟脱氧葡萄糖（FDG）正电子发射计算机体层显像（PET/CT）对软组织病变进行代谢现象，以检测恶性肿瘤和转移。其他成像方式包括 CT 和超声（US），可用于识别软组织病变。然而，它们对病变特征的显示不及 MRI 和 PET/CT。

23.4.1 磁共振成像

由于 MRI 具有良好的软组织对比度，是软组织病变的首选成像方式。在 MRI上，MPNST 呈典型的纺锤形大肿瘤，沿已知的周围神经分布纵轴生长，肿瘤内

分叶，边界不清[28~30]。在信号强度方面，MPNST 在 T1 加权像上表现为低信号，在T2 加权像上表现为高信号，并出现边缘强化，肿瘤内出血在这些序列上表现为混合信号（图 23.2，23.3）[28]。MPNST不显示良性神经纤维瘤的"靶征"[28,31]。恶性肿瘤的其他影像学表现包括肿瘤体积大[28,30,32]、神经偏心[28]、肿瘤内分叶[28,33]、瘤周水肿[28,34,35]、肿瘤边缘不规则[28,35]及周围强化[28]。MRI 不能准确地对肿瘤进行分级。一项大样本研究报道 MRI 敏感性为 62.5%~81.3%，特异性为 94.1%~100%，MRI 可准确区分恶性和良性神经鞘瘤[35]。然而，另一个研究发现 51% 的患者出现 MRI 结果和病理诊断不一致的情况，尽管这些 MRI 报告中有近一半的情况没有给出明确诊断。

23.4.2 正电子发射计算机体层显像

最近的许多工作都集中于评价PET/CT 在诊断恶性肿瘤中的作用，因为 MPNST 显示 FDG 摄取增加（见图23.2）。有几组报道，MPNST 的最大标准化摄取值（SUV_{max}）明显高于良性肿瘤[36-39]。尽管截断值变化很大，且包括假阳性，许多临床医生选择 SUV 阈值为 2.5 来选择患者进行密切随访，而推荐活检的阈值为 3.5[40]。一些小组提倡使用肿瘤与肝脏最大摄取值（SUV_{max}）之比[41]或肿瘤 SUV_{max} 与肝脏平均摄取值（$LiverSUV_{mean}$）[35] 的比值来增加特异性和敏感性。另一项研究发现：相对良性

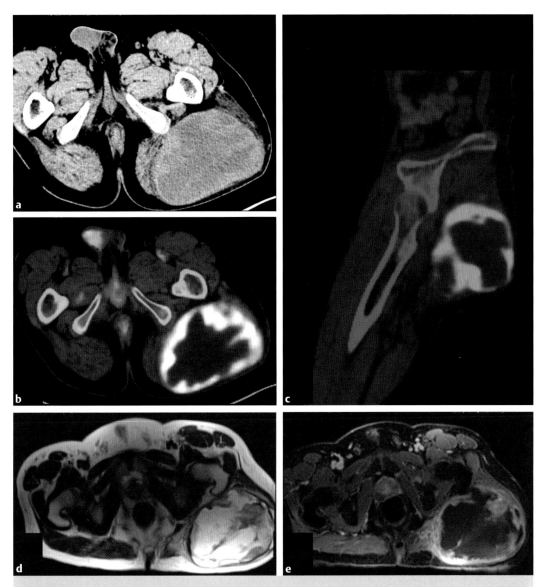

图23.2　PET/CT和MRI显示恶性周围神经鞘瘤(MPNST)。男性，42岁，左臀大肌NF1。a.低剂量CT图像显示，左侧臀部有一个大的混杂肿块，大小达15 cm，中心低密度，提示中央坏死。b.横断位PET/CT融合图像显示病灶周围氟脱氧葡萄糖(FDG)摄取增加，与存活的肿瘤相一致。中央低密度区无FDG摄取，与中央坏死一致。c.矢状位PET/CT融合图像。d.T2加权MRI显示左侧臀大肌内MPNST的异质性表现。e.压脂像显示周边不规则增强，对应于FDG-avid区域，中心非增强为坏死区域

肿瘤，恶性肿瘤表现出更高的总糖酵解（TLG）活性和高代谢体积，结合这两点可以将敏感性提高到90%~100%，特异性提高到52.2%~82.6%，认为PET/CT和MRI 是互补的方法[35]。PET/CT 有助于判断多发肿瘤患者是否需要进行活检，一项研究中正确预测 18 例肿瘤中 17 例为恶性[41]。最后，PET/CT 被认为可应

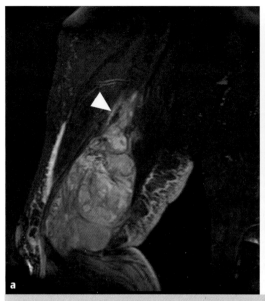
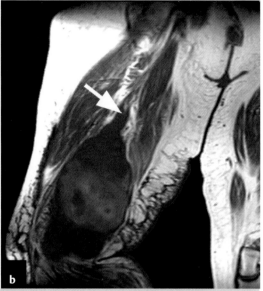

图23.3　右大腿恶性周围神经鞘肿瘤伴横纹肌肉瘤，"triton肿瘤"的核磁共振影像表现，患者为33岁女性，1型神经纤维瘤病。a.矢状位STIR序列显示与大腿下部坐骨神经预期位置相对应的巨大异质性、高信号病变。瘤周水肿见于病变的近端(白色箭头)。大腿下部皮下软组织水肿。b.矢状位T1加权像显示以低信号为主的病变，其异质性区域可能是出血坏死的表现。病变近端可见"尾部征"，显示与坐骨神经的连续性(白色箭头)

用于对 MPNST 患者进行病情评估（影像学分期）、复发监测以及预后判断。在 MD Anderson 的一项研究中，SUV_{max} 降低 >30%、TLG 和 MTV 也降低的患者总体生存率显著提高[42]。

23.4.3 计算机断层扫描

MPNST 在 CT 上表现为等密度实体或非均质肿块（见图 23.2，图 23.4）。如果进行强化，固体成分将增强，并可能是异质性的，反映内在的肿瘤异质性或坏死。CT 表现是非特异性，需要进一步影像学检查［MRI 和（或）PET］或组织活检术。目前美国放射学会推荐一旦确诊为恶性周围神经肿瘤，非增强胸部 CT 检查有助于早期评估有无肿瘤肺转移可能[43]。

23.4.4 超声

超声最常用来引导疑似 MPNST 的活检。在超声影像上，MPNST 可表现为梭形、异质性低回声病变，有时伴有囊状区（图23.4）[31,44]。虽然没有明确的超声诊断恶性肿瘤的标准，但与 MRI 一样，当周围神经出现连续性肿块时，"弦"或"尾"征提示周围神经鞘肿瘤[45]。在多普勒成像中，有时可以在实体成分中看到内部血管的分布，类似实体肿瘤的典型特征。

23.5 病理

起源于周围神经或起源于预先存在的神经鞘（神经纤维瘤）的恶性肿瘤被定义为 MPNST。对于 NF1 患者，MPNST 的诊断相对简单，因为肿瘤通常来自已存在

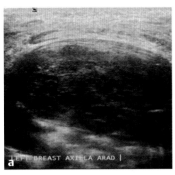 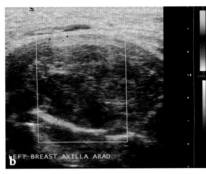

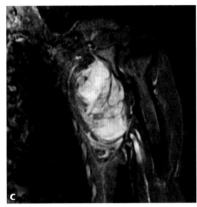 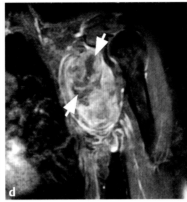

图23.4 腋窝恶性周围神经鞘瘤(MPNST)的超声及MRI表现。38岁女性病患，其左腋窝有肿块，并接受左腋窝病灶超声检查。灰阶(a)和多普勒(b)超声显示轻度非均匀低回声局限病灶，内部血管很少。随后的超声引导下活检显示了一个MPNST。对腋窝病变进行MRI检查，其中STIR序列(c)显示椭圆形异质性腋窝病变。造影后T1加权压脂序列(d)显示非均匀的外周强化，中心为非强化的囊性和（或）坏死区

的丛状神经纤维瘤。但对于孤立的或者辐射诱发的恶性周围神经肿瘤的诊断就没有这么容易了，由于散发性肿瘤的形态学特征多样，缺乏周围神经鞘分化的特异性组织学特征，因此需要免疫组化或超微结构特征来提示施万细胞或周围神经鞘分化才能确诊[8]。然而，将这些MPNST与其他软组织肉瘤区分开来是很有挑战性的。世界卫生组织／法国癌症中心肉瘤联盟（FNCLCC）分级系统可用于将肿瘤分为低级别或高级别（表23.1）。

23.5.1 大体观检查

MPNST是梭形、肉质、浅灰白色肿块，通常引起载瘤神经增厚（图23.5a）。在剖面观中，可以看到坏死和出血的区域，以及纤维状致密区域，这些表观取决肿瘤

恶性级别（图23.5b）。与具有完整包膜的良性神经鞘肿瘤相比，MPNST具有典型的假包膜[46]。

23.5.2 显微镜检查

苏木精－伊红染色（HE染色）是MPNST评价的基础（图23.6）。细胞为纺锤形，呈螺旋状和（或）束状排列，细胞核呈多形性，不规则"弯曲"，核栅栏样变，类似于纤维肉瘤（图23.6a）。可见不同程度的核多形性。高等级肿瘤常伴有血管周围地图样坏死（图23.6b）[8]，有丝分裂像和非典型有丝分裂形式并存。此外，在低倍镜下，致密细胞束的区域与黏液样区域相互交错，形成"大理石状"外观。必须存在广泛的神经周和（或）神经内生长以及其他局部侵袭的证据，才有

表23.1　恶性外周神经鞘瘤分级方案

肿瘤分化	组织学分级
1分：与正常成人间充质组织相似的肉瘤	1级：总分2~3分
2分：组织学分型确定的肉瘤	2级：总分4~5分
3分：胚胎性未分化肉瘤、可疑型肉瘤、滑膜肉瘤、骨肉瘤、原始神经外胚层肿瘤 (PNET)	3级：总分6~8分
有丝分裂计数	
1分：每10个HPF[a]有丝分裂0~9次	
2分：每10个HPF有丝分裂10~19次	
3分：每10个HPF有丝分裂大于20次	
肿瘤坏死	
0分：无坏死	
1分：小于50%的肿瘤坏死	
2分：大于50%的肿瘤坏死	
HPF: 高倍视野	

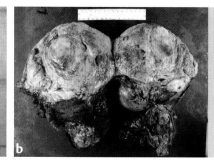

图23.5　恶性周围神经鞘瘤(MPNST)的大体表现。a.股神经MPNST切除后整体。b.肿瘤剖面所见，注意灰白色肉质外观和坏死区域

助于诊断MPNST。在NF1患者的肿瘤中灶状低级别病变或神经纤维瘤常见。

23.5.3 免疫组织化学

S100蛋白是成熟施万细胞的一种标志物，常表达于MPNST，尽管一些研究报道称多达50%的肿瘤由于去分化而缺乏S100[47]。此外，S100是一种非特异性的标记物，在黑色素瘤、透明细胞肉瘤以及其他肿瘤中也有高表达。因此，S100表达本身的缺失或存在并不足以做出诊断或排除诊断。其他神经源性标记包括Sox10、Leu-7和髓鞘碱性蛋白[48]。同样，这些标记对MPNST也都不是特异性的。

一旦神经鞘的起源被确定，细胞增殖的标记物可以用于评估恶性肿瘤等级和恶性程度[20]。Ki-67、p53、VEGF、pMEK和MIB-1染色情况在MPNST中均明显高于良性神经肿瘤[24,49]。在一项研究中，MIB-1（Ki-67）染色在高级别肿瘤中的染色阳性率高于5%[49,50]，在低存活率的病例中其染色阳性率高于25%[51]。在另一项研究中，多因素分析显示，p53标记增加或S100标记减少也与预后不良有关。在MPNST一个亚型中还发现缺乏Ini1（SMARCB1）表达[52]。

23.5.4 MPNST 的病理亚型

上皮样 MPNST 由大的多边形细胞组成，细胞核位于中央，核仁明显（图23.6c）。它们通常表现出高水平的 S100染色，并且没有与 NF1[53] 相关性发现，这些肿瘤中有一部分缺乏 INI 表达[52]。

恶性蝾螈瘤是间质分化的 MPNST，肿瘤内嵌有横纹肌母细胞瘤成分（图23.6d），能够与肌组织相关标记物（如Desmin、Myoginen、MyoD1 等）反应并被染色[54]。通常与 NF1 相关，预后较差。软骨肉瘤和骨肉瘤的成分也可能存在。

腺样 MPNST 是一种含有分化良好腺体的肿瘤。细胞呈立方或柱状，可能含有黏液素。腺样 MPNST 与 NF1 密切相关，预后较差[55]。

23.6 发病机制与癌症遗传学

NF1 基因的突变以及随后参与调控增殖、侵袭和生存并依赖 ras 介导的信号通路的过度激活被认为是 MPNST 肿瘤发生的初始事件[22]。在 NF1 患者中，至少有一个等位基因是失活的，但是丢失第二个拷贝的 NF1 足以导致丛状神经纤维瘤，这在 MPNST 中经常可见。单独 NF1 缺陷仍不足以导致恶性转化，多种其他基因改变参与其中，包括 p16、p19、p53 和视网膜母细胞瘤（Rb）通路的突变[56]。染色体 1 和 12 的数值或结构畸变在 MPNST中经常出现，但这些变化的下游影响尚不清楚[56]。NF1 患者的生殖细胞系分析发现了一个 1.5 Mb 微缺陷 NF1 基因，发生率 5%~10%，会导致早期多发神经纤维瘤病变和更高的恶变风险[57]。对于同一患者，与丛状神经纤维瘤基因对比，恶性神经肿瘤基因中 MMP13、PDGFRα和 fibronectin 的表达明显上调[58]。通过对许多 MPNST 肿瘤标本的进一步研究发

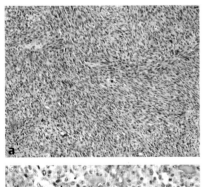
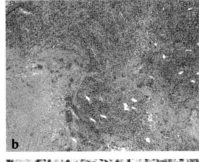
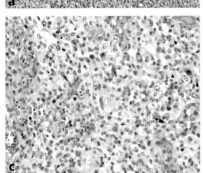
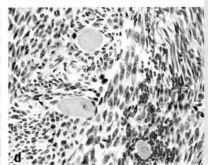

图23.6 苏木精–伊红染色(HE染色)检测多种恶性周围神经鞘肿瘤(MPNST)亚型。a.10倍镜，MPNST的典型表现为纺锤状细胞呈螺旋状和束状排列。b.5倍镜，MPNST典型的地图样坏死区域。c.10倍镜，上皮样MPNST可见大的多边形细胞，细胞中心核仁突出。d.20倍镜，恶性蝾螈瘤，注意那些看起来像肌纤维的条纹细胞

现，Sox10、CNP、PMP22 和 NGFR（施万细胞分化标志物）表达下调，而 Sox9 和 TWIST1（神经嵴干细胞标志物）过表达。目前尚不清楚散发型、放射诱导型或 NF1 相关型 MPNST 的发病机制间是否存在显著差异。

23.7 检查和评价

疑似 MPNST 的患者应进行全面的病史询问和体格检查，应特别注意 NF1 或其他肿瘤综合征的家族史。与 NF1 一致的皮肤发现应记录在案，如果符合诊断标准，应建议患者及其家人进行基因筛查。

细针穿刺活检在 MPNST 诊断中的应用价值尚有争议。由于 MPNST 切除可能需要牺牲功能神经，一些外科医生提倡在最终手术前进行穿刺活检。然而由于取样误差导致假阴性结果可能导致误诊。此外，肿瘤细胞可能沿穿刺轨迹扩散，所以在高度怀疑 MPNST 情况下，部分外科医生更倾向于开放活检或早期根治性切除。第三种方法是分阶段手术，即在保留肿瘤包膜的同时进行初次切除。如果在最终的病理检查中确认为恶性肿瘤，患者将很快被送回手术室进行最终的切除[20]。

一旦 MPNST 的诊断被确定，准确的分期是指导治疗的关键。美国癌症联合委员会（AJCC）的分期标准被用来分期 MPNST（表 23.2）。

23.8 治疗

手术切除仍是 MPNST 的主要治疗手段。尽管在医学领域取得了广泛的进展，但目前对 MPNST 的辅助治疗并不能显著提高生存率，也没有进行标准化或系统的研究。寻找一种有效的 MPNST 治疗靶点是非常迫切的。

23.9 外科治疗

与其他软组织肉瘤相似，手术是 MPNT 的主要治疗方式。切除的目的是将肿瘤全部切除至组织学边缘呈阴性。手术结果根据 IRS（Intergroup Rhabdomyosarcoma Study）标准[59]（表 23.3a）或 R0~R2 评分（表 23.3b）进行评价。R0 切除或整块切除（GTR）的可能性取决于肿瘤的位置，从 95%（四肢）到 20%（脊柱旁区域）不等[60]。当涉及肢体周围神经时，GTR 通常可以在保肢的情况下完成，而截肢率为 7.4%~10%，通常发生在肿瘤复发的二次补救手术或为获得阴性手术边缘而进行[4,6,12,16]。

MPNST 的广泛切除通常是通过切除整块肿瘤及其载瘤神经来完成的。这可能导致严重的功能丧失，特别是当肿瘤起源于臂神经丛或腰骶神经丛时[61,62]。患者术前应接受功能丧失方面的评估，医生和患者都应确认是否接受潜在残疾的可能性。MPNST 术后不推荐常规神经移植，近端神经通常不适于移植，而且该病的自然病史常常不允许有足够的时间来等待神经移植的成功，尽管也有例外[63]。

23.9.1 化疗

由于 MPNST 发病率低，有关化疗有

表 23.2　周围神经鞘恶性肿瘤的分级

美国癌症联合委员会 (AJCC) 分级系统

原发肿瘤 (T)

阶段分组				
第一阶段	T1a,1b,2a,2b	N0	M0	G1
第二阶段	T1a,1b,2a	N0	M0	G2~3
第三阶段	T2b	N0	M0	G2~3
第四阶段	任何 T	N1	M0	任何 G
第五阶段	任何 T	N0	M1	任何 G

- TX: 原发肿瘤无法评估
- T0: 无原发肿瘤的证据
- T1: 肿瘤最大尺寸不超过 5 cm
  - T1a: 浅表肿瘤
  - T1b: 深部肿瘤
- T2: 肿瘤最大尺寸大于 5 cm
  - T2a: 浅表肿瘤
  - T2b: 深部肿瘤

区域淋巴结 (N)

NX 无法评估区域淋巴结

N0 无局部淋巴结转移

N1[a] 区域淋巴结转移

远处转移 (M)

MX 远处转移无法评估

M0 无远处转移

M1 远处转移

组织学分级 (G)

GX 等级无法评估

G1 分化良好

G2 中度分化

G3 低分化

G4 低分化或未分化 (仅四层体系)

资料来源：美国癌症联合委员会的数据。

[a] 阳性淋巴结的出现 (N1) 被认为是第四阶段。

效性的数据有限，目前还没有针对 MPNST 的 II 期或 III 期试验。许多针对 MPNST 的化疗方案都是从软组织肉瘤的经验中借鉴出来的。对于大的、不可切除的或转移的 MPNST，一线治疗方案包括单用阿霉素或与异环磷酰胺联合使用，该方案已显示出对 MPNST 治疗的最强有效活性[64,65]。二线治疗的定义不明确，包括环磷酰胺、长春新碱、阿霉素和达卡巴嗪（CYADIC）、吉西他滨/多西紫杉醇或卡铂/依托泊苷

的联合治疗[22,64]。

只有少数患者接受化疗。在单一机构研究中，6%~50% 的患者接受了化疗，大多数试验报道的接受化疗的患者比例不到 1/4[11~16,24,25,66,67]。化疗的结果很少有系统的报道，但它们似乎对儿童和年轻人有利[10,68]。在 1975—1998 年接受治疗的一组大样本儿科患者中观察到新辅助化疗的总有效率为 45%，其中 11 例患者的疾病在治疗后可切除，NF1 患者的化疗有效率

表 23.3 恶性周围神经鞘肿瘤的切除分级

(a) IRS 分级

分级	病变范围
Ⅰ级	局部病变，切除
○ Ⅰa级	限于原发位置
○ Ⅰb级	浸润，超出原发位置，淋巴结阴性
Ⅱ级	肿瘤与累及扩散区域全切
○ Ⅱa级	肿瘤局限，镜下残留病变
○ Ⅱb级	• 区域病变，淋巴结阳性，切除 • 无镜下残留病变
○ Ⅱc级	• 区域病变，淋巴结阳性 • 镜下残留病变大体切除
Ⅲ级	大体残留病变
○ Ⅲa级	局限或区域病变，活检
○ Ⅲb级	局限或区域病变，切除（肿瘤体积缩小 50% 以上）
Ⅳ级	远处转移

(b) R 分级

R0	镜下边缘无肿瘤
R1	镜下边缘存在肿瘤
R2	宏观上不完整

资料来源：Maurer 等[59]

（17.5%）明显低于自发MPNST患者（55.3%）[10]，化疗有效患者的 5 年生存率明显高于化疗无效患者。在 12 个欧洲癌症研究和治疗组织（EORTC）试验的荟萃分析中，成人的化疗有效率为21%[64]。

大多数专家建议对高危的较大（>5 cm）、不可切除或转移的 MPNST 患者进行化疗[22]。然而，化疗的效用需要通过前瞻性、组织学驱动的多机构试验进一步研究。

23.9.2 放射治疗

放射治疗（XRT）在单一研究中显示可以延迟 MPNST 的局部复发，但不影响总体生存率[69]。与化疗相比，近一半的患者单独接受某种形式的XRT或结合手术治疗[4]，剂量范围为 12.5~90 Gy[5,12~14,24,25,69]。多个放疗方案已经被报道，从术中近距离放疗法到常规术后体外治疗或质子疗法。与 MPNST 的化疗相似，几乎没有数据支持 XRT 的使用。然而，作为肿瘤治疗共识小组（Oncology Consensus Group）官方推荐的 MPNST 综合治疗的一部分，放射治疗仍有其积极意义，特别是在肿瘤无法完全切除的情况下[70]。在 NF1 患者中，XRT 必须谨慎使用，因为有证据显示放疗可能导致放射区域内神经纤维瘤恶变。

23.9.3 新辅助治疗

化疗和放疗的最佳时机尚未明确。对化疗而言，有报道称，新辅助化疗可以有效减少肿瘤负荷，使外科整块切除肿瘤成为可能。新辅助化疗后有 11 例患儿成功接受肿瘤整块切除术，1 例进展期 MPNST 成年患者表现出组织学完全反应性[10,71]。对于放射治疗，如果位置、大小和肿瘤分布无法满足整块切除（如沿着一条主要神经血管束）或者需要远端组织瓣或皮肤移植手术以帮助伤口愈合，可以考虑新辅助治疗。

23.10 预后

MPNST 具有侵袭性，存活率很低。肿瘤细胞容易侵犯筋膜平面，易导致局部复发和转移[72,73]。总生存率没有随着时间的推移而增加，可能是由于缺乏有效的辅助治疗。

23.10.1 总生存期

在 100 例以上的大型临床研究中，MPNST 患者中约一半在 5 年后存活，1/3 在诊断后 10 年仍存活（表 23.4）。许多研究者试图确定预后的不利因素，然而，他们的发现往往是相互矛盾的，这可能是由于研究是回顾性而不是前瞻性，以及患者和肿瘤的内在差异性原因（表 23.4）。特别是对于合并 NF1 基础的预后评估一直备受争议。几项研究没有发现 NF1 和生存期之间的关系，包括超过 1 800 名患者的荟萃分析[11,13,14,15,24]。而另外的大样本研究发现合并 NF1 时患者的生存期缩短[4,5,10,12,16,67]。还有 2 项研究观察到随着时间的推移，NF1 患者有更高的总体生存率（1980—1996 年，5 年生存率提高 25%；1997—2010 年，5 年生存率提高 55%），这表明这种差异可能是由于不同的观测时间段引起的[13,14]。多因素分析显示，肿瘤分级越高、肿瘤体积越大、肿瘤边缘呈阳性，生存率越低[4,10,12,14~16,24,25]。

23.10.2 无病生存，局部和远处复发

MPNST 在切除部位和远离原发肿瘤的部位经常复发（表 23.4）。局部复发率为 27%~53%[4,14]，发生于术后平均 8~11 个月[10,24]。即使完整切除肿瘤其复发率也高达 66%[14]，甚至有截肢后

复发的报道，是软组织肉瘤中复发率最高的肿瘤。转移性疾病是 MPNST 患者死亡的主要原因[75]。转移最常见于肺（30%~67%），其次是淋巴结、大脑、肝脏和骨骼，无特定顺序[4,5,10,11,12,15,24]。不常见的转移部位包括肾上腺、肾脏、膈肌以及腹腔和腹膜后的其他部位[5,12,24]。转移危险因素包括原发肿瘤体积大、肿瘤分级高、边缘阳性[11,12,24]。有 2 种组织学特征被认为与转移有关，即神经束膜来源肿瘤以及 S100 染色阴性肿瘤，但尚未得到广泛证实[4,24]。

23.10.3 低级别 MPNST

低级别 MPNST（WHOI）是 MPNST 中少见的一个亚型，在一项大规模研究中仅占所有 MPNST 的 3.8%[15]。其生物学行为与高级别 MPNST 不同，在小的单机构病例报道中，其总体生存率和无进展生存率更好。在最大的已发表的针对 23 名患者的研究中，尽管显微镜下 18 例边缘呈阳性，但没有患者死于肿瘤，平均随访时间为 47 个月[76]。此外，局部复发仅发生于 3 例患者。在所有报道的低级别 MPNST 患者中，即使在长时间的随访间隔中也没有发现转移[15,50]。鉴于这些结果，低级别 MPNST 表现为缓慢进程，并可以更保守的治疗方案治疗，使患者免于因手术致身体虚弱或产生巨大瘢痕，一般也不需要辅助治疗。

23.10.4 儿童 MPNST

儿童 MPNST 患者的生存率也很低。

表23.4 病例数大于100的研究报道中的诊断后5年、10年生存率、复发率及预后因素

作者时间	病例数	时间段	单位	NF1百分比	放疗百分比	5年生存率	10年生存率	局部复发率	平均或中位复发时间（月）	远处转移率	平均或中位转移时间（月）	单因素阳性预后因素	多因素阳性预后因素
Ducatman等，1986[5]	120	1912—1983	梅奥医学中心	52	11	OS 34, NF 116, S53	OS 22, NF1 19, S 38	NF1 45, S 38	平均 NF1 13.3, S 32.2	NF1 24, S 16	NF1 19.3, S 75.1	NF1, 肿瘤大小>5 cm, 肿瘤切除程度, 病变不在四肢	NR
Wong等，1998[4]	134	1975—1993	梅奥医学中心	24	10	OS 52	OS 34	53, 放疗后MPNST更差	平均 10	40	平均 20.6	肿瘤较大, 病变不在四肢, NF1, 切缘阳性, 放疗, 高级别, 有丝分裂率>6, 坏死率, 近距离放疗	切缘阳性
Carli等，2005[10]（儿童）	167	1975—1998	德国、意大利多地	17	NR	OS 51.1	OS 43.4	51	平均 11	14	平均 16	大部切除, 肿瘤侵袭性, 肿瘤大小>5 cm, NF1, 病变不在四肢, 年龄>1	大部切除, 肿瘤侵袭性, 肿瘤大小>5 cm, NF1, 病变在四肢
Anghileri等，2006[11]	205	1976—2003	国家肿瘤研究所，米兰，意大利	22.4	NR	OS 60.1, RT 54.8, NF1 56.1, S 61.1	OS 56.7, RT 50.8, NF1 45.6, S 60.2	27.3（5年），28.8（10年）	NR	26.2（5年），28.7（10年）	平均 13	肿瘤大小>4 cm, 病变不在四肢, 复发表现	NR

表 23.4（续）

作者时间	病例数	时间段	单位	NF1百分比	放疗百分比	5年生存率	10年生存率	局部复发率	平均或中位复发时间（月）	远处转移率	平均或中位转移时间（月）	单因素阴性预后因素	多因素阴性预后因素
Zou 等, 2009[24]	140	1986—2006	MD 安德森癌症中心	51.4	15	OS 38.7, RT 47.3, NF1 34.8, S 42.3	OS 26.4, RT 25.9, NF1 23.8, S 28.5	36	平均 8	41	平均 12	肿瘤大小 > 10 cm, 阴性 S100 染色中	肿瘤大小 > 10 cm, 阴性 S100 染色
Stucky 等, 2011[12]	175	1985—2010	梅奥医学中心	32	10	OS 60, NF1 54, S 75	OS 54	37	NR	65	NR	NF1, 肿瘤大小 > 5cm, 高级别肿瘤, 化疗, 局部复发	肿瘤大小 > 5cm, 高级别肿瘤, 躯干部位置, 局部复发
Porter 等, 2009[25]	123	1979—2002	英国 3 处医学中心	27	NR	OS 51, NF1 32, S 60	NR	GTR 6, STR 30	NR	NR	NR	髋丛, 体积 >200, >200,	体积 >200, NF1
Kolberg 等, 2013[13]	179	1970—2011	挪威、瑞典、大利	35	NR	OS 46, NF1 45, S 47	NR	NR	NR	NR	NR	高级别, 大尺寸, 转移病, 性疾病, 不在缓解期	
LaFemina 等, 2013[14]	105	1982—2011	纪念斯隆·凯特琳癌症中心	40	13	NR	NR	27.6（3年）, NR 66%（GTR）	NR	34 at 3-yr	NR	大尺寸, 切缘阳性	大尺寸（>10 cm）, 切缘阳性

表 23.4（续）

作者时间	病例数	时间段	单位	NF1 百分比	放疗百分比	5 年生存率	10 年生存率	局部复发率	平均或中位复发时间（月）	远处转移率	平均或中位转移时间（月）	单因素阳性预后因素	多因素阴性预后因素
Fan, Yang, Wang 2014[67]	146		中国天津	11.6	NR	OS 57	O 51	48.6	NR	26	NR	NF1，肿瘤大小，较高分级，手术，P53 和 MDM2 染色阳性	对 PFS 和 OS 均无
Valentin 等，2015[16]	353	1990—2013	法国 12 处医学中心	39	3.6	OS 59.4	NR	NR	NR	NR	NR	NF1，不在四肢，深在，高级别，局部晚期，次全切，无放疗	深部肿瘤，3 级，局部晚期，次全切
Watson 等，2016[15]	1 28/289	1990—2014	MD 安德森癌症中心	51	9	OS 52	OS 42	37	平均 12	47	平均 16	放射诱导的，未未放疗，男性，非上皮性或嗜碱干细胞，位置深，肿瘤，化疗，肿瘤大小 > 10 cm	肿瘤大小 > 10 cm，切缘阳性，躯干肿瘤，局部复发和转移

缩略：DSS，疾病特异性生存率；GTR，总体切除；MV，多因素；NF1，神经纤维瘤病 -1 相关；NR，无报告；OS，总体生存率；PFS，无进展生存率；RT，放疗导致的；S，散发的；STS，次全切；UV，单因素

迄今最大的儿童病例报道是 1975—1998 年报道的欧洲 167 名儿童，治疗结果显示 5 年总体存活率为 51%，10 年总体存活率为 37%。5 年无进展存活率是 37.2%，10 年无进展存活率为 34.5%，平均复发时间为 11 个月[10]。多因素分析发现肿瘤大于 5 cm、IRS 级别为Ⅲ级或Ⅳ级、肿瘤具侵袭性、存在 NF1、位于躯干位置等是影响预后的不利因素。有趣的是，在该研究中，NF1 患者对化疗的反应较差。在一项以 156 例 SEER 数据为基础的研究中，中位总体生存期为 50 个月，多因素分析将局部发生和手术确定为积极的预后因素[9]，从而强化了手术切除是首选治疗方式的原则，此外，早期发现对提高生存至关重要。

23.10.5 放疗后 MPNST

放射（RT）诱导的 MPNST 在肿瘤中占少数（3.6%~10%）[4,5,12,14,15,16,24]，因此，对这些肿瘤患者的治疗经验有限。在 2 项研究中，RT 诱导的 MPNST 3 年总体生存率（49%）低于 NF1（60%）或散发性肿瘤（60%），单因素分析发现 RT 与预后不良有关[4,14]。RT 诱导的肿瘤表现出更强的侵袭性，局部复发的可能性更大。这可能是由多种因素综合作用的结果，包括肿瘤难以定位，限制了完全切除；以前的辐射暴露使辅助放疗难以最佳实施，以及肿瘤生物学特点。在另一个大样本研究中，并没有发现辐射暴露史是一个阴性预后因素[24]。

23.11 总结

MPNST 是一种罕见的、侵袭性的软组织肉瘤，预后较差，约 50% 的患者在诊断后 5 年内存活。危险因素包括 NF1 和辐射暴露史。MRI 和 PET/CT 是影像学诊断的主要手段。

手术切除仍然是唯一的治疗方法，因此，对 MPNST 高危患者的早期诊断和筛查至关重要。

参考文献

[1] Jo VY, Fletcher CD. WHO classification of soft tissue tumours: an update based on the 2013 (4th) edition. Pathology. 2014; 46(2):95–104

[2] Stout AP. The peripheral manifestation of the specific nerve sheath tumor (neurilemoma). Am Cancer. 1935; 24:751–796

[3] Murray MR, Stout AP, Bradley CF. Schwann cell versus fibroblast as the origin of the specific nerve sheath tumor: Observations upon normal nerve sheaths and neurilemomas in vitro. Am J Pathol. 1940;16(1):41–60, 17

[4] Wong WW, Hirose T, Scheithauer BW, Schild SE, Gunderson LL. Malignant peripheral nerve sheath tumor: analysis of treatment outcome. Int J Radiat Oncol Biol Phys. 1998; 42(2):351–360

[5] Ducatman BS, Scheithauer BW, Piepgras DG, Reiman HM, Ilstrup DM. Malignant peripheral nerve sheath tumors. A clinicopathologic study of 120 cases. Cancer. 1986; 57(10):2006–2021

[6] Vauthey JN, Woodruff JM, Brennan MF. Extremity malignant peripheral nerve sheath tumors (neurogenic sarcomas): a 10-year experience. Ann Surg Oncol. 1995; 2(2):126–131

[7] Lewis JJ, Leung D, Woodruff JM, Brennan MF. Retroperitoneal softtissue sarcoma: analysis of

500 patients treated and followed at a single institution. Ann Surg. 1998; 228(3):355–365

[8] Weiss SW, Goldblum JR. Enzinger and Weiss's Soft Tissue Tumors. St. Louis, MO: Mosby, Inc.; 2001

[9] Bates JE, Peterson CR, Dhakal S, Giampoli EJ, Constine LS. Malignant peripheral nerve sheath tumors (MPNST): a SEER analysis of incidence across the age spectrum and therapeutic interventions in the pediatric population. Pediatr Blood Cancer. 2014; 61(11):1955–1960

[10] Carli M, Ferrari A, Mattke A, et al. Pediatric malignant peripheral nerve sheath tumor: the Italian and German soft tissue sarcoma cooperative group. J Clin Oncol. 2005; 23(33):8422–8430

[11] Anghileri M, Miceli R, Fiore M, et al. Malignant peripheral nerve sheath tumors: prognostic factors and survival in a series of patients treated at a single institution. Cancer. 2006; 107(5):1065–1074

[12] Stucky CC, Johnson KN, Gray RJ, et al. Malignant peripheral nerve sheath tumors (MPNST): the Mayo Clinic experience. Ann Surg Oncol.2012; 19(3):878–885

[13] Kolberg M, Høland M, Agesen TH, et al. Survival meta-analyses for > 1800 malignant peripheral nerve sheath tumor patients with and without neurofibromatosis type 1. Neuro-oncol. 2013; 15(2):135–147

[14] LaFemina J, Qin LX, Moraco NH, et al. Oncologic outcomes of sporadic, neurofibromatosis-associated, and radiation-induced malignant peripheral nerve sheath tumors. Ann Surg Oncol. 2013; 20(1):66–72

[15] Watson KL, Al Sannaa GA, Kivlin CM, et al. Patterns of recurrence and survival in sporadic, neurofibromatosis Type 1-associated, and Malignant Peripheral Nerve Sheath Tumors 207 © 2018 by Georg Thieme Verlag KG radiation-associated malignant peripheral nerve sheath tumors. J Neurosurg. 2016; 126(1):1–11

[16] Valentin T, Le Cesne A, Ray-Coquard I, et al. Management and prognosis of malignant peripheral nerve sheath tumors: The experience of the French Sarcoma Group (GSF-GETO). Eur J Cancer. 2016; 56:77–84

[17] Amirian ES, Goodman JC, New P, Scheurer ME. Pediatric and adult malignant peripheral nerve sheath tumors: an analysis of data from the surveillance, epidemiology, and end results program. J Neurooncol. 2014; 116(3):609–616

[18] Neville H, Corpron C, Blakely ML, Andrassy R. Pediatric neurofibrosarcoma. J Pediatr Surg. 2003; 38(3):343–346, discussion 343–346

[19] von Recklinghausen F. Uber die multiplen Fibrome der Haut und ihre Beziehung zu den multiple Neuromen. Berlin: Hirschwald; 1882:138

[20] Gupta G, Maniker A. Malignant peripheral nerve sheath tumors. Neurosurg Focus. 2007; 22(6):E12

[21] Tucker T, Wolkenstein P, Revuz J, Zeller J, Friedman JM. Association between benign and malignant peripheral nerve sheath tumors in NF1. Neurology. 2005; 65(2):205–211

[22] Grobmyer SR, Reith JD, Shahlaee A, Bush CH, Hochwald SN. Malignant peripheral nerve sheath tumor: molecular pathogenesis and current management considerations. J Surg Oncol. 2008; 97(4):340–349

[23] Cashen DV, Parisien RC, Raskin K, Hornicek FJ, Gebhardt MC, Mankin HJ. Survival data

for patients with malignant schwannoma. Clin Orthop Relat Res. 2004(426):69–73

[24] Zou C, Smith KD, Liu J, et al. Clinical, pathological, and molecular variables predictive of malignant peripheral nerve sheath tumor outcome. Ann Surg. 2009; 249(6):1014–1022

[25] Porter DE, Prasad V, Foster L, Dall GF, Birch R, Grimer RJ. Survival in malignant peripheral nerve sheath tumours: a comparison between sporadic and neurofibromatosis type 1-associated tumours. Sarcoma.2009; 2009:756395

[26] Foley KM, Woodruff JM, Ellis FT, Posner JB. Radiation-induced malignant and atypical peripheral nerve sheath tumors. Ann Neurol. 1980; 7(4):311–318

[27] McGaughran JM, Harris DI, Donnai D, et al. A clinical study of type 1 neurofibromatosis in north west England. J Med Genet. 1999; 36(3):197–203

[28] Yu YH, Wu JT, Ye J, Chen MX. Radiological findings of malignant peripheral nerve sheath tumor: reports of six cases and review of literature. World J Surg Oncol. 2016; 14:142

[29] Zhang Z, Deng L, Ding L, Meng Q. MR imaging differentiation of malignant soft tissue tumors from peripheral schwannomas with large size and heterogeneous signal intensity. Eur J Radiol. 2015; 84(5):940–946

[30] Karsy M, Guan J, Ravindra VM, Stilwill S, Mahan MA. Diagnostic quality of magnetic resonance imaging interpretation for peripheral nerve sheath tumors: can malignancy be determined? J Neurol Surg A Cent Eur Neurosurg. 2016; 77(6):495–504

[31] Iannicelli E, Rossi G, Almberger M, et al. Integrated imaging in peripheral nerve lesions in type 1 neurofibromatosis. Radiol Med (Torino). 2002; 103(4):332–343

[32] Mautner VF, Friedrich RE, von Deimling A, et al. Malignant peripheral nerve sheath tumours in neurofibromatosis type 1: MRI supports the diagnosis of malignant plexiform neurofibroma. Neuroradiology. 2003; 45(9):618–625

[33] Van Herendael BH, Heyman SR, Vanhoenacker FM, et al. The value of magnetic resonance imaging in the differentiation between malignant peripheral nerve-sheath tumors and non-neurogenic malignant soft-tissue tumors. Skeletal Radiol. 2006; 35(10):745–753

[34] Pilavaki M, Chourmouzi D, Kiziridou A, Skordalaki A, Zarampoukas T, Drevelengas A. Imaging of peripheral nerve sheath tumors with pathologic correlation: pictorial review. Eur J Radiol. 2004; 52(3):229–239

[35] Broski SM, Johnson GB, Howe BM, et al. Evaluation of (18)F-FDG PET and MRI in differentiating benign and malignant peripheral nerve sheath tumors. Skeletal Radiol. 2016; 45(8):1097–1105

[36] Benz MR, Czernin J, Dry SM, et al. Quantitative F18-fluorodeoxyglucose positron emission tomography accurately characterizes peripheral nerve sheath tumors as malignant or benign. Cancer. 2010; 116(2):451–458

[37] Ferner RE, Golding JF, Smith M, et al. [18F]2-fluoro-2-deoxy-Dglucose positron emission tomography (FDG PET) as a diagnostic tool for neurofibromatosis 1 (NF1) associated malignant peripheral nerve sheath tumours (MPNSTs): a long-term clinical study. Ann Oncol. 2008; 19(2):390–394

[38] Solomon SB, Semih Dogan A, Nicol TL, Campbell JN, Pomper MG. Positron emission tomography in the detection and management of sarcomatous transformation in neurofibromatosis. Clin Nucl Med.2001; 26(6):525–528

[39] Cardona S, Schwarzbach M, Hinz U, et al. Evaluation of F18-deoxyglucose positron emission tomography (FDG-PET) to assess the nature of neurogenic tumours. Eur J Surg Oncol. 2003; 29(6):536–541

[40] Urban T, Lim R, Merker VL, et al. Anatomic and metabolic evaluation of peripheral nerve sheath tumors in patients with neurofibromatosis 1 using whole-body MRI and (18)F-FDG PET fusion. Clin Nucl Med. 2014; 39(5):e301–e307

[41] Brahmi M, Thiesse P, Ranchere D, et al. Diagnostic accuracy of PET/ CT-guided percutaneous biopsies for malignant peripheral nerve sheath tumors in neurofibromatosis type 1 patients. PLoS One. 2015; 10(10):e0138386

[42] Khiewvan B, Macapinlac HA, Lev D, et al. The value of 18F-FDG PET/ CT in the management of malignant peripheral nerve sheath tumors. Eur J Nucl Med Mol Imaging. 2014; 41(9):1756–1766

[43] Roberts CC, Kransdorf MJ, Beaman FD, et al. ACR appropriateness criteria follow-up of malignant or aggressive musculoskeletal tumors. J Am Coll Radiol. 2016; 13(4):389–400

[44] Rafailidis V, Kaziani T, Theocharides C, Papanikolaou A, Rafailidis D. Imaging of the malignant peripheral nerve sheath tumour with emphasis on ultrasonography: correlation with MRI. J Ultrasound. 2014; 17(3):219–223

[45] Reynolds DL, Jr, Jacobson JA, Inampudi P, Jamadar DA, Ebrahim FS, Hayes CW. Sonographic characteristics of peripheral nerve sheath tumors. AJR Am J Roentgenol. 2004; 182(3):741–744

[46] Woodruff JM. Pathology of the major peripheral nerve sheath neoplasms. Monogr Pathol. 1996; 38:129–161

[47] Bhattacharyya AK, Perrin R, Guha A. Peripheral nerve tumors: management strategies and molecular insights. J Neurooncol. 2004; 69(1–3):335–349

[48] Wick MR, Swanson PE, Scheithauer BW, Manivel JC. Malignant peripheral nerve sheath tumor. An immunohistochemical study of 62 cases. Am J Clin Pathol. 1987; 87(4):425–433

[49] Zhou H, Coffin CM, Perkins SL, Tripp SR, Liew M, Viskochil DH. Malignant peripheral nerve sheath tumor: a comparison of grade, immunophenotype, and cell cycle/growth activation marker expression in sporadic and neurofibromatosis 1-related lesions. Am J Surg Pathol.2003; 27(10):1337–1345

[50] Yamaguchi U, Hasegawa T, Hirose T, et al. Low grade malignant peripheral nerve sheath tumour: varied cytological and histological patterns. J Clin Pathol. 2003; 56(11):826–830

[51] Watanabe T, Oda Y, Tamiya S, Kinukawa N, Masuda K, Tsuneyoshi M. Malignant peripheral nerve sheath tumours: high Ki67 labelling index is the significant prognostic indicator. Histopathology. 2001;39(2):187–197

[52] Jo VY, Fletcher CD. Epithelioid malignant peripheral nerve sheath tumor: clinicopathologic analysis of 63 cases. Am J Surg Pathol. 2015;39(5):673–682

[53] Laskin WB,Weiss SW, Bratthauer GL.

Epithelioid variant of malignant peripheral nerve sheath tumor (malignant epithelioid schwannoma). Am J Surg Pathol. 1991; 15(12):1136–1145

[54] Stasik CJ, Tawfik O. Malignant peripheral nerve sheath tumor with rhabdomyosarcomatous differentiation (malignant triton tumor). Arch Pathol Lab Med. 2006; 130(12):1878–1881

[55] Galatian AA, Crowson AN, Fischer RJ, Yob EH, Shendrik I. Malignant peripheral nerve sheath tumor with glandular differentiation in a patient with neurofibromatosis type 1. Am J Dermatopathol. 2013;35(8):859–863 Malignant Peripheral Nerve Sheath Tumors 208 © 2018 by Georg Thieme Verlag KG

[56] Carroll SL. The challenge of cancer genomics in rare nervous system neoplasms: malignant peripheral nerve sheath tumors as a paradigm for cross-species comparative oncogenomics. Am J Pathol. 2016; 186(3):464–477

[57] De Raedt T, Brems H, Wolkenstein P, et al. Elevated risk for MPNST in NF1 microdeletion patients. Am J Hum Genet. 2003; 72(5):1288–1292

[58] Holtkamp N, Mautner VF, Friedrich RE, et al. Differentially expressed genes in neurofibromatosis 1-associated neurofibromas and malignant peripheral nerve sheath tumors. Acta Neuropathol. 2004; 107(2):159–168

[59] Maurer HM, Beltangady M, Gehan EA, et al. The Intergroup Rhabdomyosarcoma Study-I. A final report. Cancer. 1988; 61(2):209–220

[60] Baehring JM, Betensky RA, Batchelor TT. Malignant peripheral nerve sheath tumor: the clinical spectrum and outcome of treatment. Neurology. 2003; 61(5):696–698

[61] Rawal A, Yin Q, Roebuck M, et al. Atypical and malignant peripheral nerve-sheath tumors of the brachial plexus: report of three cases and review of the literature. Microsurgery. 2006; 26(2):80–86

[62] Huang JH, Zaghloul K, Zager EL. Surgical management of brachial plexus region tumors. Surg Neurol. 2004; 61(4):372–378

[63] Spiliopoulos K, Williams Z. Brachial plexus reconstruction following resection of a malignant peripheral nerve sheath tumor: case report. Neurosurgery. 2011; 69(1):E245–E250, discussion E250

[64] Kroep JR, Ouali M, Gelderblom H, et al. First-line chemotherapy for malignant peripheral nerve sheath tumor (MPNST) versus other histological soft tissue sarcoma subtypes and as a prognostic factor for MPNST: an EORTC soft tissue and bone sarcoma group study. Ann Oncol. 2011; 22(1):207–214

[65] Clark JW. Chemotherapy for soft tissue sarcomas. Med Health R I. 1997; 80(1):37–38

[66] LaFemina J, Chou JF, Gönen M, et al. Hepatic arterial nodal metastases in pancreatic cancer: is this the node of importance? J Gastrointest Surg. 2013; 17(6):1092–1097

[67] Fan Q, Yang J, Wang G. Clinical and molecular prognostic predictors of malignant peripheral nerve sheath tumor. Clin Transl Oncol. 2014;16(2):191–199

[68] Sordillo PP, Helson L, Hajdu SI, et al. Malignant schwannoma: clinical characteristics, survival, and response to therapy. Cancer. 1981; 47(10):2503–2509

[69] Kahn J, Gillespie A, Tsokos M, et al. Radiation therapy in management of sporadic and neurofibromatosis type 1-associated malignant peripheral nerve sheath tumors. Front Oncol. 2014; 4:324

[70] Ferner RE, Gutmann DH. International consensus statement on malignant peripheral nerve sheath tumors in neurofibromatosis. Cancer Res. 2002; 62(5):1573–1577

[71] Masui F, Yokoyama R, Soshi S, Beppu Y, Asanuma K, Fujii K. A malignant peripheral nerve-sheath tumour responding to chemotherapy. J Bone Joint Surg Br. 2004; 86(1):113–115

[72] Angelov L, Davis A, O'Sullivan B, Bell R, Guha A. Neurogenic sarcomas: experience at the University of Toronto. Neurosurgery. 1998; 43(1):56–64, discussion 64–65

[73] Simon MA, Enneking WF. The management of soft-tissue sarcomas of the extremities. J Bone Joint Surg Am. 1976; 58(3):317–327

[74] Ingham S, Huson SM, Moran A, Wylie J, Leahy M, Evans DG. Malignant peripheral nerve sheath tumours in NF1: improved survival in women and in recent years. Eur J Cancer. 2011; 47(18):2723–2728

[75] Collin C, Godbold J, Hajdu S, Brennan M. Localized extremity soft tissue sarcoma: an analysis of factors affecting survival. J Clin Oncol.1987; 5(4):601–612

[76] Bernthal NM, Putnam A, Jones KB, Viskochil D, Randall RL. The effect of surgical margins on outcomes for low grade MPNSTs and atypical neurofibroma. J Surg Oncol. 2014; 110(7):813–816